Gisela Glaser

EM LÖSUNGEN

Gesund und munter alt werden mit der richtigen Ernährung

Möglichkeiten und Grenzen der Effektiven Mikroorganismen

VE edition

Eifelkrone-Verlag, VE edition

Die in diesem Buch vorgestellten Informationen über Ernährung und Anwendung der Effektiven Mikroorganismen wurden nach bestem Wissen und Gewissen erstellt und mit größtmöglicher Sorgfalt geprüft. Sie sind jedoch kein Ersatz für einen kompetenten medizinischen Rat. Weder die Autorin noch der Verlag können eine Haftung übernehmen für eventuelle Nachteile oder Schäden, die aus den in diesem Buch gegebenen Informationen und praktischen Anregungen entstehen.

Layenstraße 27
D-54570 Neroth
www.eifelkrone-musik.de

VE edition

Lektorat: Petra Schier
Layoutentwurf: Christoph Raffelt
Satz, Umschlaggestaltung: Judith Kühl

Erstauflage April 2010
Printed in Lettland
2. Auflage Januar 2012
Printed in Lettland

ISBN 978-3-937640-74-7

Inhalt

Ein paar Worte zuvor

Ja, lange leben will halt jeder, aber alt werden will kein Mensch. Geht Ihnen das auch so? Fürchten Sie, nicht mehr so zu können, wie Sie gerne möchten, wenn Sie alt sind? Verbinden Sie alt sein mit krank sein, von Schmerzen geplagt, gebrechlich, auf Hilfe angewiesen? Dann möchte ich Ihnen sagen: Alter ist keine Krankheit! Alter ist eine Lebensphase. Das Alter ist ein Lebensabschnitt, der wie jeder andere seine Besonderheiten hat, seine Vorzüge und seine Herausforderungen. Je besser es Ihnen gelingt, das Alter so zu sehen, desto eher werden Sie in der Lage sein, Ihren letzten Lebensabschnitt voll auszukosten.

Eine der Herausforderungen des Alters kann darin bestehen, dass Sie sich mit diesem oder jenem Zipperlein herumschlagen oder auch, dass Sie ernsthaft krank werden. Rein statistisch gesehen trifft das im Alter eher zu als in anderen Lebensphasen. Die meisten Alterskrankheiten unserer Zeit sind Zivilisationskrankheiten. Unser Körper ist ein geduldiger Esel, der lange Zeit ohne zu murren viele Lasten trägt. Er tut sein Bestes, immer wieder auszugleichen, was wir ihm in unserer Unwissenheit, Bequemlichkeit, Lieblosigkeit und Ignoranz zumuten. Aber irgendwann sind seine Möglichkeiten erschöpft und er kann nicht mehr. Die Kraft lässt nach. Es fängt an, hier weh zu tun oder dort. Manches klappt nicht mehr so wie früher. Dann sagen wir: „Jetzt werde ich wohl alt." Und alle nicken dazu. Denn das lesen und hören wir ja aller Orten: Je länger wir leben, desto mehr zeigen sich die Verschleißerscheinungen. Das ist halt so. Damit muss man sich eben abfinden. Muss man nicht! Unser Körper ist keine Maschine, deren Einzelteile irgendwann abgenützt sind und den Dienst versagen. Er ist vielmehr ein lebendiger Organismus, der sich ständig erneuert.

Wie gut er dazu in der Lage ist, hängt davon ab, wie wir mit ihm umgehen! Wie wir ihn ernähren, wie wir ihn belasten, z. B. mit Tabakrauch, Alkohol und anderen Giften. Wie viel oder wenig wir ihn bewegen. Wie viel Erholung wir ihm gönnen. Wie liebevoll wir mit uns selbst und anderen umgehen. Die gute Nachricht ist also: Wir sind unserem Schicksal nicht hilflos ausgeliefert. Wir können etwas dazu beitragen, das Leben auch im Alter noch gesund und munter genießen zu können.

Fragen Sie sich auch manchmal, weshalb unser Körper eigentlich altert? Nun, auf diese Frage haben die Wissenschaftler verschiedene Antworten gefunden. Ich selbst gehe davon aus, dass das Altern zum Leben dazugehört, dass es ein Teil der Entwicklung ist, so wie das Wachsen im Kindesalter. Und dass der Tod auch zum Leben gehört. Dass er nicht Ausdruck dafür ist, dass wir etwas falsch gemacht, die Mediziner versagt oder die Forscher noch nicht genug herausgefunden haben. Dagegen gehören Krankheit und Leiden für mich nicht zwangsläufig zu unserer letzten Lebenszeit. Wir können einfach sterben, weil wir das Leben voll ausgeschöpft haben, weil es genug ist, weil es an der Zeit ist zu gehen.

Wir können beeinflussen, wie wir alt werden. Ich spreche bewusst von beeinflussen und nicht von bestimmen oder steuern. Denn das Leben lässt sich nicht steuern. Es entzieht sich unserer Kontrolle. Aber wir können Einfluss nehmen. Eine nicht zu unterschätzende Einflussmöglichkeit ist die Ernährung. Welche Ernährung Ihnen hilft, gesund und munter alt zu werden, erfahren Sie in diesem Buch.

Ich gebe Ihnen alle meine Hinweise und Empfehlungen nach bestem Wissen und Gewissen aufgrund meiner Erfahrungen und dessen, was andere geforscht und herausgefunden haben. Dennoch möchte ich

Sie einladen, alle meine Anregungen und Vorschläge für sich selbst zu prüfen und nur das zu übernehmen, was sich für Sie als gut und hilfreich herausstellt. Ich möchte Ihnen Mut machen, auf Ihren eigenen Körper zu hören und das zu beherzigen, was er Ihnen sagt. Denn wir Menschen sind sehr verschieden. „Was dem Schmied hilft, bringt den Schneider um", weiß ein altes Sprichwort. Was dem einen bekommt und nützt, ist für den anderen vielleicht gar nicht so zuträglich. Finden Sie heraus, was Ihnen gut tut!

Im ersten Teil des Buches finden Sie grundlegendes Wissen über Ernährung. Im zweiten Teil (Kapitel 6) geht es darum, wie Sie ganz gezielt über die Ernährung typischen Altersbeschwerden vorbeugen können bzw. wie Sie Besserung erfahren können. Mit diesem Zeichen (=> 2.2) verweise ich auf Kapitel, in denen Sie noch mehr Informationen über den gerade besprochenen Sachverhalt finden.

Ganz herzlich möchte ich meinem Verleger, Manfred Ulrich, danken, der mich zu diesem Thema inspiriert hat. Mein Dank gilt auch meiner Lektorin, Petra Schier, die das Manuskript geduldig überarbeitet und mit wertvollen Anregungen versehen hat. Ebenso bedanke ich mich bei allen Menschen, die im Hintergrund mit dazu beigetragen haben, dass dieses Buch nun in Ihrer Hand liegen kann, vor allem bei Judith Kühl, die meine Vorlage druckreif umgesetzt hat.
Mein besonderer Dank gilt all den ungezählten Menschen, von denen ich lernen durfte: Wissenschaftler, Autoren und Kollegen, aber auch Patienten und Teilnehmer an meinen Seminaren, die sich auf meine Anregungen einließen. Durch ihre Erfahrung wurde mein Wissen sehr bereichert.

Gisela Glaser

1 Mein Freund, der Körper

Mein Körper ist ein wirklich guter Freund für mich. Ich verdanke ihm, dass ich diese Reise durch mein Leben machen kann. Er lässt mich die faszinierende Schönheit einer Kreuzspinne sehen, die vor meinem Fenster ihr Netz gesponnen hat. Durch ihn kann ich mich an Musik erfreuen. Er lässt mich das liebevolle Streicheln auf meiner Haut genießen. Er ermöglicht es mir, den betörenden Duft einer Rose zu riechen. Wie sollte ich diesen Freund, der so gut zu mir ist, nicht lieben? Je mehr ich ihn kennenlerne, je mehr ich über ihn erfahre, je besser ich verstehe, wie fantastisch er arbeitet und mir alle diese Freuden ermöglicht, desto mehr staune ich und bin voller Bewunderung und Respekt für seine Leistung. Ich weiß gar nicht so genau, wie er das alles hinbekommt, was er da tagein tagaus für mich erledigt. Und er tut das in einer Selbstverständlichkeit, Leichtigkeit und Perfektion, dass ich aus dem Staunen gar nicht mehr herauskomme. Wenn ich Ihnen z. B. genau erklären müsste, welche Vorgänge in meinem Körper ablaufen, damit ich jetzt hier vor meinem PC sitzen, diesen Text eintippen und auf dem Bildschirm verfolgen kann – ich käme ins Stottern! Aber mein Körper macht das alles ganz von alleine, ohne meine Anleitung. Er weiß, wie das geht. Und soll ich Ihnen etwas verraten? All die klugen Forscher und Wissenschaftler auf der ganzen Welt wissen es ebenfalls nicht so ganz genau! Vielleicht werden wir Menschen dieses Wunderwerk nie ganz begreifen. Sei's drum, mein Körper weiß, was er zu tun hat, und das genügt mir.

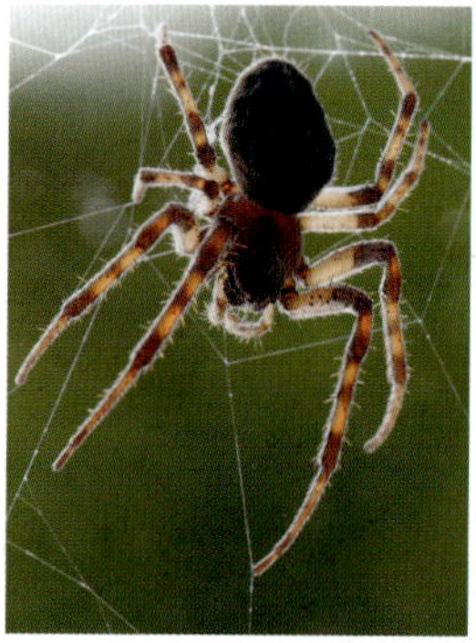

Ich bin meinem Körper so dankbar für alles, was er für mich tut. Deshalb will ich ihn gerne unterstützen und ihm seine Arbeit so leicht wie möglich machen. Natürlich steckt auch eine ganze Portion Eigennutz dahinter: Ich möchte nicht nur jetzt mein Leben genießen. Ich möchte auch gesund und munter alt werden. Ich bin ehrlich, trotz allen guten Willens gelingt es mir nicht immer, meinen Körper optimal zu versorgen – aus Bequemlichkeit, aus Gewohnheit, aus Trägheit, aus Unwissenheit ... Und wissen Sie was? Mein Körper ist wirklich ein guter Freund! Er verzeiht mir! Immer wieder bügelt er aus, was ich verbockt habe. Nun ja, manchmal schreckt er mich auf, damit ich wieder wach werde. Dann zwickt er mich hier oder zwackt mich dort. Damit hilft er mir liebevoll, eine Lektion zu lernen, die zu lernen nötig ist.

Warum erzähle ich Ihnen das alles? Weil ich Sie dazu ermutigen möchte, Ihren Körper zu ihrem Freund zu machen. Sie können dabei nur gewinnen! Ihr Körper wird noch besser für sie arbeiten. Und Sie werden noch lieber in ihm wohnen und ihn genießen. Ich kenne so viele Menschen, die ihren Körper nicht mögen. Die glauben, er spiele ihnen immer wieder Streiche und mache ihnen das Leben schwer. Die davon überzeugt sind, dass er ganz bestimmt nur dummes Zeug macht, wenn sie nicht dauernd auf ihn aufpassen und ihn streng kontrollieren. Ja, manche Menschen empfinden ihren Körper sogar als Feind! Das kann nicht gut gehen, wenn zwei so auf Gedeih und Verderb miteinander verbunden sind. Deshalb mein Tipp: Befreunden Sie sich mit Ihrem Körper, wenn Sie das nicht schon längst getan haben!

„Und wie mache ich meinen Körper zum Freund?", fragen Sie jetzt vielleicht. Ganz einfach: so, wie Sie es auch sonst machen, wenn Sie jemanden für sich gewinnen wollen. Sich freundlich begrüßen und ein kleines Kompliment machen, das ist ein guter Anfang. Sich liebevoll für den anderen zu interessieren, ihn kennenzulernen, seine Interessen, seine Vorlieben, seine Abneigungen. Zu wissen, wie er „tickt", das ist wichtig für eine gute Beziehung. Und loben Sie Ihren Körper für alles, was er gut macht! Lob lässt ihn aufblühen. Vor allem:

Vertrauen Sie Ihrem Körper! Denn er tut wirklich immer sein Bestes, auch wenn es für Sie manchmal anders aussehen mag. Glauben Sie mir, Ihr Körper tut wirklich alles, was in seiner Macht steht, damit Sie in ihm leben können. Nur verstehen wir Menschen das oft nicht. Ihr Körper verzeiht Ihnen ebenso, wie meiner mir verzeiht, wenn einmal etwas schief gegangen ist, und wetzt die Kerbe wieder aus, so gut er kann.

Wenn Sie versehentlich Diesel statt Superbenzin in Ihr Auto einfüllen, dann streikt es ziemlich schnell und Sie merken, dass etwas schiefgelaufen ist. Ihr Körper ist da viel geduldiger als Ihr Auto. Er gleicht lange Zeit aus, ohne ernsthaft aufzumucken. Der Nachteil dieser Geduld ist, dass Ihnen vielleicht gar nicht bewusst wird, was Sie verpatzt haben, weil Sie den Zusammenhang zwischen Ihrem Tun und den Reaktionen Ihres Körpers nicht sehen. Deshalb ist es so wichtig, dass Sie Ihren Körper gut kennenlernen.

Und denken Sie daran: Liebe geht durch den Magen! Das gilt auch für Ihren Körper. Wenn Sie ihm Ihre Liebe zeigen wollen, dann geben Sie ihm etwas Gutes zu essen! Etwas, das ihm schmeckt, das ihm gut bekommt, das ihn kräftigt und gesund hält. Er wird Ihre Liebe erwidern und sich noch mehr für Sie ins Zeug legen!

Apropos schmecken, Freunde haben manchmal einen unterschiedlichen Geschmack! Es kann sein, dass Ihnen selbst zu Beginn Ihrer Freundschaft nicht alles schmeckt, was Ihrem Körper behagt. Füttern Sie ihn dennoch damit! Meine Erfahrung ist, dass ich manches zunächst meinem Körper zuliebe gegessen habe und dann irgendwann später zu meinem eigenen Erstaunen feststellen musste, dass ich mir die Vorliebe meines Körpers zu eigen gemacht hatte. Das Schöne an dieser Fürsorge ist, dass deren Früchte in Ihren Schoß fallen! Wenn Sie essen, was Ihrem Körper gut tut, nützt Ihnen das selbst. Dann haben Sie den Boden dafür bereitet, dass Sie gesund und munter alt werden.

Ich möchte Ihnen noch jemanden ans Herz legen: ihre Mitbewohner. Ich meine die unzähligen Mikroorganismen, die auf und in uns leben. Ja, Sie haben richtig gelesen. Sie wohnen nicht allein in Ihrem Körper. Sie teilen sich dieses Zuhause mit Myriaden von kleinsten Lebewesen. Wenn es gut geht, leben Sie zu beiderseitigem Nutzen zusammen: Sie bieten den Mikroorganismen Kost und Logis. Dafür erledigen diese kleinen Helfer eine ganze Menge Arbeit für Sie. Aber nicht nur wir Menschen leben mit Mikroorganismen zusammen. Die ganze Welt ist voll davon! Sie sind überall. Und das ist gut so; denn sie sorgen dafür, dass das Leben auf dieser Erde erhalten bleibt. Wenn wir mehr über diese Winzlinge wissen, gelingt es uns leichter, in gutem Einvernehmen mit ihnen zu leben. Zudem können wir uns ihre Dienste viel gezielter zunutze machen. Das klingt vielleicht ein wenig merkwürdig in Ihren Ohren, denn sonst lesen und hören Sie meistens, man müsse die Mikroben bekämpfen, am besten mit Stumpf und Stiel ausrotten. Sie seien gefährlich, verursachten Krankheit und Tod. Es ist wahr, es gibt Mikroorganismen, die unseren Körper schädigen können. Allerdings hat unser Körper auch fantastisch gute Abwehrmöglichkeiten und kann sich sehr wohl selbst verteidigen. Schließlich sind die meisten Menschen auf dieser Erde die meiste Zeit ihres Lebens gesund. Ohne unser Immunsystem wären wir überhaupt nicht lebensfähig!

Besonders tragisch an dieser kämpferischen Haltung den Mikroorganismen gegenüber ist, dass alle die fleißigen und nützlichen Helfer unter ihnen nicht gesehen und gewürdigt und deshalb gleich mit angegriffen werden. Und damit schaden wir uns letztlich selbst. Deshalb möchte ich mein Wissen über diese Wesen an Sie weitergeben. Sie finden zum einen in diesem Buch ein eigenes Kapitel über die Mikroorganismen, zum anderen werde ich bei den verschiedenen Themen immer wieder auf sie hinweisen und Ihnen Tipps geben, wie Sie gut für Ihre Mitbewohner sorgen können.

2 Lebensmittel – Mittel zum Leben

Machen Sie sich bewusst, dass Sie mit allem, was Sie in Ihren Mund stecken, nicht nur den Brennstoff liefern, der Ihren Körper mit Energie versorgt. Sie geben Ihrem Körper damit auch das Baumaterial für die laufende Renovierung. Ist das nicht ein Wunder? Wir erneuern uns in jeder Minute unseres Lebens! Während ich diese Zeilen in meinen Computer tippe, sterben unzählige Zellen in meinem Körper und ebenso unzählige werden neu geboren. Und in Ihrem Körper geschieht genau dasselbe. Hautzellen z. B. leben zwei bis vier Wochen. Der Staub, den Sie von Ihren Möbeln wischen, besteht zu 80 Prozent aus abgestorbenen Hautzellen, die von Ihnen und Ihren Mitbewohnern abfallen. Unsere Dünndarmschleimhaut erneuert sich innerhalb von drei Tagen komplett. Auch unsere Blutzellen sind nach wenigen Tagen alle ausgewechselt. Andere Zellen müssen länger durchhalten. Unsere Knochen sind nach etwa zehn Jahren vollständig erneuert. Von wegen alte, morsche Knochen! Muskelzellen leben durchschnittlich 15 Jahre. Gut, manche Zellen müssen vermutlich das ganze Leben halten, z. B. die Sinneszellen der Netzhaut unserer Augen und die Sinneshaarzellen im Ohr. Mit ihnen sollten wir also besonders pfleglich umgehen.

Lange Zeit glaubten die Wissenschaftler, dass sich die Gehirnzellen nicht erneuern. Heute weiß man, dass dem nicht so ist und sich Gehirnzellen ebenfalls das ganze Leben lang neu bilden. Eine Ausnahme sind nach heutigem Wissensstand die Gehirnzellen, die für das Sehen, das Riechen und das Speichern von Erinnerungen zuständig sind.

Alles, was Sie essen und trinken, liefert aber nicht nur das Baumaterial für neue Zellen. Es liefert ebenso das Material für die Stoffe und

Säfte, die dafür sorgen, dass Ihr Körper alle seine Aufgaben für Sie erledigen kann: z. B. Hormone, Botenstoffe des Nervensystems, Verdauungssäfte und Enzyme. Deshalb ist es so wichtig, dass Sie ihn mit den richtigen Rohstoffen versorgen. Welche das sind, erfahren Sie in diesem Kapitel.

2.1 Eiweiß – Bausteine des Lebens

Eiweiße sind die Bausteine für alle lebenden Organismen. Ohne Eiweiß ist kein Leben möglich, zumindest kein Leben, wie wir es kennen. Jede Körperzelle ist vor allem aus Eiweiß aufgebaut. Wenn von Eiweiß die Rede ist, denken die meisten Menschen an tierische Nahrungsmittel. Dabei verdanken wir allein den Pflanzen diesen Baustoff. Die Tiere und wir Menschen erhalten das Eiweiß von den Pflanzen oder von Tieren, die Pflanzen gefressen haben.

Eiweiß erfüllt vielfältige Aufgaben in unserem Körper:

- Unser Körper ist eine Dauerbaustelle. Das ganze Leben lang befindet er sich in einem ständigen Umbau. Zellen sterben ab und werden durch neue ersetzt. Im Laufe unseres Lebens werden wir mehrmals runderneuert. Und wenn wir uns verletzen, heilt der Körper die Wunde, indem er neues Gewebe bildet, oft passgenau ohne sichtbare Narben. Für diesen fortwährenden Umbau wird viel Eiweiß benötigt.
- Dank Eiweiß können unsere Haare, Finger- und Fußnägel nachwachsen.
- An allen Zellwänden sind Eingangspforten, die es ermöglichen, dass bestimmte Stoffe in die Zelle hinein- bzw. hinausgelangen können. Diese Pforten werden von Eiweißen gebildet.

- Enzyme, die ebenfalls aus Eiweiß bestehen, steuern oder beschleunigen wie Katalysatoren viele Körperfunktionen.
- Hormone übermitteln Informationen von einem Organ oder Gewebe zum anderen. Auch die Nervenbotenstoffe geben Informationen weiter, entweder von einer Nervenzelle zur anderen oder von einer Nervenzelle zu einer anderen Zelle. Beide Botenstoffe, die Hormone und die Nervenbotenstoffe, werden vor allem aus Eiweiß aufgebaut.
- Die Stoffe, die unser Blut gerinnen lassen und dadurch Wunden verschließen, sind Eiweiße.
- Unser Immunsystem braucht Eiweiß, um Krankheitserreger abzuwehren.
- Eiweiße dienen als eine Art Lastwagen für den Transport von Sauerstoff, Eisen, Fett und anderen Stoffen.
- In Notsituationen oder wenn sehr viel Energie gebraucht wird, kann der Körper nicht nur Kohlenhydrate und Fett, sondern ebenso Eiweiß in Energie umwandeln. So werden z. B. während eines Marathonlaufs 20 Gramm Eiweiß energetisch verstoffwechselt.

Auf die Mischung kommt es an

Die Eiweiße setzen sich aus langen Ketten von Aminosäuren zusammen, so wie Wörter aus einzelnen Buchstaben zusammengesetzt sind. Es gibt 23 verschiedene solcher Eiweißbausteine, aus denen unser Körper je nach Bedarf die unzähligen verschiedenen Körpereiweiße zusammenbaut, die er braucht. Manche dieser Aminosäuren kann der Körper selbst herstellen, andere muss er über die Nahrung aufnehmen. Die letzteren nennt man essentielle Aminosäuren. Damit der Körper die verschiedenen Eiweiße aufbauen kann, müssen alle essentiellen Aminosäuren in der richtigen Menge vorhanden sein.

Stellen Sie sich vor, ein Kind ist eifrig dabei, mit seiner kleinen Spielzeug-Druckerei ein paar Sätze zu drucken. Auf einmal gehen ihm die „e" aus. Aber gerade die würde es jetzt dringend brauchen, damit der Text vollständig und sinnvoll wird.
Wenn Ihrem Körper nur eine einzige Aminosäure fehlt, hat das ähnliche Folgen. Er kann dann bestimmte Eiweiße nicht mehr bilden. Das kann z. B. bedeuten, dass er Wunden schlecht heilen, einen Krankheitserreger nicht abwehren oder ein bestimmtes Hormon nicht herstellen kann. Deshalb ist es so wichtig, dass Sie Ihren Körper gut mit Eiweiß versorgen. Ein Eiweiß ist umso wertvoller für unseren Körper, je mehr essentielle Aminosäuren es enthält und je besser das Eiweiß aus der Nahrung in körpereigenes Eiweiß umgewandelt werden kann.

Gute Eiweißquellen: Eier, Fleisch und Geflügel, Fisch, Milch und Milchprodukte, Soja, Hülsenfrüchte, Kartoffeln, Nüsse, Quinoa, Amaranth, Hafer, Weizen und Mais.

Tierisches Eiweiß weist mehr essentielle Aminosäuren auf als pflanzliches Eiweiß. Milch und Eier enthalten alle essentiellen Aminosäuren in dem für unseren Körper am besten geeigneten Verhältnis. Wenn Sie die verschiedenen eiweißhaltigen Lebensmittel geschickt kombinieren, können Sie Ihren Körper noch besser mit hochwertigem Eiweiß versorgen.

Gute Eiweiß-Kombinationen sind z. B.

Kartoffeln und Ei: Kartoffeln mit Spiegelei, Rührei oder hart gekochtem Ei und Spinat, Kartoffelauflauf mit Ei, Spanische Tortilla, Bauernomelett

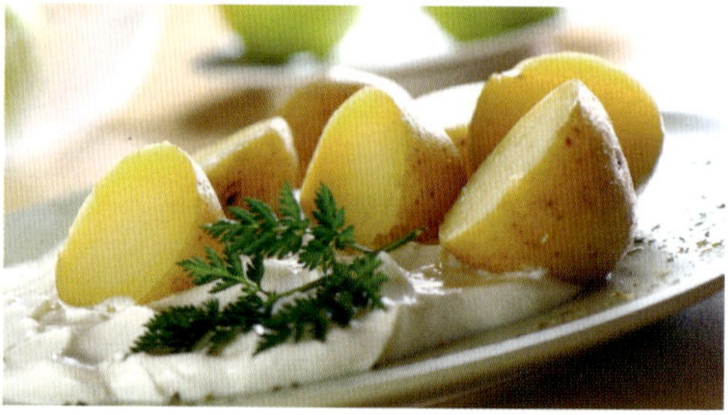

Kartoffeln und Milchprodukte: Pellkartoffeln mit Quark bzw. Kräuterquark, Kartoffelgratin mit Käse und Knoblauch, Kartoffel-Quiche, Kartoffelauflauf mit Gemüse und Käse

Getreide und Milchprodukte: Müsli, Frischkornbrei, Grieß-, Hirse-, Haferflockenbrei, Milchreis, Aufläufe aus Getreide und Milchprodukten, Käsespätzle, Käsebrot

Getreide und Hülsenfrüchte: Bohnen mit Vollkornweizen und Mais, Mais mit Hülsenfrüchten, Soja mit Vollkornweizen und Vollreis, Soja mit Vollkornweizen und Sesam, Vollreis mit Hülsenfrüchten, z. B. Dal (indisches Linsengericht) und Sesam, Vollkornweizen mit Sesam und Soja, Vollkornweizen mit Hülsenfrüchten und Erdnuss

Hülsenfrüchte und Milchprodukte: Eintopf aus Linsen, Erbsen oder Bohnen, Joghurt oder Quarkspeise als Nachtisch

Es genügt, die verschiedenen Eiweißquellen in einer Mahlzeit zu kombinieren, z. B. in Vorspeise und Hauptgang oder Hauptgang und Nachtisch. Damit eröffnen sich noch mehr gute Möglichkeiten.

Ihr Körper kann Eiweiß besser verwerten, wenn genügend Enzyme vorhanden sind (=> 2.5). Essen Sie deshalb möglichst als Vorspeise ein Stück Obst oder zu jeder Mahlzeit etwas Rohkost oder schonend gegartes Gemüse. Besonders Papaya und Ananas sind sehr reich an Enzymen. Ein Glas Original Kanne Brottrunk® (=> 3) erleichtert ebenfalls die Verdauungsarbeit.

Essen wir zu wenig oder zu viel Eiweiß?

Wie viel Eiweiß der Mensch täglich braucht, darüber sind sich die Fachleute nicht einig. Eines steht aber wohl fest: Hier in Mitteleuropa essen die meisten Menschen weit mehr Eiweiß als nötig. So kann z. B. ein gesunder Erwachsener seinen täglichen Eiweißbedarf decken, indem er einen Becher Joghurt, ein wenig Müsli, zwei Scheiben Vollkornbrot und ein kleines Stück Käse isst.

Zu viel Eiweiß bedeutet eine Belastung für Leber und Nieren, die die giftigen Abbauprodukte umbauen und ausscheiden müssen. Dabei gehen Kalzium, Magnesium und andere wichtige Mineralstoffe verloren. Außerdem fördert zu viel Eiweiß die Übersäuerung des Körpers. (=> 4). Diese wiederum ist der Boden, auf dem viele Zivilisationskrankheiten gut gedeihen, wie z. B. Arthrose, Gelenkentzündungen, Osteoporose, Parodontose, Herzinfarkt, Schlaganfall und Allergien.

Der Arzt Prof. Dr. Lothar Wendt (1907-1989) entdeckte, dass unser Körper für Notzeiten nicht nur Kohlenhydrate und Fett speichern kann, sondern auch Eiweiß. Das ist sehr sinnvoll von der Natur eingerichtet. Denn wir brauchen während längerer Hungerzeiten eben nicht nur Energie zum Überleben, sondern auch Baumaterial für den Körper. Das überschüssige Eiweiß wird an den Innenwänden der Kapillaren abgelagert. Das sind die allerfeinsten Blutgefäße, die alle Nährstoffe aus dem Blut zu den Zellen bringen und ebenso von dort die Stoffwechselreste der Zellen abtransportieren. Ein anderer Speicherort ist das Bindegewebe. Das ist das Gewebe, das unseren ganzen Körper zusammenhält, jedes Organ umhüllt und in das die einzelnen Organzellen eingebettet sind. Beide Speichermöglichkeiten sind sehr weise gewählt. Denn von dort ist es nur ein kurzer Weg zu den Organzellen, die in Notzeiten von diesen Vorräten zehren. Schwierig wird es dann, wenn die Speicher nie geleert werden. Es sammelt sich immer mehr Eiweiß an. Dadurch wird der Weg für die Nährstoffe zu den Zellen und für die Abfallprodukte aus den Zellen zum Blut immer mehr behindert. Die Folge ist, dass die Zellen trotz guter Ernährung an Nährstoffmangel leiden und die Anhäufung von Abfallstoffen den Körper immer mehr übersäuern und vergiften. Prof. Wendt nannte dies Eiweißspeicherkrankheit.[1]

Als wesentliche Folgeerkrankungen der Eiweißspeicherkrankheit sah er folgende:

- Herzinfarkt und Schlaganfall, Angina Pectoris, Bluthochdruck, Durchblutungsstörungen, erhöhte Blutfettwerte
- Erkrankungen des Bewegungsapparates wie Arthrose, Gelenkentzündungen, Fibromyalgie, Osteoporose
- Nierenerkrankungen
- Diabetes Typ 2

Weniger ist manchmal mehr

Was ist die Konsequenz? Weniger konzentriertes Eiweiß essen! Das heißt vor allem weniger tierisches Eiweiß, also Fleisch, Fisch, Eier und Milchprodukte. Und stattdessen sich vor allem mit pflanzlicher Kost zu ernähren. Im Unterschied zum tierischen Eiweiß liefern uns die einzelnen Pflanzen nicht alle benötigten Eiweißbausteine. Bleiben wir beim Vergleich mit Buchstaben und Wörtern: Solange ein einziger Buchstabe fehlt, kann der Körper bestimmte Wörter nicht bilden.

1 Weiterführende Informationen zu diesem Thema finden Sie in dem Buch von Eckhard K. Fisseler „Arthrose – Der Weg zur Selbstheilung", Hans-Nietsch-Verlag.

Nach spätestens drei Stunden sind die Buchstaben für das Zusammensetzen von Wörtern nicht mehr zu gebrauchen. Der Körper kann also nur dann Wörter bilden, wenn er innerhalb von drei Stunden bzw. in einer Mahlzeit, alle Buchstaben geliefert bekommt. Wenn das nicht geschieht, werden die Buchstaben verheizt, d. h., das Eiweiß wird zur Energiegewinnung verwendet. Deshalb besteht bei der Ernährung mit pflanzlichem Eiweiß kaum die Gefahr der Eiweißmast.

Um die überfüllten Eiweißspeicher zu leeren, empfiehlt Prof. Wendt, zunächst einmal mindestens einen bis drei Monate lang auf jegliches tierische Eiweiß zu verzichten. In dieser Zeit sollten auch Hülsenfrüchte und Soja gar nicht und Nüsse nur in kleinen Mengen gegessen werden.

Damit die Eiweißspeicher nicht gleich wieder über Gebühr gefüllt werden, rät Prof. Wendt:

- **an jedem Tag bei einer Mahlzeit**
- **in jeder Woche an einem Tag**
- **und in jedem Jahr einen Monat lang**

auf tierisches Eiweiß zu verzichten.

Wer allerdings schon an einer ernsthaften Folgeerkrankung leidet (siehe links), der sollte geduldiger sein und sich mehr Zeit lassen. Eine Frist von bis zu zwei Jahren kann durchaus angemessen sein. Das mag zunächst ein tiefer Einschnitt in liebgewordene Gewohnheiten sein. Aber er lohnt sich!

2.2 Fett – zu Unrecht verachtet

Fett hat in unserer Zeit einen schlechten Ruf. Zu Unrecht! Denn Fett ist ein wichtiger Bestandteil der gesunden Ernährung. Fett ist nicht nur ein wunderbarer **Energiespeicher**, nein, Fett ist auch ein ganz wesentlicher **Baustoff** für unseren Körper. Fett ist in allen unseren 70-100 Billionen Körperzellen ein unverzichtbarer Bestandteil der Zellwand. Unser Gehirn ist das fetthaltigste Organ unseres Körpers überhaupt. Die festen Bestandteile des Gehirns bestehen zu zwei Dritteln aus Fettsäuren. Fette sind die **Ausgangssubstanzen** für die Bildung weiterer wichtiger Stoffe im Körper, z. B. für Hormone. Fett ist notwendig, damit unser Körper die **fettlöslichen Vitamine aufnehmen** kann. Nicht zuletzt hat Fett eine wichtige Schutzfunktion im Körper. Es bildet unter der Haut eine **Isolierschicht**, die den Körper davor bewahrt, zu viel Wärme zu verlieren. Außerdem umgibt Fett **schützend wichtige Organe** wie z. B. die Nieren oder polstert und bewahrt vor mechanischem Druck, z. B. unter den Fußsohlen oder am Gesäß.

Fett dient darüber hinaus als Geschmacksträger im Essen und sorgt für eine nachhaltige Sättigung. Eine weitere Aufgabe des Fettgewebes wird kaum einmal erwähnt: Es fungiert nämlich als so etwas wie eine **Zwischenmülldeponie** für Umweltgifte, die der Körper nicht im erforderlichen Maß ausscheiden kann. Deshalb ist es so wichtig, wenn Sie dauerhaft abnehmen wollen, gleichzeitig die Entgiftungsfunktionen des Körpers zu unterstützen und anschließend so wenig Umweltgifte wie möglich aufzunehmen.[2] Das allein ist schon ein guter

2 Empfehlenswerte Bücher zum Thema Abnehmen durch Entgiften:
- Baillie-Hamilton, Paula (2003), Die Detox-Diät, Bergisch Gladbach (Ehrenwirth, Verlaggruppe Lübbe)
- Klier, Horst (2004-2005), Leben ohne Diät, Norderstedt (Books on Demand GmbH)

Grund, Bio-Kost zu essen, natürliche Körperpflegemittel, Kosmetik und Haushaltsreiniger[3] zu verwenden und naturheilkundliche Behandlungsmethoden zu bevorzugen.

Wo immer heutzutage über Fett und Ernährung informiert wird, lesen oder hören Sie meistens, es sei wichtig, möglichst wenig Fett und vor allem wenig tierisches Fett zu essen, wegen der darin enthaltenen gesättigten Fettsäuren. Diese seien schlechte Fette, denn sie führten zu Arteriosklerose (Verengung und Verhärtung der Arterien) und damit zu Herzinfarkt und Schlaganfall. Ähnliches wird vom Cholesterin behauptet. Aber diese Annahme stimmt nicht und ist nicht länger haltbar, wie viele Studien weltweit belegen.[4] Leider hat sich das bei den Fachleuten noch nicht herumgesprochen. Vielleicht werden die entsprechenden Forschungsergebnisse sogar bewusst zurückgehalten. Solange die Menschen glauben, Margarine, fett- und cholesterinarme Lebensmittel seien gesund, kann man damit gut Geld verdienen. Und wenn der Arzt ab bestimmten Cholesterin- oder Blutfettwerten warnend den Zeigefinger hebt, sind die verunsicherten Menschen bereit, lebenslang teure Medikamente zu schlucken, zumal die Krankenkassen den Löwenanteil der Kosten tragen. Wer will schon ohne Not sein Leben riskieren? Bedauerlicherweise sind diese Medikamente nicht nur unnütz, sondern schädlich und gefährlich. Die eigentliche Tragik besteht darin, dass durch das Festhalten an dieser falschen Annahme zu wenig darüber nachgedacht und geforscht wird, was die tatsächlichen Ursachen von Herzinfarkt und Schlaganfall sind.

---

3 Dazu finden Sie spannende Informationen in dem Buch „EM-Lösungen Haus und Garten" von Ernst Hammes und Gisela van den Hoövel, erschienen im Verlag Eifelkrone Musik & Buch.

4 Wenn Sie sich ausführlicher informieren möchten, finden Sie entsprechende Bücher und Internetadressen im Anhang.

Es gibt bei den naturbelassenen Fetten keine, die an sich gesundheitsschädlich sind. Man muss nur wissen, welche Fette unser Körper für welche Aufgaben braucht, und dann darauf achten, dass er mit den verschiedenen Fetten optimal versorgt wird.
Im Prinzip bestehen Fette aus verschiedenen Fettsäuren mit unterschiedlicher Struktur. Diese Zusammensetzung ist entscheidend für die Eigenschaft eines Fettes. Fette werden deshalb nach ihrem Gehalt an gesättigten, einfach ungesättigten und mehrfach ungesättigten Fettsäuren unterschieden.

Gesättigte Fettsäuren

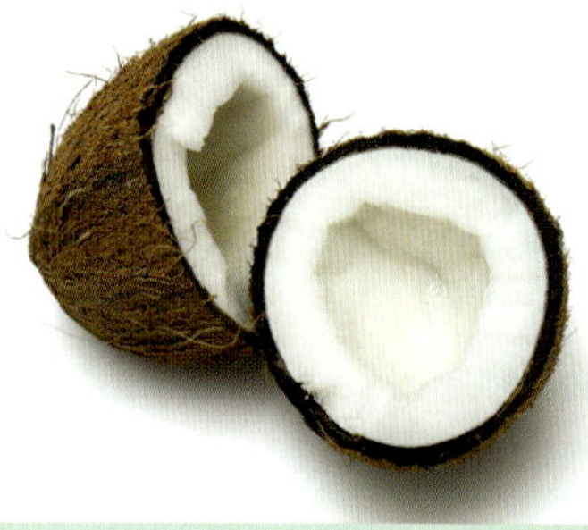

Kokosnuss - die Frucht vom Baum des Lebens

Tierische Fette, also Butter, Schmalz, Fleisch, Wurst und Milchprodukte, sind reich an gesättigten Fettsäuren. Tropische pflanzliche Fette enthalten ebenfalls viele gesättigte Fettsäuren, z. B. Kokosnussöl, Palmöl und Kakaobutter. In all diesen Fetten sind aber auch einfach und mehrfach ungesättigte Fettsäuren enthalten. Unser Körper produziert gesättigte Fette aus überschüssigen Kohlenhydraten.

Die gesättigten Fette sind leicht daran zu erkennen, dass sie bei Raumtemperatur fest oder halbfest und trüb sind. Sie sind chemisch sehr stabil. Das bedeutet, dass sie Hitze vertragen und nicht so leicht ranzig werden. Diese viel gescholtenen gesättigten Fettsäuren haben im menschlichen Körper viele wichtige **Aufgaben:**

- Sie bilden mindestens zur Hälfte die Zellwände (Zellmembranen) und verleihen ihnen die notwendige Stabilität und Festigkeit.

- Sie sind wichtig für die Gesundheit unserer Knochen. Damit Kalzium in die Knochen eingebaut werden kann, muss mindestens die Hälfte des Nahrungsfettes aus gesättigten Fettsäuren bestehen.
- Sie senken Lipoprotein(a), einen Risikofaktor für Arteriosklerose. Sie schützen die Leber gegen die Wirkung von Alkohol und anderen giftigen Stoffen.
- Sie unterstützen das Abwehrsystem.
- Sie werden gebraucht, damit die essentiellen Fettsäuren im Körper richtig wirken können.
- Zwei spezielle gesättigte Fettsäuren sind die bevorzugten Nährstoffe für das Herz. Deshalb ist das Fett um den Herzmuskel hoch gesättigt. Bei Stress greift das Herz auf diese Reserven zurück.
- Bestimmte gesättigte Fettsäuren schützen im Verdauungstrakt vor krankmachenden Mikroorganismen.

Palmöl: Aus den Palmfrüchten wird zweierlei Öl gewonnen: Das Öl aus dem Fruchtfleisch wird als Speiseöl verwendet, das Öl aus den Kernen vor allem für industrielle Zwecke und als Bio-Treibstoff. Durch seinen hohen Anteil an gesättigten Fettsäuren ist auch das kaltgepresste Öl sehr hitzestabil.
Das native orange-rote Öl aus dem Fruchtfleisch wird durch kalte Pressung aus den entkernten Früchten gewonnen. Es ist ein wahrer Gesundbrunnen. Das Öl enthält 50mal so viel Beta-Carotin wie Tomaten und zehnmal so viel wie Karotten. Außerdem ist es reich an Vitamin E. Beide sind wertvolle Antioxidantien. (=> 6.1) „Vitamin E" ist ein Sammelbegriff für eine Gruppe fettlöslicher Substanzen. Die vier bekanntesten sind die Tocopherole. Die meisten Vitamin-E-Präparate bestehen nur aus dem Alpha-Tocopherol. Im natürlichen Vitamin E des Palmöls sind außer diesem noch andere Formen (Tocotrienole) enthalten. Es ist deshalb für den Körper besonders wertvoll.

Es hat eine tumorhemmende Wirkung, schützt das Gehirn und beugt Demenz vor. Palmöl ist eine gute Quelle für Coenzym Q10. Es ist an der Sauerstoffaufnahme in den Zellen beteiligt und sorgt für mehr Energie. Auf diese Weise unterstützt es das Herz, das für die ständige Pumpleistung viel Energie benötigt. Coenzym Q10 stabilisiert die Zellwände und hält sie funktionsfähig. Nicht zuletzt schützt es die Zellen vor den Angriffen der freien Radikale. (=> 6.1)
Alle diese gesundheitlichen Vorzüge hat nur das native rote Palmöl. Palmkernöl ist ebenfalls ein gesundes Brat- und Backfett, enthält allerdings wenig Carotin und Vitamin E. Weißes Palmöl ist raffiniert. Ihm fehlen dadurch die wertvollen Inhaltsstoffe. Natives Bio-Palmöl bekommen Sie im Reformhaus oder Naturkostladen.

Einfach ungesättigte Fettsäuren

Die wichtigste Vertreterin ist die Ölsäure. Sie ist u. a. in Olivenöl, Rapsöl, Avocados, Mandeln, Pecan-, Cashew- und Erdnüssen und in vielen tierischen Fetten enthalten. Unser Körper stellt für unterschiedliche Aufgaben einfach ungesättigte Fettsäuren aus gesättigter Fettsäure her. Einfach ungesättigte Fettsäuren sind meist bei Raumtemperatur flüssig und chemisch relativ stabil. Sie werden also nicht leicht ranzig und können zum Kochen verwendet werden.

Olivenöl: In dem italienischen Dorf Campodimele leben viele Hundertjährige. Herzinfarkt und Krebs sind dort kaum zu finden. Was ist das Geheimnis? Vielleicht dies: Die Menschen dort trinken jeden Morgen ein Gläschen Olivenöl und gehen

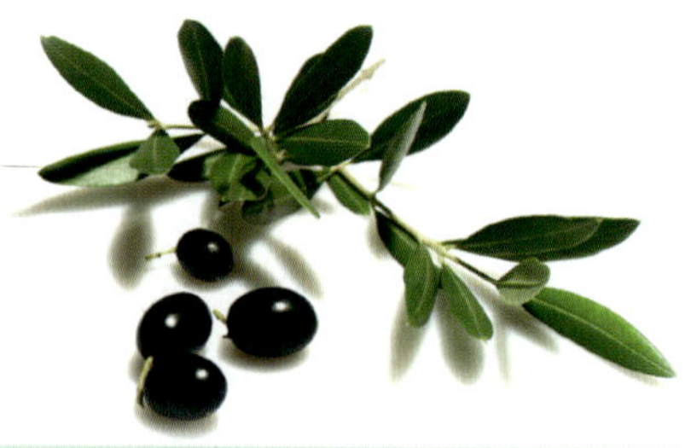

Olivenöl – das Öl des Südens

auch sonst mit dieser Kostbarkeit eher verschwenderisch um. Olivenöl besteht zu fast 80 Prozent aus der einfach ungesättigten Ölsäure. Sie ist vor allem für die blutdrucksenkende und herzschützende Wirkung des Olivenöls verantwortlich. Außerdem enthält das Öl viel Vitamin E, das die Blutgefäße schützt und vor den Angriffen der freien Radikale bewahrt. Heute kennt man etwa 1.000 bioaktive Wirkstoffe im Olivenöl, darunter auch solche, die Krebs vorbeugen. Sparen Sie daher nicht am Olivenöl und essen Sie jeden Tag ein paar Oliven.

Mehrfach ungesättigte Fettsäuren

Sie kommen vor allem in Nüssen, in vielen Pflanzenölen und in fettreichen Fischarten vor. Sie lassen sich in zwei Gruppen unterscheiden: Omega-3- und Omega-6-Fettsäuren. Die allermeisten Fette kann der Körper selbst zusammensetzen. Aber es gibt zwei Fettsäuren, die Sie ihm mit der Nahrung zuführen müssen. Man nennt sie **essentielle Fettsäuren.** Sie gehören zu den Omega-3- bzw. Omega-6-Fettsäuren.

- Die **Linolsäure**, eine Omega-6-Fettsäure, ist reichlich in Distel-, Sonnenblumen-, Hanf- und Maiskeimöl enthalten.
- Die **Alpha-Linolensäure** ist eine Omega-3-Fettsäure. Perilla-, Lein-, Hanf-, Walnuss-, Raps- und Sojaöl sind dafür gute Quellen.

Die mehrfach ungesättigten Fettsäuren bleiben selbst bei kalten Temperaturen flüssig und klar. Sie sind chemisch sehr labil. Das bedeutet, sie sind sehr empfindlich gegenüber Licht, Sauerstoff und Hitze. Sie werden sehr leicht ranzig. Bewahren Sie deshalb diese Öle stets kühl und dunkel auf. Sie dürfen nicht erhitzt oder zum Kochen verwendet werden.

Omega-3-Fettsäuren sind besonders wertvolle Fette, die in unserer Nahrung oft zu wenig vorkommen. Sie helfen, einer ganzen Reihe von

Erkrankungen, die heute sehr verbreitet sind, vorzubeugen bzw. diese zu bessern: Herz-Kreislauf-Erkrankungen, Erkrankungen des Bewegungsapparates wie Rheuma und Arthrose, chronisch entzündliche Darmerkrankungen wie Colitis Ulcerosa, Morbus Crohn, Krankheiten des Nervensystems wie Multiple Sklerose, Parkinsonerkrankung, Alzheimersyndrom, psychiatrische Erkrankungen wie Depressionen und Psychosen. Außerdem helfen sie, Stress besser zu bewältigen, fördern die Konzentration und die Gedächtnisleistung, verringern Reizbarkeit und Aggressivität, lindern Kopfschmerzen und Migräne.

Diese Fette sind deshalb so vielseitig einzusetzen, weil sie im ganzen Körper **wichtige Aufgaben erfüllen**:

- Sie sind Bestandteil aller Zellen.
- Sie halten die Zellmembranen elastisch und funktionstüchtig.
- Sie verbessern die Fließeigenschaften des Blutes, fördern damit die Durchblutung und wirken der Bildung von Blutgerinnseln entgegen.
- Sie wirken entzündungshemmend.
- Sie fördern die Reizübertragung im Nervensystem.
- Sie sind für unser Gehirn unersetzlich. Rund 30 % der Fettmasse des Gehirns bestehen aus DHA. Durch die Verbesserung der Durchblutung fördern die Omega-3-Fettsäuren die Leistung unseres Gehirns.

In unserer Nahrung kommen diese Fettsäuren als Alpha-Linolensäure, Eicosapentaensäure (EPA) und Docosahexaen-Säure (DHA) vor.

Kostbare Fischöle: Diese Schätze finden Sie vor allem in den fetten Kaltwasserfischen, besonders in Hering, Lachs, Makrele und Thunfisch, auch in der Forelle. Sie liefern uns die wichtigen Omega-3-Fettsäuren EPA und DHA. Der Körper kann diese beiden zwar auch selbst aus der Alpha-Linolensäure herstellen, aber dieser Umwand-

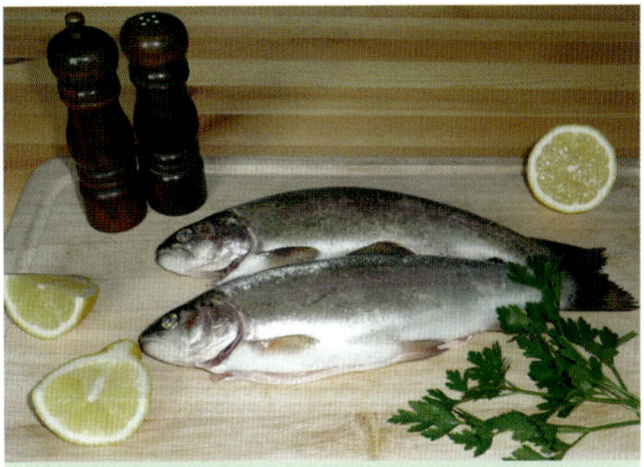
Forellen liefern die wichtigen Omega-3-Fettsäuren

lungsprozess vollzieht sich nur langsam und nicht ganz zuverlässig. Wenn z. B. nicht genügend Vitamin B6, Zink oder Magnesium vorhanden ist, wird dieser Prozess behindert. Deshalb ist es durchaus sinnvoll, den Fischverzehr zu erhöhen, so wie es oft empfohlen wird: mindestens ein bis zwei Mahlzeiten pro Woche mit Fischen, die reich an Omega-3-Fettsäuren sind (jeweils 150 – 200 g Fisch).

Regeln für den Fischkauf

- Leider sind durch die räuberischen Fangmethoden heute viele Fische in ihrem Bestand bedroht. Deshalb geben der WWF und Greenpeace Empfehlungen für den Fischeinkauf heraus. Sie können sich diese Fischeinkaufsratgeber schicken lassen oder im Internet ansehen und herunterladen.[5] Eine gute Wahl sind grundsätzlich Fische, die mit dem Gütesiegel des unabhängigen MSC (Marine Stewardship Council) ausgezeichnet sind.[6] Das MSC-Logo garantiert: Dieser Fisch wurde umweltverträglich gefangen. Eine weitere gute Wahl sind Fische aus biologischer Zucht. Diese Fische enthalten deutlich mehr Omega-3-Fettsäuren als Fische aus konventioneller Zucht. Das hängt mit der Art der Fütterung zusammen.

5 Mehr Informationen und die Fisch-Einkaufsratgeber finden Sie unter: www.wwf.de/fisch und www.greenpeace.de/themen/meere/fischerei

6 Weitere Informationen und leckere Fischrezepte finden Sie im Internet unter http://www.msc.org/de

Außerdem herrschen in der konventionellen Fischzucht ähnliche Verhältnisse wie in der konventionellen Massentierhaltung an Land mit entsprechenden Problemen und Belastungen der Tiere und des Wassers.

- Bevorzugen Sie Fische, die fern der Küsten gefangen wurden. Denn Fische, die in Küstennähe leben, sind durch die zum Teil hohen Schadstoffeinleitungen durch Flüsse und Abwässer stärker mit Giftstoffen belastet. Aus diesem Grunde rate ich auch nicht zu Flussfischen, vor allem nicht aus Mündungsgebieten. Fische, die sich viel am Meeresgrund aufhalten, wie Scholle und Flunder, sind wegen der Schadstoffbelastung ebenfalls nicht zu empfehlen. Ganz abgesehen davon, dass der WWF rät, aus ökologischen Gründen weder Scholle noch Flunder zu essen.
- Kaufen Sie lieber kleinere Fische, die am Anfang der Nahrungskette stehen. Denn diese sind weniger mit Schadstoffen belastet, also z. B. Makrelen (enthalten am meisten Omega-3-Fettsäuren), Sardinen (der WWF empfiehlt Sardinen aus dem Nordost-Atlantik, nicht aus dem Mittelmeer) und Heringe.
- Achten Sie darauf, nur wirklich frischen Fisch zu kaufen. Wenn Sie den nicht zuverlässig bekommen, ist es besser, Tiefkühlfisch zu nehmen.

Daran erkennen Sie frischen Fisch:

☺ Die Augen sind rund, prall gewölbt, klar und glänzend.

☺ Die Haut ist feucht und glänzt silbrig.

☺ Die Schuppen sind festanliegend und glatt.

☺ Die Kiemen sind glänzend und von hell- oder dunkelroter Farbe.

☺ Die in der Bauchhöhle verbliebenen Blutreste sind leuchtend rot.

☺ Das Fischfleisch ist fest und elastisch.

☺ Das Filet glänzt und hat eine klare Farbe und eine glatte Schnittfläche.
☺ Die Gräten stecken fest im Fleisch.
☺ Der Fisch riecht nicht unangenehm. Sie können ihn sehr gut in der Bauchhöhle oder am Kiemendeckel kontrollieren.

Wenn Sie dies feststellen, lassen Sie den Fisch besser liegen:
☹ Die Augen sind eingesunken und trüb.
☹ Die einzelnen Kiemenblättchen sind nicht klar zu erkennen.
☹ Die Kiemen sind verschleimt, gräulich oder gelblich.
☹ Die Haut bzw. Oberfläche hat eine stumpfe Farbe oder ist von milchigem Schleim überzogen.
☹ Ein Fingerdruck hinterlässt eine Delle im Fleisch zurück.
☹ Der Fisch riecht unangenehm fischig oder sauer.

Wenn Sie keinen Fisch mögen und dennoch die Omega-3-Fettsäuren zur Besserung oder Heilung von Krankheiten einsetzen möchten, können Sie die Fischöle auch in Form von Kapseln einnehmen. In diesem Fall ist es sinnvoll, zusätzlich Vitamin E einzunehmen oder Kapseln zu wählen, die beides kombinieren. Das Vitamin E schützt die Omega-3-Fettsäuren davor, im Körper durch freie Radikale beschädigt zu werden (=> 6.1). Falls Ihnen das Fischöl aufstößt, kombinieren Sie die Kapseln mit einem Artischockenpräparat oder bitterstoffhaltigen Heilpflanzen (Enzian, Wermut, Tausendgüldenkraut). Das fördert die Fettverdauung. Es gibt auch DHA aus Algenöl in Kapselform.

Gute Quellen für die **Alpha-Linolensäure**, die der Körper in EPA und DHA umwandeln kann, sind vor allem im Öl der Samen der asiatischen Perillapflanze enthalten, auch Schwarznessel, Chinesische Melisse oder Wilder Sesam genannt (50 – 65 %), Leinöl (54 %), Hanföl (17 %), Walnussöl (10 %) und Rapsöl (10 %), Sojaöl (8 %). Perillaöl bekommen Sie als Kapseln im Reformhaus oder in der Apotheke. Es gibt auch Omega-3-Öle, die aus Meeresalgen hergestellt wurden.

Wild enthält mehr Omega-3-Fettsäuren als Fleisch aus der Viehzucht. Bio-Eier, Bio-Milch und Bio-Milchprodukte sowie Bio-Rindfleisch enthalten ebenfalls Alpha-Linolensäure. Wie kommt das? Das hängt wiederum, wie bei den Fischen, mit dem Futter zusammen. Die grünen Wildkräuter enthalten Alpha-Linolensäure. Die Bio-Bauern geben ihren Tieren vor allem Grünfutter bzw. lassen sie auf der Weide grasen. Die Kühe und Hühner in konventioneller Haltung werden dagegen vor allem mit Getreide gefüttert. Je größer der Anteil von Getreide im Viehfutter ist, desto ärmer an Omega-3-Fettsäuren sind das Fleisch, die Milch und die Eier. Alle grünen Gemüse enthalten ebenfalls Alpha-Linolensäure, wenn auch in geringerer Menge. Am meisten findet sie sich in den Blättern von Portulak oder Postelein, in Spinat, Meeresalgen, Spirulina und Brunnenkresse.

Omega-6-Fettsäuren gehören zu den essentiellen Fettsäuren, die wir unserem Körper über die Nahrung zuführen müssen. Die wichtigsten sind die Linolsäure (LA), die Gamma-Linolensäure (GLA) und die Arachidonsäure (AA). Die beiden letzten kann der Körper begrenzt aus Linolsäure herstellen. Einen hohen Anteil an Omega-6 Fettsäuren finden wir z. B. in Sonnenblumenöl, Maiskeimöl, Sojaöl oder Distelöl.

Die Dosis macht's wieder einmal

Unser Körper stellt sowohl aus Omega-3- als auch aus Omega-6-Fettsäuren Botenstoffe her, sog. Eicosanoide. Diese sind Gegenspieler. So fördern die Eicosanoide aus Omega-6-Fettsäuren die Blutgerinnung und begünstigen Entzündungsvorgänge, während die Eicosanoide aus Omega-3-Fettsäuren die Verklumpung von Blutplättchen hemmen und Entzündungen vermindern. Beide Richtungen sind wichtig. Denn ohne Blutgerinnung würden wir bei geringsten Verletzungen verbluten und ohne Entzündungsprozess wäre dem Körper ein wichtiges Abwehrmittel genommen. Entscheidend ist wieder einmal die Menge. Das Übermaß ist ungesund. In unserer Ernährung ist meist ein Überangebot an Omega-6- und ein Mangel an Omega-3-Fettsäuren zu finden. Dieses Ungleichgewicht gilt es auszugleichen. Fachleute gehen davon aus, dass das Verhältnis 1:1 am besten ist, während in der heutigen Ernährung oft das Verhältnis 10 – 20 Teile Omega-6 zu 1 Teil Omega-3 enthalten ist.

Schätze von Mutter Natur

Ich empfehle Ihnen, grundsätzlich naturbelassene Fette zu verwenden, also pflanzliche Öle, Butter, Sahne, ruhig auch Speck und Schmalz. Bei den Pflanzenölen sind die kaltgepressten zu bevorzugen, denn diese haben die beste Qualität. Hier wird die Ölfrucht nur gepresst, also weder erhitzt, noch chemisch behandelt, um das Öl zu gewinnen. Gerade beim Olivenöl hat sich gezeigt, dass die positive Wirkung auf die Blutgefäße wohl mit den Begleitstoffen des Öls zusammenhängt, die im raffinierten Öl nicht mehr vorhanden sind.

Gehärtete pflanzliche Fette dagegen sollten Sie besser meiden. Denn durch die industrielle Härtung der pflanzlichen Öle entstehen Transfettsäuren. Diese stehen im Verdacht, mit für die Entstehung von Herz-Kreislauferkrankungen verantwortlich zu sein. Essen Sie also möglichst wenig Margarine und industriell hergestellte Lebensmittel, die Fett enthalten, also Mayonnaise, Pommes frites, Fertiggerichte,

Fastfood, fette Brotaufstriche, Nuss-Nougat-Cremes, Backwaren, Kekse, Salzgebäck, Chips usw. Leider werden in vielen Großküchen und Restaurants diese Fabrikfette verwendet. Vorsicht: Transfettsäuren entstehen ebenfalls, wenn flüssige Öle über den Rauchpunkt erhitzt werden. Beim Frittieren oder wiederholten Erhitzen geschieht dies häufig. Auf diese Weise enthalten dann die in diesen Fetten gebratenen oder frittierten Lebensmittel ebenfalls Transfettsäuren. Das kann also durchaus auch am heimischen Herd passieren.

Lebensbaustein Cholesterin

Noch ein Wort zum Cholesterin: Es ist keineswegs ein Gift, wie man manchmal glauben könnte! Es ist vielmehr ein lebensnotwendiger Baustoff für ganz vielfältige Aufgaben im Körper:

- Cholesterin ist die **Grundsubstanz für das Hormon Cortisol.** Dieses Hormon wird immer dann gebraucht, wenn Sie körperlich oder geistig aktiv sein wollen, denn es sorgt dafür, dass Ihrem Körper Energie zur Verfügung steht und daneben auch indirekt für die richtige Spannkraft der Muskeln und die Regulierung der Herz- und Kreislauffunktion. Denken Sie daran: Ihr Herz ist auch ein Muskel, der ebenfalls die richtige Spannkraft braucht! Cortisol steigert den Blutdruck und hebt die Stimmung. Nicht zuletzt wirkt es der Krebsbildung entgegen.
- Cholesterin ist die **Grundsubstanz für die weiblichen und männlichen Geschlechtshormone**. Diese sind nicht nur verantwortlich für die Potenz des Mannes und die Fruchtbarkeit der Frau. Sie sind außerdem wichtig für den Eiweißaufbau und die Kraftleistung der Muskeln. Vom Sport her kennen wir sie als Dopingmittel unter der Bezeichnung Anabolika.
- Cholesterin ist die **Grundsubstanz für das Hormon Aldosteron**.

Dieses Hormon reguliert den gesamten Mineralstoffwechsel und beeinflusst auf diese Weise unzählige Körperfunktionen.

- Cholesterin ist die **Grundsubstanz für die Gallensäuren**. Sie regulieren die Fettverdauung und ermöglichen es den Fetten, über den Darm ins Blut aufgenommen zu werden. Sie sorgen zudem für einen geregelten Stuhlgang.
- Cholesterin ist die **Grundsubstanz des Vitamins D**, das für den Aufbau von Knochen und Gelenken verantwortlich ist und eine wichtige Rolle in unserem Immunsystem spielt.
- Cholesterin ist in allen Zellen unseres Körpers absolut notwendig, damit diese ihre Aufgaben erfüllen und wachsen können. Es ist ein **wichtiger Baustoff für die Zellhüllen und die Kraftwerke in den Zellen** (Mitochondrien), in denen die Energie gewonnen wird.

HDL und LDL

Cholesterin wird über sog. Lipoproteine im Blut transportiert. Hier wird hauptsächlich zwischen zwei Arten unterschieden: dem HDL-Lipoprotein und dem LDL-Lipoprotein. Das Cholesterin selbst kann im Blut nicht transportiert werden, weil es wasserunlöslich ist. Das HDL nimmt deshalb das über die Nahrung aufgenommene und von den Zellen abgegebene Cholesterin auf und bringt es zur Leber. Dort wird es aufgespalten und für die Bildung von Gallensäuren und zum Wiederaufbau von HDL-Protein und Cholesterin verwendet. Das LDL bringt das von der Leber produzierte Cholesterin zu den Billiarden Zellen unseres Körpers, wo es dringend gebraucht wird. Üblicherweise wird dieses LDL-Lipoprotein als „schlechtes Cholesterin" bezeichnet, und das HDL-Lipoprotein als „gutes Cholesterin". Das ist falsch und irreführend, denn beide Arten haben ihre lebenswichtigen Aufgaben. Das LDL-Lipoprotein wird für die Entstehung von Arteriosklerose verantwortlich gemacht. Aber genau diese Behauptung ist nicht haltbar. In diesem Zusammenhang empfehle ich besonders das Buch „Die Cholesterin-Lüge" von Prof. Dr. med. Walter Hartenbach. Er schreibt, dass bei genauerem Hinsehen die Studien über Cholesterin Folgendes ergeben:

- Cholesterin hat keinen Einfluss auf die Entwicklung einer Arteriosklerose oder eines Herzinfarktes.
- Hohe Cholesterinwerte sind verbunden mit hoher Lebenserwartung und geringer Krebshäufigkeit.
- Eine Senkung des Cholesterinspiegels (mit Medikamenten, Anmerkung der Autorin) ist verbunden mit zahlreichen Todesfällen und vermehrtem Auftreten von Krebsentwicklungen.
- Cholesterin ist so lebenswichtig, dass der Körper das meiste Cholesterin selbst herstellt. Wenn wir wenig Cholesterin mit der Nahrung aufnehmen, produziert der Körper entsprechend mehr. Umgekehrt braucht der Körper selbst weniger herzustellen, wenn wir viel Cholesterin aufnehmen. Wie viel Cholesterin im Blut kreist, hängt sehr davon ab, wie viel der Körper für die verschiedenen Aufgaben braucht.

In Experimenten stellte sich heraus, dass sich bei den meisten Menschen der Cholesterinspiegel nicht verändert, wenn sie über die Nahrung Cholesterin aufnehmen. Nur bei sehr wenigen Menschen kann der Körper wohl nicht so flexibel auf die Cholesterinzufuhr reagieren. Bei ihnen steigt der Cholesterinspiegel an, wenn sie cholesterinreiche Nahrung essen. Bei manchen Menschen sank erstaunlicherweise der Cholesterinspiegel in diesen Experimenten sogar, wenn sie über die Nahrung Cholesterin zugeführt bekamen.

Ich selbst verstehe den Cholesterinspiegel im Blut als eine Art Anzeiger für die „Betriebstemperatur" des Körpers, so wie ein Thermometer die Raumtemperatur misst. Wird ein hoher Cholesterinspiegel mit Medikamenten nach unten gedrückt, dann ist das in etwa so, als ob man einen Eiswürfel an das Thermometer hält, wenn es einem zu warm im Raum ist. Das Thermometer wird fallen, aber die Raumtemperatur bleibt unverändert. Wenn Sie z. B. viel Stress ausgesetzt sind, Stress im weitesten Sinne, dann braucht Ihr Körper viel Cortisol und damit viel Cholesterin. Sie können demzufolge den Cholesterinspiegel senken, wenn Sie Aktivität und Erholungsphasen besser ausbalancieren und den Herausforderungen des Lebens mit mehr Gelassenheit begegnen. Anders ausgedrückt lässt sich der Cholesterinspiegel eher über die Lebensweise beeinflussen als über die Ernährung.

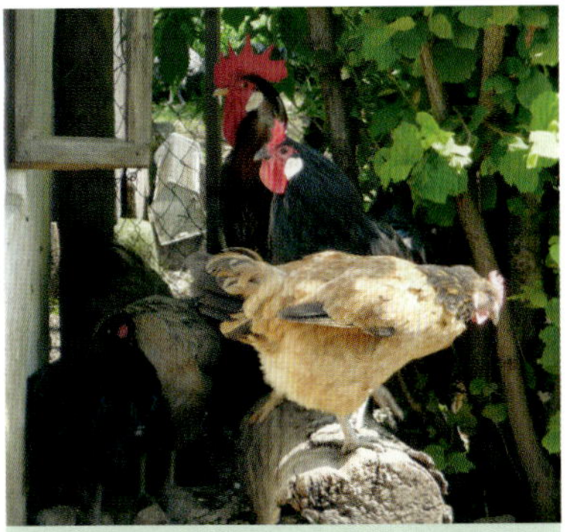
Glückliche Hühner

Lassen Sie sich also nicht die Butter vom Brot nehmen und genießen Sie guten Gewissens Ihr Frühstücksei, sofern es von glücklichen Hühnern stammt, die unter Gottes freiem Himmel genüsslich im Boden nach Würmern scharren und grüne Kräuter picken dürfen und ansonsten das Futter bekommen, das ihnen entspricht! Eier sind Kostbarkeiten, reich an erstklassigem Eiweiß, allen lebensnotwendigen Fettsäuren, vielen Vitaminen, Mineralstoffen und Spurenelementen. Schließlich liefert das Ei alles, was der Kükenembryo braucht, um ein Küken zu werden.

Fazit:

- Verzehren Sie möglichst nur naturbelassene Fette: kaltgepresste Pflanzenöle, Butter, Sahne, Speck, Schmalz usw.
- Meiden Sie gehärtete Fette und alles, was daraus hergestellt ist: Mayonnaise, Pommes frites, Fertiggerichte, Fastfood, fette Brotaufstriche, Nuss-Nougat-Cremes und Backwaren, Kekse, Salzgebäck, Chips usw.
- Bevorzugen Sie bei den Pflanzenölen das Olivenöl (hilft Herz-Kreislauf-Erkrankungen und Krebs vorzubeugen) und solche, die reich an Omega-3-Fettsäuren sind: Lein-, Hanf, Walnuss- und Rapsöl. Bewahren Sie diese Öle kühl und dunkel auf. Leinöl verdirbt besonders leicht. Kaufen Sie deshalb am besten nur kleine Mengen, die Sie schnell verbrauchen können.
- Die Omega-3-Fettsäuren werden durch große Hitze leicht zerstört. Braten Sie deshalb Fische nicht zu heiß und verwenden Sie die kostbaren Pflanzenöle nur für die Zubereitung kalter Speisen oder geben Sie die Öle nach dem Garen über das Gemüse. Sie können nicht nur Salatsoßen damit zubereiten, sondern z. B. immer auch ein wenig Öl in Quarkspeisen, ins Müsli usw. geben.
- Gehen Sie mit den Pflanzenölen, die viel Omega-6-Fettsäuren enthalten, sparsam um: Sonnenblumenöl, Maiskeimöl, Sojaöl oder Distelöl.
- Verwenden Sie zum Braten nur solche Öle, die dafür geeignet sind (Etikett!). Denken Sie auch an die tierischen Fette. Kokosnussöl ist gut geeignet zum Backen und Braten. Achten Sie auch hier auf kaltgepresstes Bio-Öl.
- Essen Sie eine bis zwei Mahlzeiten pro Woche mit Fischen, die reich an Omega-3-Fettsäuren sind (Makrele, Hering, Lachs, Thunfisch, Forelle), 150 – 200 g Fisch pro Mahlzeit. Wählen Sie dafür Fische aus biologischer Zucht oder Fische, die mit dem MSC-Logo

gekennzeichnet sind. Achten Sie darauf, keine gefährdeten Fischarten zu essen.

- Wählen Sie Fleisch, Eier, Milch- und Milchprodukte von Tieren aus biologischer Landwirtschaft. Auf diese Weise erhöhen Sie den Anteil an Omega-3-Fettsäuren in Ihrer Nahrung, ganz abgesehen von den anderen Vorteilen der Biokost.
- Essen Sie auch Wild (wegen der Omega-3-Fettsäuren)! Vorsicht allerdings bei Wild aus Südbayern und dem Bayrischen Wald. Denn diese Tiere, vor allem Wildschweine, sind seit der Reaktorkatastrophe von Tschernobyl immer noch hoch mit radioaktiver Strahlung belastet.
- Wenn Sie Fischöl in Kapseln einnehmen, dann in Kombination mit Vitamin E.

2.3 Kohlenhydrate - Supertreibstoff für den Körper

Unser Körper verbraucht ständig Energie, nicht nur, wenn wir körperlich oder geistig aktiv sind. Unsere Organe, allen voran unser Gehirn, arbeiten selbst dann weiter, wenn wir gemütlich in unserem Bett liegen und schlafen. Deshalb ist unser Körper darauf angewiesen, dass wir ihm immer wieder Energie zuführen. Die Kohlenhydrate, also Zucker und Stärke, sind neben den Fetten wichtige Energielieferanten. Ja, sie sind der Supertreibstoff für unseren Körper.

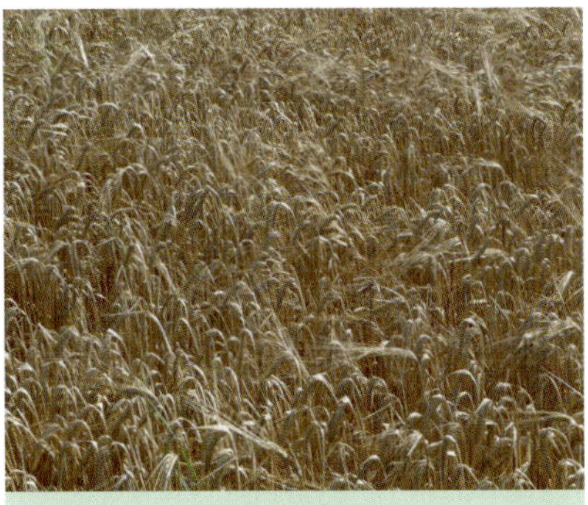

Hier reift gesundes Korn!

Folgende Lebensmittel sind reich an Kohlenhydraten:

- Getreide: Weizen, Roggen, Hafer, Dinkel, Grünkern, Gerste, Reis, Hirse, Mais
- Getreideerzeugnisse: Mehl, Grieß, Stärkemehl, Flocken, Brot, Backwaren, Nudeln, Müsli, Popcorn usw.
- getreideähnliche Körner: Buchweizen, Amaranth, Quinoa
- Kartoffeln
- Hülsenfrüchte
- Obst
- Zucker, Honig, Agaven-, Birnen-, Apfeldicksaft, Zuckerrüben-, Ahornsirup, schwarze Melasse

Kohlenhydrate bestehen aus einem oder mehreren Zuckerbausteinen. Einfache Kohlenhydrate, wie Traubenzucker (Glukose oder Dextrose) und Fruchtzucker (Fruktose), bestehen nur aus einem einzigen Baustein. Andere dagegen, die komplexen Kohlenhydrate wie die Stärke in Getreide oder Kartoffeln, sind aus ganz vielen Bausteinen zusammengesetzt, die unser Verdauungsapparat zunächst aufspalten muss, ehe sie ins Blut gelangen. Dieser Abbau beginnt schon im Mund und geht im Darm weiter.

Alle Kohlenhydrate werden vom Körper so lange ab- und umgebaut, bis daraus der Einzelbaustein Traubenzucker entstanden ist. Er ist übrigens nicht nur in Trauben enthalten, sondern auch in anderen Früchten, im Zuckerrohr, in Zuckerrüben und im Honig. Traubenzucker ist die einzige Zuckerform, die von den Körperzellen in Energie umgewandelt werden kann. Unser Gehirn, die roten Blutkörperchen und die Nierenzellen können nur aus dieser Glukose Energie gewinnen. Andere Zellen, wie z. B. die Muskelzellen, können auch Fett als Treibstoff verwenden.

Sobald Traubenzucker ins Blut gelangt, gibt die Bauchspeicheldrüse Insulin ins Blut ab. Dieses Hormon sorgt dafür, dass der Traubenzucker in die Billionen Zellen unseres Körpers eingeschleust wird, wo er als Treibstoff dient. Wenn mehr Traubenzucker im Blut kreist, als die Zellen im Augenblick aufnehmen können, wird die überschüssige Menge zur Leber befördert. Diese wiederum wandelt den Traubenzucker in Leberstärke um und lagert diesen als Brennstoffvorrat ein. Sollten die Lagermöglichkeiten in der Leber schon ausgeschöpft sein, baut die Leber den Zuckerüberschuss in Fett um. Dieser Fettvorrat wird dann zu den Fettzellen transportiert, die im Körper verteilt sind, und dort eingelagert. Und diese Lagerstätten sind bekanntlich unendlich erweiterbar!

Wenn Ihr Körper sehr schnell Energie braucht, weil Sie z. B. flott spazieren gehen oder eine kleine Spritztour mit Ihrem Rad unternehmen, wandelt die Leber zunächst die Leberstärke wieder in Traubenzucker um und gibt diesen ins Blut ab. Wenn langfristig mehr Energie gebraucht wird, als Sie mit der Nahrung zugeführt haben, wird das Fett wieder aus den Fettzellen abgeholt und als Treibstoff verwendet.

Das Auf und Ab des Blutzuckerspiegels

Der Abbau des Zuckers aus den verschiedenen Kohlenhydraten vollzieht sich in unterschiedlichem Tempo. Wenn die Kohlenhydrate aus vielen Bausteinen zusammengesetzt sind, dauert der Abbau länger als bei solchen, die nur aus zwei Bausteinen bestehen. Die Zuckerbausteine aus Vollkornbrot gelangen also viel langsamer und in einem stetigen Strom ins Blut als z. B. die Zuckerbausteine aus Weißbrot oder aus Marmelade. Deren Zucker ist rasch abgebaut und gelangt in kürzester Zeit ins Blut. Wenn schnell viel Traubenzucker ins Blut strömt, steigt der Blutzuckerspiegel steil an. Dann sondert die Bauchspeicheldrüse viel Insulin ins Blut ab, damit der Traubenzucker rasch in die Zellen geschleust werden kann. Danach passiert es leicht, dass der Blutzuckerspiegel zu schnell und zu tief wieder absinkt. Wir werden müde, nervös, gereizt, zittrig, schwach und gieren nach Süßem. Wenn wir dann Schokolade naschen oder andere Süßigkeiten, geht das Ganze von vorne los: Große Mengen Zucker, die schnell ins Blut gelangen, führen zu viel Insulin im Blut. Das wiederum zieht eine Unterzuckerung nach sich, die uns wieder nach Süßem greifen lässt usw.! Auf diese Weise entsteht ein Teufelskreis, der nicht nur unsere Bauchspeicheldrüse sehr strapaziert, sondern auch unser Nervenkostüm. Nicht zuletzt setzen wir uns der Gefahr aus, durch diese Achterbahn des Blutzuckerspiegels viel mehr zu essen, als wir brauchen. Zudem wird der überschüssige Zucker in Fett umgewandelt, das sich auf unseren Hüften niederlässt.

Der hohe Zucker- und Weißmehlkonsum begünstigt darüber hinaus das Wachstum und die Ausbreitung von Krebsgeschwulsten, denn der Stoffwechsel von bösartigen Tumoren ist stark auf den Verbrauch von Glukose (Traubenzucker) angewiesen. Dr. Johannes F. Coy vom renommierten Deutschen Krebsforschungszentrum in Heidelberg fand ein Gen, das in Krebszellen aktiviert wird und die krankhaften Veränderungen fördert. Der wichtigste Energielieferant dieses Gens ist Zucker.

Unser Körper ist bestrebt, den Blutzuckerspiegel möglichst ausgeglichen zu halten. Das ist vor allem für unser Gehirn ganz wichtig. Es ist zwar auf Traubenzucker als Brennmaterial angewiesen, aber zu viel Zucker im Blut ist für unsere Gehirnzellen noch viel gefährlicher als zu wenig Zucker. Um Ihren Körper so zu unterstützen, dass er Ihnen möglichst lange gute Dienste leisten kann, ist es also sinnvoll, ihn vor allem mit solchen Kohlenhydraten zu versorgen, deren Zuckerbausteine langsam ins Blut gelangen und die nicht zu einem steilen Anstieg des Blutzuckerspiegels führen. Das sind in erster Linie Vollkornprodukte, also Vollkornbrot, Frischkornmüsli, Vollkornflocken, Vollkornnudeln, Naturreis, die meisten Früchte und die stärkereichen Gemüse wie Kartoffeln, Karotten, Rote Beete und Süßkartoffeln, außerdem Hülsenfrüchte wie Linsen, Bohnen, Erbsen usw. Die anderen Gemüsesorten enthalten ohnehin nicht viele Kohlenhydrate und bewirken deshalb kaum einen Anstieg des Blutzuckerspiegels.

Das Insulin hat noch eine weitere ganz wichtige Aufgabe im Körper. Es meldet dem Appetitzentrum im Gehirn: „Satt! Nicht weiteressen!" Ein Problem besteht hier beim Fruchtzucker (Fruktose). Wenn der ins Blut gelangt, führt das nicht zu einer Ausschüttung von Insulin und damit auch nicht zum Stoppsignal ans Gehirn. Deshalb gefährdet Fruchtzucker – im Übermaß genossen – Ihre Figur. Außerdem kann er zu Störungen im Fettstoffwechsel bis hin zur Fettleber und zu Diabetes führen. Fruchtzucker ist in der Nahrungsmittelindustrie sehr beliebt, denn erstens ist er billiger herzustellen und süßt intensiver als Haushaltszucker, und zweitens klingt Fruchtzucker ja so gesund. Das ist aber ein Denkfehler. Denn was die Früchte für uns so wertvoll macht, sind ihre Begleitstoffe: die Vitamine, die Mineralstoffe, die sekundären Pflanzenstoffe und die Enzyme. Zudem enthalten Früchte nur wenig Fruchtzucker. Aus den genannten Gründen empfehle ich Ihnen, solche mit Fruchtzucker versetzten Getränke und Nahrungsmittel zu meiden. Das sind vor allem gezuckerte Säfte, Limonaden, Desserts, Saucen, Ketchup, süße Joghurts und Frühstückscerealien.

Die Kostbarkeiten in der Randschicht des Korns

Auszugsmehl, meist einfach Weißmehl genannt, hat mehrere Nachteile gegenüber dem vollen Korn: Es liefert nur Kohlenhydrate, die relativ rasch abgebaut werden und den Blutzuckerspiegel entsprechend ansteigen lassen. Die kostbaren Begleitstoffe, die Vitamine und Mineralstoffe, sitzen in der Randschicht des Korns, in den Keimen und in der Kleie.

Mineralstoffe

Je 100 g	kcal	Ballaststoffe g	Kalium mg	Kalzium mg	Phosphor mg	Magnesium mg	Eisen mg
Weizen, Korn	308	10,4	381	44	341	128	3,3
Vollkornmehl Type 1700	302	12,9	290	40	392	140	4,0
Mehl Type 1050	331	5,2	203	14	208	53	2,8
Mehl Type 505	337	4,1	126	16	95	10	1,1
Mehl Type 405	335	4,0	108	15	74	*	1,5
Keime, getrocknet	312	17,7	837	69	1100	250	8,0
Speisekleie	174	45,4	1400	43	1240	590	3,6

Sie gehen beim Ausmahlen verloren und werden als Abfall entsorgt. Das Weißmehl (Type 405) wird üblicherweise in der Küche und zum Backen verwendet. Es enthält deutlich weniger Vitamine und Mineralstoffe als Vollkorn.

Vitamine

Je 100 g	A µg	E mg	B1 mg	B2 mg	Niacin mg	B6 mg
Weizen, Korn	3,0	1,6	0,46	0,11	5,1	0,27
Vollkornmehl Type 1700	+	2,1	0,47	0,17	4,8	0,46
Mehl Type 1050	+	1,4	0,43	0,07	1,4	0,24
Mehl Type 505	+	0,3	0,11	0,08	0,5	0,10
Mehl Type 405	+	0,3	0,06	0,03	0,7	0,18
Keime, getrocknet	10	24,7	2,0	0,72	4,5	4,00
Speisekleie	+	2,7	0,65	0,51	17,7	0,73

Quelle: Ibrahim Elmadfa, Waltraute Aign und Erich Muskat (2001), Die Große GU Nährwert-Tabelle – München (Verlag Gräfe und Unzer)

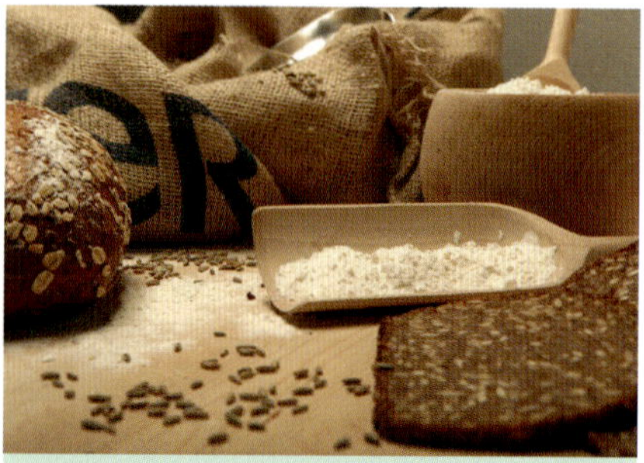

Unser täglich Brot

Um die Tragödie, die daraus entsteht, im ganzen Umfang zu verstehen, müssen Sie wissen, dass Zucker und Weißmehl Vitamin-B-Räuber sind. Bei ihrer Verstoffwechslung werden diese Vitamine verbraucht. Wie dumm und kurzsichtig handeln wir Menschen also, indem wir kostbare Schätze wegwerfen und stattdessen leere Kalorien essen. Dann wundern wir uns, wenn wir krank werden!

Ein „Vorteil" des Weißmehls ist vor allem, dass es viel länger haltbar ist als Vollkornmehl und leichter verdaut wird. Aber der Preis für diese Vorteile ist hoch, zumal das ungemahlene Getreidekorn am allerlängsten haltbar ist.

In der Randschicht des Korns steckt neben Vitaminen und Mineralstoffen außerdem Phytin. Das ist ein Stoff, der im Darm die Aufnahme von Mineralstoffen, Spurenelementen und vermutlich auch von Vitamin B1 behindert. Zudem kann es Verdauungsenzyme blockieren. Das bedeutet, dass unser Körper die Mineralstoffe im rohen Getreide nicht ohne Weiteres verwerten kann. Allerdings darf man die Wirkung des Phytins nicht überschätzen. Dieser Stoff baut sich nämlich ab, wenn Sie das Vollkorngetreide einweichen oder keimen lassen. Wenn Sie es danach zusätzlich erwärmen, verringert sich der Phytingehalt weiter, ebenso beim Brotbacken durch die Hefe- oder Sauerteigführung. Aus diesen Gründen tragen Vollkornprodukte trotz ihres Phytingehaltes wesentlich zu einer guten Mineralstoffversorgung bei und sind wertvolle Nahrungsmittel.

Immer wieder berichten Menschen, dass sie Frischkornbrei aus Vollkornschrot nicht vertragen. Das mag mit dem Phytingehalt zusammenhängen, hat aber vermutlich noch andere Gründe. Wenn nämlich dem Brei Früchte und Milchprodukte wie Joghurt oder Quark zugesetzt werden, wird die Mischung noch schwerer verdaulich.

So wird der Frischkornbrei bekömmlich:

Mahlen Sie zwei Esslöffel Haferkörner mit der feinsten Stufe Ihrer Mühle. Verrühren Sie das Mehl mit so viel Wasser, dass ein dünner Brei entsteht. Diesen Brei erwärmen Sie unter Rühren so lange, bis er bindet. Fügen Sie etwas süße Sahne, einen geraspelten Apfel, evtl. noch andere Früchte, Sultaninen und kleingehackte Walnüsse hinzu.

Im Gegensatz zu anderen Getreiden muss Hafer nicht über Nacht eingeweicht werden. Lassen Sie ihn auf keinen Fall länger als höchstens 30 Minuten lang gemahlen stehen, sonst wird er bitter.

Kleine Zuckerkunde

Vollrohrzucker ist Zuckerrohrsaft, der nach dem Auspressen eingedickt, getrocknet und gemahlen wird. Er wird nicht raffiniert und enthält deshalb alle Mineralstoffe (1,5 – 2,5 %), Vitamine und Aromastoffe des Zuckerrohrsaftes. Vollrohrzucker schmeckt angenehm aromatisch, erinnert ein wenig an Karamell. Weil er wasseranziehend ist, verklumpt er leicht. Bewahren Sie ihn deshalb gut verschlossen auf. Sie bekommen Vollrohrzucker im Naturkostladen, Reformhaus und in gut sortierten Supermärkten im Bio- oder Naturkostregal.

Der Bio-Unterschied: Bäume, Handarbeit und faire Preise

Von Kristina Peter und dem Rainforest-Newsletter im Internet [7] stammen diese Informationen: Vollrohrzucker aus biologischer Erzeugung kommt (im Gegensatz zum weißen Zucker) weder bei der Verarbeitung noch beim Anbau mit Chemikalien in Berührung. Und Bio-Zuckerrohr wird im Gegensatz zum konventionellen Zuckerrohranbau auch nach dem Prinzip der Fruchtfolge angebaut, also im jährlichen Wechsel z. B. mit Bohnen und Wiesen. Als Erosionsschutz[8] werden Bäume und Sträucher um das Zuckerrohrfeld gepflanzt. Während die konventionellen Bauern zur Erntezeit ihr Feld abbrennen, damit nur die zuckerhaltigen Stängel stehen bleiben und dann maschinell geerntet werden können, wird im Bioanbau von Hand mit der Machete geerntet. (Es fällt nicht schwer, sich vorzustellen, was solche Brände den Kleinstlebewesen und der Umwelt zufügen.) Die Blätter lässt man als Gründüngung zur Bodenverbesserung liegen. Ein weiterer Pluspunkt der biologischen Zuckererzeugung ist die faire Bezahlung der einheimischen Arbeiter.

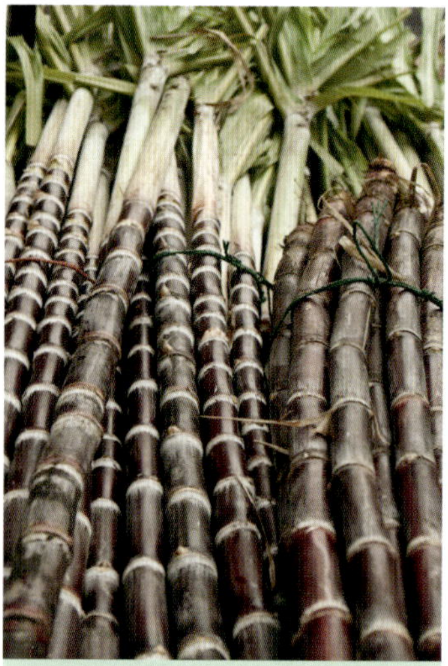
Zuckerrohr

Roh-Rohrzucker ist teilweise raffiniert. Deshalb enthält dieser Zucker nur noch zwischen 0,05% bis 0,1% Mineralien und hat eine helle Farbe. Er wird auch unter Namen wie Rohrzucker verkauft. **Brauner Zucker** ist

7 http://www.rainforest-newsletter.de/public/nahrstoffvibel/Zucker/main_zuc_08.htm
Auf dieser Internetseite finden Sie noch weitere interessante Informationen zur Zuckerherstellung.

8 Erosion: Fruchtbarer Mutterboden wird durch Wettereinflüsse abgetragen.

raffinierter weißer Zucker, dem anschließend Melasse zugesetzt wurde. Er enthält ähnlich viele Mineralstoffe wie Roh-Rohrzucker. **Weißer Zucker** kann aus Zuckerrüben oder Zuckerrohr hergestellt sein. Hier wird der Saft mehrmals raffiniert, bis alle Begleitstoffe entfernt sind und nur noch reiner Zucker übrig ist. „Auch jede Menge Chemikalien kommen bei der Weißzuckerherstellung zum Einsatz: Es handelt sich um Klär- und Reinigungsmittel (z. B. Chlor, Schwefeldioxid und Knochenkohle), Anti-Schaumbildner, Bleichmittel und Stoffe, die eine Belagbildung auf den Verdampferheizflächen verhindern sollen. Dass davon Rückstände im weißen Zucker verbleiben, kann wohl nicht ganz ausgeschlossen werden.“ [9]

Natürliche Süßmittel

Honig ist wohl das bekannteste natürliche Süßungsmittel. Wir verdanken es den fleißigen Bienen, die dafür Nektar oder Honigtau sammeln. Honigtau entsteht, wenn bestimmte Insekten, z. B. Schildläuse, die Rinde von Nadel- oder Laubbäumen durchstechen und den Siebröhrensaft der Bäume heraussaugen. Sie scheiden den überschüssigen Zucker, den sie für ihre eigene Ernährung nicht brauchen, als stark zuckerhaltige Tröpfchen (ca. 30 %) wieder aus. Dieser Honigtau fällt auf Blätter und Zweige und wird dort von den Bienen eingesammelt. Der daraus entstehende Honig wird dann Tannen-, Fichten- oder Waldhonig genannt. Bienen sind ihren

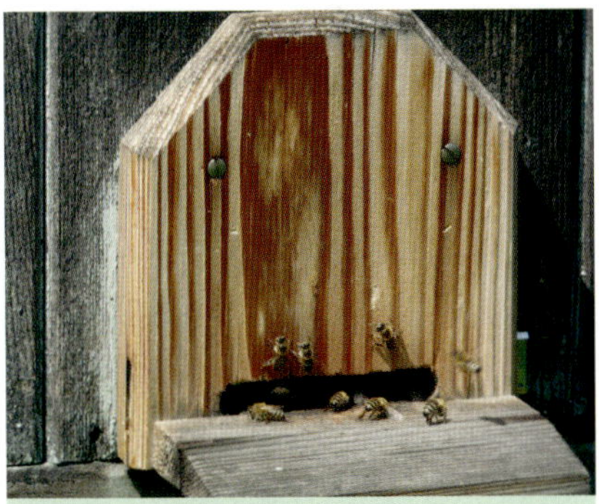

Fleißige Bienen am Werk

9 http://www.rainforest-newsletter.de/public/nahrstoffvibel/Zucker/main_zuc_08.htm

Honigquellen sehr treu, d. h., sie fliegen immer wieder die gleichen Arten an. Deshalb gibt es sog. Trachtenhonig, z. B. Akazienhonig, Rapshonig usw. oder eben Waldhonig. Blütenhonig oder Imkerhonig ist eine Mischung aus verschiedenen Quellen. Mit dem Sammeln des Nektars tun uns die Bienen einen doppelten Dienst: Ganz nebenbei bestäuben sie für uns die Pflanzen, sodass wir überhaupt etwas zum Essen finden. Und dann lassen sie uns auch noch an ihren gesammelten Schätzen teilhaben! Eine Biene muss etwa 20.000mal ausfliegen, um einen Liter Nektar zu sammeln. Dieser eine Liter ergibt dann 150 Gramm Honig. Eine einzelne Biene fliegt jeden Tag etwa 40mal aus und besucht dabei rund 40.000 Blüten. Anders ausgedrückt: Um einen Liter Honig zu gewinnen, müsste eine einzelne Biene 10.000 Stunden unterwegs sein und 10 Millionen Blüten anfliegen! Wenn ich mir diese Zahlen bewusst mache, dann empfinde ich nur noch ganz viel Dankbarkeit und große Hochachtung für die unglaubliche Leistung dieser Mitgeschöpfe.

Honig ist wirklich ein Schatz. Insgesamt wurden bisher 245 (!) Bestandteile des Honigs nachgewiesen. In der Hauptsache sind das Fruchtzucker (40 %), Traubenzucker (30 %) und andere Zuckerarten (10 %), Wasser (20 %). Dazu kommen Vitamin C, Vitamin-B-Komplex, Kalium, Kalzium, Phosphor, Magnesium, Mangan, Kupfer, Eisen, Kobalt, Enzyme und Eiweißbausteine. Honig sollte trocken, kühl und dunkel aufbewahrt werden. Wenn er auskristallisiert, vermindert das seine Qualität nicht. Sie können ihn leicht wieder verflüssigen: Stellen Sie das Glas eine Zeitlang in warmes Wasser, das aber nicht mehr als 40°C haben darf. Wenn Sie mit Honig backen oder Süßspeisen zubereiten möchten, dann sollten Sie wegen seines Wassergehaltes die sonst angegebene Flüssigkeit etwa um ein Fünftel verringern. Außerdem beachten Sie bitte, dass Honig etwas stärker süßt als Zucker.

Melasse ist ein dunkelbrauner bis schwarzer Sirup, ein „Abfallprodukt" bei der Zuckerherstellung. Sie enthält einen großen Teil der Stoffe, die dem raffinierten, also dem „verfeinerten" Zucker fehlen, vor allem Kalium, Kalzium, Magnesium, Eisen und die B-Vitamine, außer Vitamin B1. In Melasse ist zudem relativ viel Chrom enthalten. Dieses Spurenelement ist notwendig, damit Insulin in unserem Körper überhaupt wirksam werden kann. Ist das nicht wunderbar von der Natur eingerichtet? Sie liefert im Zuckerrohr gleich den Stoff mit, der es unserem Körper ermöglicht, den Zucker gut zu verwerten. Könnte es dann nicht sein, dass die Entwicklung von Diabetes nicht durch den Zucker selbst gefördert wird, sondern durch den Mangel an Begleitstoffen im weißen Zucker?

Melasse kann aber noch mehr! In dem kleinen Büchlein „Das schwarze Wunder" beschreibt der Autor Cyrill Scott eine ganze Reihe von inneren und äußeren Anwendungsmöglichkeiten der schwarzen Melasse. (Sie erhalten dieses Büchlein in Ihrem Reformhaus.) Kaufen Sie Melasse am besten im Reformhaus oder Naturkostladen, denn hier bekommen Sie garantiert eine gute Qualität. Wenn die Melasse sehr hell ist, enthält sie noch viel Zucker. Die ganz dunkle, fast schwarze Melasse enthält nur noch wenig Zucker, dafür umso mehr Mineralstoffe.

Tipps zur Anwendung

- Schwarze Melasse ist ein relativ zähflüssiger Sirup. Am besten löst sie sich in warmem Wasser oder Milch. Sie hat einen eigenen Geschmack, an den man sich aber schnell gewöhnt. Wenn Sie Ihre Gesundheit mit Melasse fördern möchten, dann nehmen Sie täglich wenigstens einen Teelöffel zu sich.
- Süßen Sie Ihr Müsli mit einem Teelöffel schwarzer Melasse. Das schmeckt gut und süßt nur mild.

- Lösen Sie einen Teelöffel schwarze Melasse in einer Tasse warmer Milch auf und trinken Sie das vor dem Schlafengehen. Damit fördern Sie einen erholsamen Schlaf.

Zuckerrübensirup ist der konzentrierte Saft von Zuckerrüben. Er wird auch Rübenkraut, Rübensaft, Rübensirup, Zuckerrübenkraut oder Zuckerrübensaft genannt. Zuckerrübensirup entsteht durch das Eindicken des Rübensaftes, der aus den gekochten Zuckerrübenschnitzeln abgepresst wird. Es ist ein dunkelbrauner, zähflüssiger Sirup mit einem eigenen Geschmack. In manchen Gegenden, vor allem im Rheinland und in Westfalen, wird er gerne als süßer Brotaufstrich oder zum Kochen und Backen verwendet, z. B. für Pumpernickel. 100 g Sirup enthalten durchschnittlich 23 mg Eisen und 90 mg Magnesium.

Apfeldicksaft wird aus naturtrübem Apfelsaft hergestellt, der im Verhältnis 1:7 eingedickt wird.[10] Er enthält neben Vitaminen, Mineralstoffen und Spurenelementen auch Polyphenole, die für die Darmgesundheit wichtig sind. Er eignet sich als Getränk, zum Kochen und Backen und als Brotaufstrich. 1 ½ Teelöffel Apfeldicksaft süßen etwa so stark wie 1 Teelöffel Zucker. Für die Zubereitung von Getränken verdünnen Sie den Apfeldicksaft mit 5 – 7 Teilen Wasser.

Birnendicksaft: Herstellung und Verwendung wie Apfeldicksaft

Apfelkraut ist eine Spezialität aus dem Rheinland. Es wird aus den ganzen Äpfeln hergestellt, evtl. mit einem kleinen Zusatz von Birnen. Der Fruchteinsatz ist sehr viel höher als bei herkömmlichen Konfitüren. Apfelkraut wird als Brotaufstrich verwendet, als Beilage zu Pfannkuchen und zum Verfeinern von Soßen und Fleischfüllungen.

10 Herstellerangabe von Beutelsbacher Apfeldicksaft

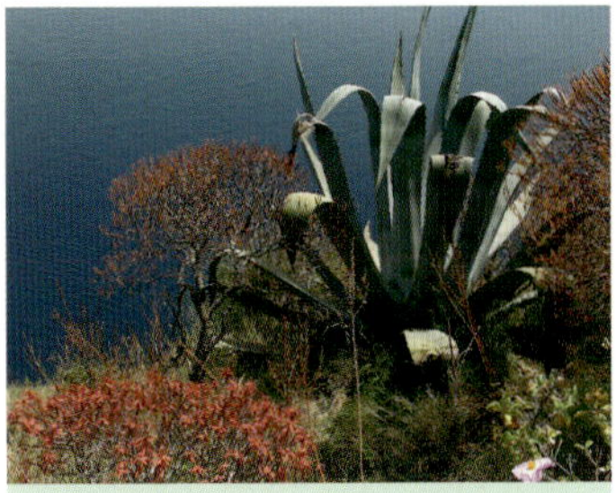
Agave

Agavendicksaft: Agaven wachsen in den trockenen und heißen Regionen dieser Erde. In Mexiko werden sie vor allem angebaut, um Tequila herzustellen. Vielleicht kennen Sie Agaven als Zimmerpflanzen. Die Stelle, an der die Blätter zusammenlaufen, wird das Herz genannt. Wenn man es anritzt, tritt dort süßer Saft aus. Dieser Saft wird gefiltert und eingedickt. Agavendicksaft ist eine optimale Alternative zum Haushaltszucker, weil er angenehm mild süß und neutral schmeckt und sich sehr leicht löst. Er enthält viel Kalzium, Kalium, Magnesium, Phosphor und alle wichtigen Spurenelemente. Dazu hat er weniger Kalorien als Haushaltszucker, süßt aber gleich stark. Sein großer Vorteil besteht darin, dass er in Maßen auch für Diabetiker geeignet ist, denn er besteht vor allem aus Fruchtzucker. Agavendicksaft enthält wenig Wasser. Deshalb ist er lange lagerfähig, sollte aber vor Licht geschützt werden.

Ahornsirup wird aus dem Baumsaft des Zuckerahorns gewonnen. Seit undenklichen Zeiten verwenden die Indianer im Nordosten Amerikas und in Kanada diesen Sirup. Von ihnen lernten die europäischen Einwanderer, wie man ihn erntet und einkocht. Der Saft kann nur im zeitigen Frühjahr geerntet werden, von Ende Februar bis April. Wenn das Eis im Boden tagsüber anfängt zu tauen, nehmen die Wurzeln der Bäume dieses Wasser auf. Der Ahornbaum wandelt dann die Stärke, die er im vergangenen Sommer und Herbst gesammelt hat, in Zucker um, sodass der süße Saft entsteht. Um ihn zu ernten, werden Löcher in die Rinde gebohrt, in die ein Tropfhahn mit Schlauch gesteckt wird. Der so gesammelte Saft wird dann eingedickt. Jedem Baum dürfen nur höchstens 40 Liter Saft entnommen werden, sonst wird der Baum zu sehr geschädigt und stirbt womöglich ab. Diese 40 Liter Saft reichen gerade aus, um einen Liter Ahornsirup zu gewinnen. Damit erklärt sich auch der höhere Preis für diese Kostbarkeit. Ahornsirup besteht zu fast 90 Prozent aus Saccharose, also Haushaltszucker. Er enthält auch Kalium, Calcium, Magnesium, Eisen und B-Vitamine. Nach Anbruch der Flasche muss er im Kühlschrank gelagert werden.

Stevia ist eine Staudenpflanze, die in Südamerika wächst. Seit Jahrhunderten schätzen die dortigen Einwohner diese Pflanze wegen ihres süßen Geschmacks. Sie ist 300mal süßer als Zucker, enthält aber keinen Zucker und damit auch keine Kalorien. Die Pflanze hat noch mehr Vorteile: Sie senkt den Blutzuckerspiegel und das Risiko für Karieslöcher in den Zähnen. Wenn Stevia langfristig und in hohen Dosen eingenommen wird, reguliert sie nachweislich den Blutdruck, d. h., sie senkt zu hohen und steigert zu niederen Blutdruck. Es werden ihr noch andere Heilwirkungen nachgesagt, die aber bisher in wissenschaftlichen Studien noch nicht bestätigt wurden. So soll sie z. B. bei Zahnfleischbluten, Verdauungsproblemen und Rheuma helfen, ja sogar wegen des hohen Gehaltes an Terpenen (sekundäre Pflanzenstoffe) und Antioxidantien gegen Krebs wirken. Sie ist also ein ideales Süßmittel für Diabetiker und Menschen, die ihren Zuckerkonsum verringern möchten.

Aber: Sie ist in Deutschland, ja in der ganzen EU als Lebensmittel oder Lebensmittelzusatzstoff nicht zugelassen! Stevia gilt als neuartiges Lebensmittel, das nach dem seit 1997 geltendem EU-Recht eine Zulassung benötigt. Ein Antrag auf Zulassung wurde 2000 abgelehnt mit der Begründung, dass die vorgelegten Daten nicht ausreichen würden, um die gesundheitliche Unbedenklichkeit der Pflanze zu belegen. In anderen Ländern wird das anders gesehen. In Japan z. B. ist Stevia seit über 25 Jahren zugelassen und wird dort reichlich verwendet. Auch in den USA ist es inzwischen als Nahrungsergänzungsmittel erlaubt. Seit 2008 kann man in Neuseeland und Australien ebenfalls mit Stevia süßen. Selbst die WHO (Weltgesundheitsorganisation) hat Stevia geprüft und zugelassen. Für den Handel wird Stevia vor allem in Brasilien, Paraguay, Uruguay, Zentralamerika, Israel, Thailand und China hergestellt.

In Zeiten des Internets ist es kein Problem, Stevia zu beziehen. Auch manche Naturkostläden bieten Stevia an. Allerdings darf Stevia eben nicht als Lebensmittel verkauft werden. Deshalb finden Sie Stevia-Blätter, Stevia-Pulver, Stevia-Tabletten und Stevia-Flüssigextrakt als Badezusatz (!) oder als Zusatz in Zahnpasta und Mundwasser.

Glukosesirup ist überall

Wenn Sie sich angewöhnt haben, die Zutatenlisten der Produkte, die Sie kaufen, genau anzuschauen, dann haben Sie sicher entdeckt, dass recht häufig das Wort „Glukosesirup" zu finden ist. Ob Marmelade, Schokolade, süße Riegel, Gummibärchen, Kekse, Kompott, Joghurt, Eis, Puddings, Fertigmüsli - überall ist dieser Stoff zu finden. Er schmeckt mild süß, ist schön klebrig und vor allem billiger herzustellen als Zucker aus Zuckerrüben. Deshalb ist er in der Nahrungsmittelindustrie in den letzten 40 Jahren immer beliebter geworden. Aber was ist eigentlich Glukosesirup? Ganz harmloser eingedickter Traubenzuckersaft? Leider nein! In der Zeitschrift „Naturarzt" fand ich im Jahr 2003 einen Artikel von Dr. med. Hartwig Carstensen, der mir die Augen öffnete.[11]

11 Der Naturarzt 4/2003. Sie können den ganzen Artikel auch noch im Internet nachlesen unter http://www.naturarzt-access.de. Dort finden Sie ihn im Archiv, wenn Sie das Stichwort „Glukosesirup" eingeben.

Kurz zusammengefasst: Glukosesirup wird aus roher Mais- und Weizenstärke hergestellt und enthält ein Glykoproteinkonzentrat aus beiden Getreiden. Glykoproteine sind Eiweiße mit einem Kohlenhydratanteil. Sie kommen in tierischen und pflanzlichen Organismen vor. Eine Art von pflanzlichen Glykoproteinen macht unserem Körper sehr zu schaffen, die Lektine.

Pflanzen bauen diese Lektine ein, um sich vor Fressfeinden zu schützen. In unserem Körper belasten Lektine das Abwehrsystem, führen zu Entzündungen und Blutungen. Solche Lektine sind immer in unserer täglichen Nahrung enthalten. Sie stammen hauptsächlich von Hülsenfrüchten, Weizen und Mais. Das ist aber kein Problem für unseren Körper, denn wenn wir diese Lebensmittel essen, nehmen wir nur solche Mengen an Lektinen auf, mit denen unser Körper fertig wird, ohne Schaden zu nehmen. Ganz anders ist es aber, wenn wir häufig industriell hergestellte süße Nahrungsmittel essen. Dann nehmen wir durch den zugesetzten Glukosesirup so große Mengen an Lektinen auf, dass unser Immunsystem keine Atempause mehr bekommt und wir krank werden. Dr. Carstensen sieht einen Zusammenhang zwischen der Überlastung des Körpers mit Lektinen und der Entwicklung von Allergien, Asthma, Neurodermitis, chronisch entzündlichen Darmerkrankungen (z. B. Morbus Crohn), Schuppenflechte, Parodontose, Magenschleimhautentzündung, Herzrhythmusstörungen, rheumatoider Arthritis, Morbus Bechterew, ja sogar Multipler Sklerose. Er beschreibt z. B. die Heilung eines Mannes, der an Schuppenflechte und rheumatoider Arthritis litt. Innerhalb eines Jahres wurde er gesund – nur durch konsequentes Weglassen von Glukosesirup und einer auch sonst lektinarmen Ernährung. Als er wieder Glukosesirup aß, flammten auch die Beschwerden wieder auf. Nachdem er erneut darauf verzichtete, heilten die Gelenkentzündungen und die Schuppenflechte wieder ab.

Wie kommt es, dass dieser Zusammenhang so wenig gesehen wird? Ganz einfach: Unser Körper vermag lange Zeit viel auszugleichen, was wir ihm zumuten. Das ist eine großartige Leistung. Sie kann uns aber auch zum Verhängnis werden, weil wir den Zusammenhang zwischen unserem Verhalten und den Reaktionen unseres Körpers nicht erkennen – oder nicht wahrhaben wollen.

Synthetische Süßstoffe und Zuckeraustauschstoffe

Eigentlich gehören diese Süßstoffe nicht ins Kapitel Kohlenhydrate, denn sie enthalten überhaupt keinen Zucker oder nur in winzigsten Spuren. Dennoch ist die Süßkraft dieser Stoffe sehr viel stärker als die von Zucker, je nach Süßstoff sind sie 10 bis 300mal süßer. Die bekanntesten Süßstoffe sind Aspartam, Saccharin, Cyclamat und Acesulfam.

Süßstoff wird von Menschen verwendet, die auf ihre Figur achten, und von Diabetikern, die auf Zucker verzichten müssen. Sie sind gängiger Bestandteil vieler „Light"-Produkte, seien es Limonaden, Joghurts, Kaugummis, Bonbons, auch Hustenbonbons, Cerealien, Snacks, Süßigkeiten und Desserts. Sie sollen helfen, die Kalorienzufuhr zu verringern oder Karies vorzubeugen. Deshalb gelten sie auch als „gesund". Inzwischen sind die Süßstoffe außerdem in anderen industriell hergestellten Nahrungsmitteln zu finden, wie z. B. in Gewürzgurken. Warum? Sie sind viel billiger als Zucker! Aber Sie müssen schon ganz genau auf die Zutatenlisten schauen, um sie zu entdecken.
Auf den ersten Blick stimmt es, dass sich mit den Süßstoffen Kalorien sparen lassen – aber auf den zweiten Blick sieht das ganz anders aus. So fanden amerikanische Wissenschaftler in Tierversuchen heraus, dass ein süßer Geschmack ohne Kalorien den Heißhunger richtig anheizt. Da ist es überhaupt nicht verwunderlich, dass Süßstoffe in der

Tiermast eingesetzt werden! Erklären kann man diese Wirkung so: Der Körper reagiert wohl auf den süßen Geschmack wie auf Zucker. Die Bauchspeicheldrüse gibt Insulin ins Blut ab. Es ist aber gar kein Zuckerüberschuss im Blut vorhanden, der in die Zellen eingeschleust werden müsste. Der Blutzucker fällt und die Folge ist eine Heißhungerattacke. So entsteht ein Teufelskreis, der die Menschen immer dicker werden lässt (ebenso wie die Tiere, die auf diese Weise gemästet werden). Süßstoffe stehen aber auch im Verdacht, noch sehr viel ernstere Nebenwirkungen zu haben.

Aspartam (E 951) ist wohl der beliebteste und am häufigsten verwendete synthetische Süßstoff (z. B. als NutraSweet oder Canderel im Handel). Weltweit werden jedes Jahr 15.000 Tonnen davon hergestellt. Er süßt 200mal so stark wie Haushaltszucker und schmeckt dabei einfach nur süß und nicht leicht bitter wie andere Süßstoffe. Dieser Süßstoff besteht aus den beiden Aminosäuren Asparaginsäure und Phenylalanin. Beide findet man auch einzeln in der Natur, aber nicht in dieser Verbindung. Heute wird Aspartam von gentechnisch manipulierten Bakterien produziert. Im Stoffwechsel zerfällt Aspartam in die Aminosäuren Phenylalanin und Asparaginsäure sowie Methanol. Methanol ist unbestritten sehr giftig. Es zerfällt durch die Stoffwechselvorgänge in der Leber zu Formaldehyd und später zu Ameisensäure. Menschen, die an der seltenen Krankheit Phenylketonurie leiden, dürfen Aspartam nicht verwenden. Ihr Körper kann das Phenylalanin nicht abbauen, was zu schweren Schäden an Gehirn und Nerven führen könnte. Deshalb müssen alle Nahrungsmittel und Getränke, die Aspartam enthalten, mit dem Hinweis versehen werden „enthält eine Phenylalaninquelle".

Bei gesunden Menschen kann Aspartam Kopfschmerzen, Taubheitsgefühl im Nacken, Gliederschmerzen und Übelkeit auslösen. Es besteht der Verdacht, dass es daneben zu anderen Beschwerden führen kann, wie z. B. Gedächtnisverlust, Krampfanfällen, Sehstörungen, chronischer Müdigkeit, Depression, Demenz, Muskelschmerzen und Schädigung des Herz-Kreislauf-Systems. Aspartam ermöglicht dem Aluminium, das wir mit der Nahrung aufnehmen, die Blut-Hirn-Schranke zu überwinden und ins Gehirn einzudringen. Aluminium wiederum steht im Verdacht, die Erkrankung an Alzheimer zu fördern (=> 6.9). 2005 veröffentlichten italienische Forscher Studien, die aufzeigten, dass dieser Süßstoff Leukämie, Lymph- und Blasenkrebs auslösen kann. Die Europäische Behörde für Lebensmittelsicherheit (EFSA) überprüfte diese Studie und kam zu dem Schluss, dass der Zusammenhang zwischen Aspartam und dem Krebs der Laborratten nicht nachgewiesen sei. So betonen die Deutsche Gesellschaft für Ernährung (DGE) und das Bundesinstitut für Risikobewertung (BfR) immer wieder, dass die synthetischen Süßstoffe in den angegebenen Dosierungen völlig unbedenklich seien.

Saccharin (E 954) ist der älteste synthetisch hergestellte Süßstoff (z. B. als Süssin im Handel). Auch hier wurde in Studien mit Labortieren festgestellt, dass er Krebs erregen kann. Deshalb wurde Saccharin 1977 in Kanada verboten.

Cyclamat (E 952) ist ebenfalls ein umstrittener künstlich hergestellter Süßstoff (z. B. als Assugrin oder Natreen). Auch er steht im Verdacht, Krebs auszulösen. Er ist seit 1969 in den USA verboten.

Acesulfam K (E 950) gilt als harmlos. Allerdings wird dieser Süßstoff in industriell hergestellten Nahrungsmitteln oft gemeinsam mit Aspartam (E 951) eingesetzt. Weil es hitzebeständig ist, eignet es sich auch zum Kochen und Backen.

Sorbit (E 420) ist chemisch gesehen ein Zuckeralkohol und gehört zu den Zuckeraustauschstoffen (z. B. als Karion oder Sionon im Handel). In der Natur ist es in kleinen Mengen in Birnen und Kirschen enthalten. Bei seiner industriellen Herstellung wird mitunter in verschiedenen Schritten Gentechnik verwendet. Sorbit enthält weniger Kalorien als Zucker und zu seiner Verwertung im Körper wird kein Insulin gebraucht. Deshalb wird es vor allem in Süßwaren für Diabetiker verwendet und zur Geschmacksverbesserung von Zahnpasta und Mundwasser. Seine Süßkraft ist nur halb so stark wie die von Haushaltszucker. Aus diesem Grund wird es manchmal mit anderen Süßstoffen kombiniert, z. B. mit Saccharin (Sionon Diabetiker Süße). Wenn mehr als 50 g Sorbit am Tag aufgenommen werden, kann es Durchfall auslösen. Manche Menschen vertragen diesen Stoff gar nicht und reagieren mit Bauchschmerzen, Blähungen und Durchfall.

Xylit (E 967) ist ebenfalls ein Zuckeralkohol und Zuckeraustauschstoff. In der Natur kommt es in Früchten, Gemüsen und Pilzen vor. Der Grundstoff für Xylit ist Holzzucker. Er wird aus Birkenholz gewonnen. Xylit wird vor allem für Kaugummis, Fruchtbonbons und Diätlimonaden verwendet, weil es einen frischen Geschmack ähnlich wie Menthol hat. Wenn es in zu großen Mengen aufgenommen wird, kann es ebenfalls zu Blähungen und Durchfall führen. Xylit macht den Bakterien das Leben schwer, die die Zahnbeläge verursachen. Deshalb ist dieser Stoff auch in Zahnpasta und Zahnpflegekaugummis zu finden.

Fazit:

- Besonders wertvolle Kohlenhydratlieferanten sind Vollkorn und Vollkornprodukte, also Vollkornbrot, Frischkornmüsli, Vollkornflocken, Vollkornnudeln, Naturreis, Obst, Hülsenfrüchte (Linsen, Erbsen, Bohnen usw.) sowie stärkehaltige Gemüse wie Kartoffeln, Karotten, Rote Beete und Süßkartoffeln.

- Vollkornbrot ist nicht unbedingt an der dunklen Farbe zu erkennen! Roggenauszugsmehl ist von Natur aus dunkler als Weizenmehl. Außerdem hat es sich bei den Bäckern und Brotfabriken herumgesprochen, dass dunkles Brot für gesund gehalten wird. Deshalb wird Weißmehlbrot gar nicht selten einfach dunkel gefärbt! Fragen Sie beim Bäcker ausdrücklich nach Vollkornbrot.
- Wenn Sie Vollkornbrot aus grobem Schrot oder mit ganzen Körnern versetzt nicht vertragen, dann probieren Sie doch einmal Vollkornbrot aus ganz fein gemahlenem Mehl. Dieses wird leichter verdaut. Die am leichtesten verträglichen Vollkorn-Varianten sind Grahambrot, Vollkornknäckebrot, Hirsebrei, Hirseauflauf, Vollkornbrei (besonders aus Hafer).
- Denken Sie daran, Frischkornbrei zu erwärmen, damit das Phytin abgebaut und der Brei dadurch bekömmlicher wird.
- Verwenden Sie bevorzugt naturbelassene Zucker: Honig, Apfel-, Birnen-, Agavendicksaft, Zuckerrüben- und Ahornsirup, schwarze Melasse, Vollrohrzucker. Sie spenden nicht nur Kohlenhydrate, sondern auch Vitamine, Mineralstoffe und Spurenelemente. Haushaltszucker dagegen ist ein reines Kohlenhydrat ohne irgendwelche Begleitstoffe.
- Gehen Sie mit Zucker sparsam um, auch mit den naturbelassenen Zuckerarten. Ein hoher Zuckerkonsum belastet die Bauchspeicheldrüse und erhöht das Risiko für die Entwicklung von Diabetes Typ 2 und Krebs.
- Wenn Sie Lust auf Süßes haben, greifen Sie zu süßen Früchten! Mit Bananen oder Datteln und anderen Trockenfrüchten können Sie gut den Appetit auf Süßes stillen.
- Vermeiden Sie Glukosesirup und synthetische Süßstoffe!

2.4 Ballaststoffe – kein unnötiger Ballast

Pflanzen enthalten außer den Nährstoffen noch die sog. Ballaststoffe. Diese bilden das Gerüst und die Stütze der Pflanzen. Die meisten Ballaststoffe sind Kohlenhydrate und für uns Menschen unverdaulich. Als man sie entdeckte, nannte man sie Ballast, weil man sie für unnötig hielt. Heute wissen wir mehr über sie, wenn auch sicher noch nicht alles. Eines ist jedoch inzwischen klar, sie tragen ihren Namen zu Unrecht, denn sie sind sehr wichtig, nicht nur für unsere Verdauung. (=> 6.3)

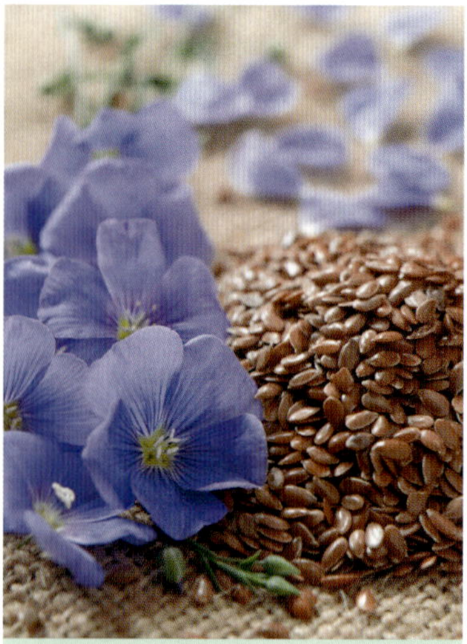
Leinsamen mit Blüte

Man unterscheidet **lösliche** und **nicht lösliche** Ballaststoffe. Die löslichen binden Wasser an sich und quellen auf. Dadurch fühlen wir uns länger satt. Sie vergrößern die Menge des Darminhaltes und machen den Stuhl weicher. Auf diese Weise regen sie die Darmbewegung an und fördern den Stuhlgang. Außerdem binden sie Giftstoffe, die dadurch leichter ausgeschieden werden. Durch die Ballaststoffe steigt der Blutzuckerspiegel langsamer an. Auf diese Weise helfen sie mit, Krankheiten vorzubeugen: chronische Verstopfung, Divertikulose, Hämorrhoiden, Arteriosklerose, Herzinfarkt, Gallensteine, Diabetes Typ 2 und möglicherweise Dickdarmkrebs. Vermutlich entfalten die Ballaststoffe ihre vorbeugende Wirkung erst im Zusammenspiel mit anderen Pflanzeninhaltsstoffen wie Vitaminen, Mineralstoffen und Antioxidantien, die in Früchten, Gemüse und Vollkornprodukten vorkommen.

Die nicht löslichen Ballaststoffe sind vor allem Futter für unsere Heinzelmännchen im Darm, die Darmbakterien. Diese setzen kurzkettige Fettsäuren frei, die unser Körper dann doch noch verwerten kann. (=> 3) Beide Arten von Ballaststoffen sind gleich wichtig. Deshalb ist es empfehlenswert, dass Sie sich die Ballaststoffe aus möglichst verschiedenen Lebensmitteln zuführen. Vollkorn enthält am meisten Ballaststoffe. Gute Lieferanten sind auch Gemüse, Hülsenfrüchte und Obst.

Tipps:

- Wenn Sie Ihre Ernährung auf eine ballaststoffreiche Kost umstellen wollen, dann gehen Sie bitte langsam vor, damit Ihr Verdauungsapparat Zeit hat, sich daran zu gewöhnen.
- Kauen Sie gründlich! Auf diese Weise erleichtern Sie Ihrem Körper die Verdauungsarbeit und beugen Blähungen vor.
- Trinken Sie reichlich! Denn nur so können die Ballaststoffe aufquellen und den Stuhl weicher machen, um Verstopfung vorzubeugen.

Noch mehr Anregungen zum Thema Ballaststoffe finden Sie im Kapitel 6.3 und dort beim Thema Verstopfung.

2.5 Vitalstoffe – unentbehrliche Helfer

Im Frühjahr 1915 brach auf dem deutschen Hilfskreuzer „Kronprinz Wilhelm“ eine merkwürdige Massenerkrankung aus. 255 Tage lang war dieses Schiff unterwegs gewesen und hatte vor der Ostküste der damals noch neutralen USA 14 französische und englische Frachtdampfer erobert und versenkt. Das hätte auch noch so weitergehen können, denn die Besatzung lebte von den Vorräten der Beuteschiffe wie im Schlaraffenland. Die Männer konnten essen, so viel sie wollten.

Alles war in Hülle und Fülle vorhanden: Fleisch, Fett, Käse, Kartoffeln, Gemüse in Dosen, Kondensmilch, Zucker, Weißbrot, Kuchen, Kekse, Kaffee und Tee. Aber dann klagten immer mehr Männer über geschwollene Gelenke, Nervenschmerzen, Magenbeschwerden, Atemnot und Lähmungserscheinungen. Selbst kleine Wunden heilten nur sehr schlecht. Es kam zu starken Blutungen selbst bei geringfügigem Anlass. Manche Männer erkrankten an Lungenentzündung, Rippenfellentzündung oder Rheuma. Ein Fünftel der Besatzung war schon bettlägerig und die übrigen Männer am Ende ihrer Kräfte. Es blieb nichts anderes übrig, als einen amerikanischen Hafen anzulaufen. Ein amerikanischer Lebensmittelchemiker erkannte schließlich, dass die Soldaten Mangel litten, obwohl sie satt waren. Man gab ihnen statt Medikamenten frische Gemüsesuppen mit Kohl, Möhren, Pastinaken, Spinat, Zwiebeln, Kartoffel- und Kleiewasser, Vollkornbrot, Eigelb, Vollmilch, Orangensaft und Äpfel. Nach nur zehn Tagen konnte etwa die Hälfte der Erkrankten geheilt aus dem Lazarett entlassen werden.

Diese wahre Geschichte zeigt auf sehr drastische Weise, dass wir Menschen mehr brauchen als Kohlenhydrate, Eiweiß und Fett, um gut ernährt zu sein und gesund zu bleiben. Vitamine, Mineralstoffe, Spurenelemente, sekundäre Pflanzenstoffe und Enzyme sind absolut lebensnotwendig. Wenn Sie sich einer optimalen Gesundheit erfreuen wollen, ist es unerlässlich, Ihren Körper gut mit diesen ganzen Stoffen zu versorgen. Ein Mangel führt immer zu einer Erschöpfung der körperlichen und geistigen Kräfte. Das Erstaunliche dabei ist, dass wir von diesen Mikronährstoffen nur winzigste Mengen brauchen im Vergleich zu den Makronährstoffen (Eiweiß, Fett, Kohlenhydrate). Der tägliche Bedarf beträgt bei den meisten nur Bruchteile eines Gramms, gemessen in Tausendstel (mg) oder Millionstel (µg) Gramm. Trotzdem sind sie unverzichtbar für unseren Körper. Ein Beispiel: Vom Vitamin

B12 brauchen wir im Laufe unseres ganzen Lebens noch nicht einmal ein Gramm. Und dennoch hat ein Mangel schwerwiegende gesundheitliche Konsequenzen. Die Forscher haben viel herausgefunden über diese kostbaren Stoffe. Gleichwohl wissen wir ganz sicher noch längst nicht alles darüber, welche Aufgaben sie haben und wie sie diese erledigen. Aber das, was bekannt ist, ist spannend genug.

Weshalb wir trotz voller Teller Mangel leiden

- Wir essen heutzutage weniger als unsere Vorfahren, weil wir weniger Kalorien mit Bewegung und körperlicher Arbeit verbrauchen. Aus Experimenten wissen wir z. B., dass unsere Steinzeitahnen zwischen 5000 und 6000 Kalorien täglich verbraucht haben. Heute sind es durchschnittlich 2500 Kalorien bei Männern und 2200 Kalorien bei Frauen. Mit den kleineren Essensportionen nehmen wir auch weniger Vitalstoffe auf.
- Auf der anderen Seite braucht unser Körper viele Vitalstoffe für die Entgiftung, denn wir sind durch die Umweltverschmutzung sehr viel stärker mit Giftstoffen belastet als die Menschen vor der Industrialisierung. In Untersuchungen wurden in menschlichen Zellen bis zu 5.000 verschiedene körperfremde Stoffe gefunden.
- Wer seine Nahrung zusätzlich reduziert, um Kalorien einzusparen, verringert damit in aller Regel die Aufnahme von Vitalstoffen noch stärker.
- Wer viel Sport treibt, viel Stress ausgesetzt ist oder raucht, hat einen höheren Bedarf an Vitalstoffen.
- Fast Food, Fertiggerichte, Essen aus Großküchen enthalten meist weniger Vitalstoffe als frisch zubereitetes Essen.
- Alkoholkonsum, Abführmittel und entwässernde Arzneimittel können ebenfalls zu einem Mangel an Vitalstoffen beitragen.

- Mangelerscheinungen können auch dadurch verursacht werden, dass die Vitalstoffe im Darm nur unzureichend aufgenommen werden. Das ist vor allem im fortgeschrittenen Alter häufig der Fall.
- Seriöse Untersuchungen aus vielen Industrienationen belegen, dass sich der Gehalt an Vitaminen, Mineralien und Spurenelementen vieler Pflanzen in den vergangenen Jahren zum Teil dramatisch verringert hat. Vermutlich hängt das mit der intensivierten Landwirtschaft und der zunehmenden Umweltverschmutzung zusammen.

Vitalstoffe

Vitamine sind lebensnotwendig und haben eine ähnliche Funktion wie die Zündkerzen im Auto. Sie regulieren unseren Stoffwechsel und sorgen dafür, dass er in Schwung bleibt. Außerdem sind sie wichtig für unser Immunsystem.
Unser Körper kann nur wenige Vitamine selbst aufbauen. Einige wandelt er aus einer Vorstufe (Provitamin) in das eigentliche Vitamin um. Man unterscheidet wasserlösliche (Vitamin C, die B-Vitamine, Biotin, Folsäure) und fettlösliche Vitamine (Vitamin A, D, E, K). Die fettlöslichen kann der Körper vor allem in der Leber speichern. Bei Bedarf gelangen sie von dort zu den Zellen. Einen Überschuss an wasserlöslichen Vitaminen scheidet der Körper aus. Deshalb müssen sie regelmäßig aufgenommen werden.

Die wichtigsten **Mineralstoffe** sind Kalzium, Magnesium, Kalium, Natrium, Chlorid und Phosphor. Sie haben vor allem folgende Aufgaben im Körper:
- Sie sind als Baumaterial wesentlicher Bestandteil von Knochen und Zähnen.

- Sie sind Bestandteile von Enzymen, Hormonen und Eiweißbausteinen.
- Sie sind an der Regelung verschiedener Vorgänge im Körper beteiligt, z. B.

- Säure-Basen-Haushalt	- Wasserhaushalt	- Muskelarbeit
- Nervenfunktion	- Blutdruck	- Blutgerinnung

Spurenelemente sind im Vergleich zu den genannten Mineralstoffen nur in winzigen Mengen in unserem Körper vorhanden (weniger als 50 mg/kg Körpergewicht). Von manchen Spurenelementen haben die Wissenschaftler noch nicht herausgefunden, ob wir sie brauchen und wenn ja, wofür. Von diesen Spurenelementen wissen wir heute, dass sie für uns Menschen lebensnotwendig sind: Chrom, Eisen, Jod, Kobalt, Kupfer, Mangan, Molybdän, Selen, Silizium und Zink. Spurenelemente haben unterschiedliche Aufgaben: Sie aktivieren oder hemmen Enzyme, sind Bestandteile von Hormonen und Eiweißmolekülen. Jod ist Bestandteil des Schilddrüsenhormons, Kobalt von Vitamin B12, Eisen von Hämoglobin, dem roten Blutfarbstoff. Andere Spurenelemente sind zwar im Körper vorhanden, aber für uns giftig, z. B. Aluminium, Quecksilber, Strontium.

Sekundäre Pflanzenstoffe sind die Stoffe, die den Pflanzen die Farbe, den Duft und das Aroma verleihen. Inzwischen kennt man ca. 30.000 sekundäre Pflanzenstoffe. 5.000 bis 10.000 davon kommen in Nahrungspflanzen vor. Die kräftigen Farben verdanken Obst

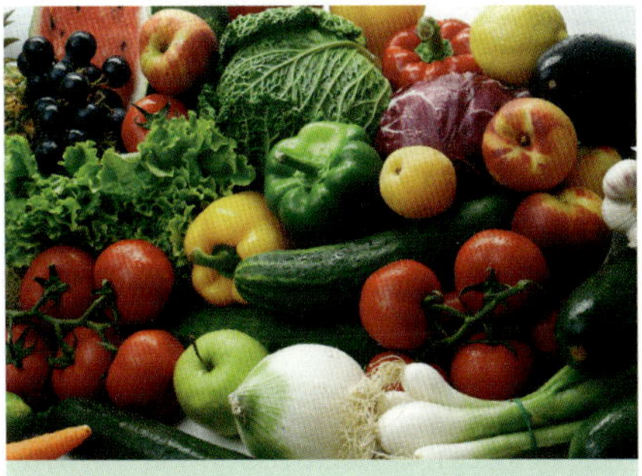
Am besten öfter als fünfmal am Tag

und Gemüse den Carotinoiden und Flavonoiden. Monoterpene lassen die Kräuter so aromatisch schmecken. Der typische Geruch von Zwiebeln und Knoblauch wird durch Sulfide (schwefelhaltige Verbindungen) verursacht. Mit diesen Stoffen beeinflussen die Pflanzen ihre Umwelt. Manche dienen dazu, Tiere anzulocken, die die Blüten bestäuben oder die Samen verbreiten. So sorgen die Pflanzen für ihre Arterhaltung. Mit anderen Stoffen wehren sich die Pflanzen gegen Fressfeinde und Krankheitserreger oder sie schützen sich vor zu viel UV-Strahlung und zu starkem Licht. Die Pflanzen können ja nicht weglaufen oder sich verkriechen. Sie müssen sich auf andere Weise schützen. Für uns Menschen sind viele dieser Stoffe so wichtig und nützlich wie Vitamine oder die Wirkstoffe von Heilpflanzen. Was die Pflanzen schützen kann, das kann auch uns Menschen schützen. Sekundäre Pflanzenstoffe sind wichtig für unser Immunsystem, können das Risiko für Krebs oder Herz-Kreislauf-Erkrankungen senken und schützen uns vor den freien Radikalen, die unsere Zellen schädigen und das Altern beschleunigen können.

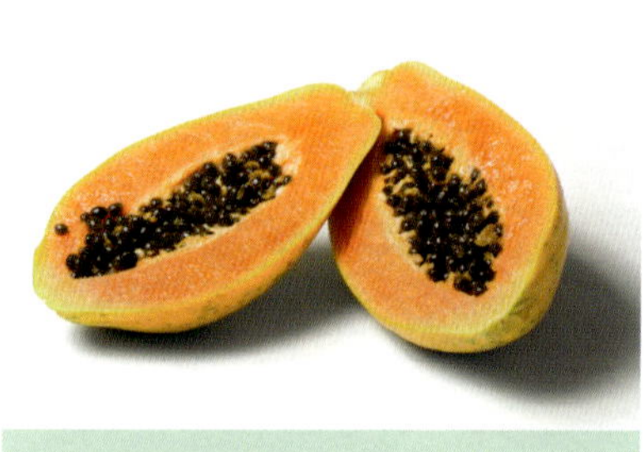

Papaya ist sehr reich an Enzymen

Enzyme sind Eiweißmoleküle, die wie Katalysatoren die biologischen und chemischen Prozesse in unserem Körper beschleunigen, beeinflussen und steuern, z. B. Atmung, Verdauung, Immunsystem, Blutgerinnung und Wundheilung. Sie sorgen dafür, dass Vitamine und Mineralstoffe erst wirken können. Ohne Enzyme gibt es keinen Stoffwechsel, kein Leben! Um unsere Enzymreserven nicht zu erschöpfen, müssen wir sie immer wieder auffüllen. Frisches, rohes Obst und Gemüse stecken voller Enzyme. Besonders reiche Quellen

sind die tropischen Früchte wie Ananas und Papaya. Deren Enzyme wirken entzündungshemmend, unterstützen die Heilung nach Verletzungen und fördern die Verdauung.
Lagerung, Erhitzung und Verarbeitung zerstören die Lebenskraft der Enzyme. Sie sind vor allem sehr hitzeempfindlich. Ab einer Temperatur von 54 °C sterben sie ab. Deshalb liefert uns Rohkost die meisten Enzyme. Merkwürdigerweise schadet Kälte den Enzymen nicht, noch nicht einmal eisige Temperaturen. Um die Verdauung zu unterstützen, empfehle ich Ihnen, vor der Hauptmahlzeit etwas rohes Gemüse oder Salat zu essen und viel mit frischen Kräutern zu würzen. Wichtig ist, dass Sie alles gründlich kauen. Dadurch werden die Enzyme frei und können so erst ihren Dienst tun, z. B. die Nahrung aufschließen, damit der Körper die Nährstoffe verwerten kann.
Frischer Joghurt, frische Milch, frischer Kefir enthalten auch viele Enzyme. Bitte bedenken Sie aber, dass „Frischmilch" aus dem Supermarkt keine frische Milch mehr ist. Sie wurde erhitzt und heute auch mikrofiltriert, um lange haltbar zu sein. Ihr Enzymgehalt ist dadurch ganz sicher nicht mehr der ursprüngliche.

Heilen mit Vitalstoffen

In der Medizin hat sich in den letzten Jahrzehnten ein eigener Zweig entwickelt, die orthomolekulare Medizin, die viele Krankheiten als Ausdruck eines Vitalstoffmangels versteht und mit Vitalstoffen behandelt, oft in sehr großen Dosen. Leider ist dies innerhalb der Medizin sehr umstritten. Deshalb werden die meisten Patienten mit chemischen Medikamenten behandelt, die oft schwerwiegende Nebenwirkungen haben. Dabei könnte man diesen Menschen häufig viel besser helfen, wenn der Mangel an Vitalstoffen als Ursache erkannt und behoben würde.

Gewiss, es gibt in unseren Breitengraden keine ernsthaften Mangelerkrankungen wie z.B. Skorbut (durch Vitamin-C-Mangel) oder Beriberi (durch Vitamin-B1-Mangel). Aber das heißt noch lange nicht, dass unser Körper optimal mit allen Vitalstoffen versorgt ist. Diese Mangelerkrankungen sind nicht erste Anzeichen des Mangels, sondern sein Endstadium. Die von der Deutschen Gesellschaft für Ernährung (DGE) angegebenen Mengen des täglichen Bedarfs sind ausreichend, um solchen Mangelerkrankungen vorzubeugen. Sie reichen aber nach Ansicht vieler Fachleute und auch nach meiner eigenen Erfahrung nicht aus, um unseren Körper bestmöglich zu versorgen. Um uns rundherum wohlzufühlen und optimal leistungsfähig zu sein, sind wesentlich größere Mengen vonnöten. Die Aussage, wer sich ausgewogen und abwechslungsreich ernähre, sei auch gut mit allen Vitalstoffen versorgt, mag zutreffen, wenn man die Bedarfsmengen der DGE zugrundelegt. Leider ernähren sich heute viele Menschen nicht mehr abwechslungsreich und ausgewogen. Die Gründe hierfür sind vielfältig: Gewohnheit, Bequemlichkeit, Zeitnot, Desinteresse, Unwissenheit und ein zu geringes Verantwortungsbewusstsein für den eigenen Körper und die eigene Gesundheit. Wenn alle Menschen mit ihrem Körper so sorgsam und pfleglich umgehen würden wie mit ihrem Auto, wäre es um ihre Ernährung ganz sicher besser bestellt. Deshalb freue ich mich sehr, dass Sie, liebe Leserin, lieber Leser, sich die Mühe machen, dieses Buch zu lesen und sich darüber informieren, wie Sie möglicherweise Ihre Ernährung verbessern können.

Vitalstoffe sind besonders für ältere Menschen wichtig

Besonders ältere Menschen sind oft in der Gefahr, nicht optimal mit allen Nährstoffen versorgt zu sein. Die Folge ist ein schleichender Vitalstoffmangel. Wie kommt es dazu?

- Viele Menschen, keineswegs nur ältere, essen heute viel zu wenig Frischkost und viel zu viel (industriell) verarbeitete Nahrung. Damit führen sie sich reichlich Kalorien zu, aber wenig Vitalstoffe, die bei der Verarbeitung verloren gehen.

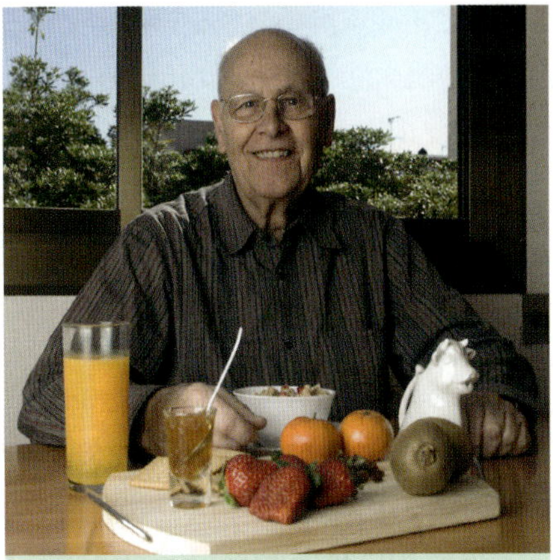
So schmeckt das Frühstück

- Ältere Menschen essen oft weniger. Sie verbrauchen weniger Energie, weil sie nicht mehr so aktiv sind, oder haben nicht mehr so viel Appetit, vor allem, wenn sie alleine leben. Alleine zu essen, macht vielen Menschen weniger Freude als mit anderen zusammen eine Mahlzeit zu genießen. Hinzu kommt, dass mit zunehmendem Alter der Geruchs- und der Geschmackssinn abstumpfen kann. Und dann schmeckt das Essen einfach nicht mehr so gut. Mit den kleineren Essensportionen werden weniger Vitalstoffe aufgenommen.
- Viele ältere Menschen wollen oder können sich nicht mehr die Mühe machen, ihr Essen selbst zuzubereiten. Sie essen deshalb häufig Fertiggerichte oder gehen in Restaurants oder bekommen Essen auf Rädern. Auf diese Weise gelingt es kaum, sich optimal mit Vitalstoffen zu versorgen. Untersuchungen haben ergeben, dass in Kantinenessen oder in vorgefertigter Nahrung nur noch etwa 60 Prozent der ursprünglichen Menge an Vitaminen enthalten sind.
- Unser Körper ernährt sich nicht von dem, was wir essen, sondern von dem, was er verdauen kann! Der Körper kann nur die Nährstoffe verwerten, die über die Darmschleimhaut ins Blut gelangen. Und da liegt oft der Hund begraben! Das fängt schon damit an,

dass die meisten Menschen nicht genügend kauen. Manchmal ist zudem das Kauen mit den dritten Zähnen besonders mühsam. Vor allem rohes Gemüse und Obst werden dann oft zu wenig gegessen. Leider können selbst die kraftvollsten Verdauungssäfte die Arbeit der Zähne nicht übernehmen. Die Folge ist, dass zu große Brocken unverdaut wieder ausgeschieden werden.

- Bei vielen älteren Menschen lässt die Funktion der Verdauungsorgane nach. Der Magen bewegt sich nicht mehr so kraftvoll. Dadurch wird der Speisebrei weniger gründlich mit dem Magensaft durchmischt. Der Darm arbeitet langsamer und es sind zu wenige Enzyme für die Verdauungsarbeit vorhanden, was dazu führen kann, dass weniger Vitalstoffe aufgenommen werden.
- Ganz allgemein erhöht Stress den Vitalstoffbedarf. Unter Stress versteht man keineswegs nur Hektik, hohen Arbeitsdruck usw. Stress ist alles, was uns belastet, körperlich und seelisch. So kann Stress im Alter andere Auslöser haben als in früheren Lebensphasen, z. B.
  - Einsamkeit
  - Das Gefühl, nutzlos zu sein, nicht mehr gebraucht zu werden.
  - Langeweile
  - Konflikte mit dem Partner, der Partnerin, weil man sich jetzt dauernd auf der Pelle hockt, nicht mehr ausweichen kann und gleichzeitig aufeinander angewiesen ist
  - Trauer um den Verlust geliebter Menschen
  - Körperliche Einschränkungen und Schmerzen
- Viele ältere Menschen nehmen chemische Medikamente ein, die die Versorgung mit Vitalstoffen beeinträchtigen (siehe Seite 74-75) Zum Beispiel kann Aspirin (oder ASS), das häufig zur Blutverdünnung verordnet wird, die Ausscheidung von Vitamin C verdreifachen. Solche Nebenwirkungen sind Grund genug, wo immer möglich, Naturheilmittel zu bevorzugen, die diese Nebenwirkungen

nicht haben. Es kann außerdem sinnvoll sein, zusätzlich natürliche Vitalstoffpräparate einzunehmen, um den erhöhten Bedarf auszugleichen.

Diese Risikofaktoren erhöhen den Bedarf an Vitalstoffen, egal wie alt Sie sind:

- Rauchen: Mit jeder Zigarette werden bis zu 35 mg Vitamin C verbraucht. Die DGE hält 100 mg Vitamin C pro Tag für ausreichend, eine Menge, die allein durch das Rauchen von drei Zigaretten schon aufgebraucht ist! Denken Sie daran, dass Passivraucher ebenfalls mehr Vitamin C benötigen.
- Alkoholkonsum: Durch ein Glas Alkohol steigt der Magnesium-Bedarf auf das Doppelte für diesen Tag. Außerdem kann Alkohol dem Körper die Vitamine B1, B6 und Folsäure entziehen.
- Krankheiten wie z. B. Darmentzündungen, chronische Durchfälle, Glutenunverträglichkeit (Zöliakie), Lebererkrankungen, Schilddrüsenüberfunktion, Diabetes und andere chronische Erkrankungen.
- Operationen

Aus diesen Gründen ist es gerade für ältere Menschen besonders wichtig, dem Körper Vitalstoffe in größeren Mengen zuzuführen. Das können Sie tun, indem Sie jeden Tag wenigstens 600 bis 800 g frisches Obst und Gemüse essen und meine Tipps zum Einkauf, zur Lagerung und Zubereitung von Lebensmitteln beherzigen. Außerdem können Sie evtl. Ihren Körper zusätzlich mit Nahrungsergänzungsmitteln versorgen. Im Kapitel 6.3 finden Sie zudem Anregungen, wie Sie Ihren Verdauungsapparat unterstützen können, damit er besser funktioniert und die Stoffe tatsächlich verwerten kann, die Sie ihm zuführen.

Diese Medikamente erhöhen den Vitalstoffbedarf

Einsatzgebiet	Stoffgruppe
Schmerzen	Acetylsalicylsäure
	Paracetamol
Entzündungen	Kortikoide, z. B. Kortison
Gelenkentzündungen	D-Penicillamin
Magenbeschwerden, Sodbrennen	Antazida / PPI / H2-Blocker
Verstopfung	Abführmittel
Herzerkrankungen, Bluthochdruck	Acetylsalicylsäure
	Entwässerungsmittel
	Digoxin
	Betablocker
	ACE-Hemmer
Erhöhte Blutfett- und Cholesterinwerte	CSE-Hemmer
	Lipidsenker
Diabetes	Metformin
Depressionen / Beruhigung	Antidepressiva
Parkinson	L-Dopa

	Arzneimittelnamen	Erhöhter Bedarf
	z. B. ASS, Aspirin	Vitamin C, Folsäure
		Vitamin-B-Komplex
		Vitamine B6, C, D3, Kalzium, Kalium (Einnahme mit Arzt abklären), Magnesium, Zink
		Vitamin B6
	z. B. Maaloxan ®, Gelusil Lac ® / Lansoprazol, Omeprazol / Ranitidin	Vitamine B1, B12, Eisen, Zink
		Vitamin D3, Kalium, Magnesium, Selen
	z. B. ASS, Aspirin	Vitamin C
	z. B. Lasix®, Furosemid-ratio®, Triamteren®	Vitamin-B-Komplex, Folsäure, Kalium, Magnesium, Selen, Zink
		Vitamin B1
		Coenzym Q10
		Zink
	z. B. Mevinacor®, Sortis®	Coenzym Q10, Zink
	z. B. Colestyramin®, Colestipol®	fettlösliche Vitamine (A, D, E, K)K)
	z. B. Glucophage®	Vitamin B12, Folsäure
		Vitamine B2, B12, Coenzym Q10
		Coenzym Q10

Darüber hinaus verursachen die folgenden Medikamente ebenfalls einen höheren Vitalstoffbedarf:

- Antibiotika (bakterielle Entzündungen)
- Anti-Baby-Pille
- Antiepileptika (Epilepsie)
- Neuroleptika (Psychosen)
- Orlistate (Adipositas, Fettsucht)
- Sulfasalazin (chronisch entzündliche Darmerkrankungen)
- Theophyllin (Bronchialasthma)
- Zytostatika (Krebs)

Frische ist Trumpf

Leider verlieren Obst und Gemüse einen großen Teil ihres Vitamingehaltes, wenn sie zu lange oder falsch gelagert werden. Spinat z. B. verliert bei Zimmertemperatur innerhalb von 24 Stunden mehr als die Hälfte seines Vitamin-C-Gehaltes und 70 Prozent der Folsäure. Selbst im Kühlschrank verliert er in dieser Zeit noch ein Viertel des Vitamins C. Wenn Sie Spinat zwei Minuten lang kochen, werden dadurch 80 Prozent der Folsäure zerstört. Das bedeutet, dass gekaufter und gekochter Spinat so gut wie keine Folsäure mehr enthält. Es wird immer wieder argumentiert, dass bei Tiefkühlgemüse viele Vitamine erhalten bleiben, weil es erntefrisch verarbeitet wird. Leider gehen beim Blanchieren vor dem Einfrieren 95 Prozent des Vitamin C-, 60 Prozent des Vitamin-B1- und 40 Prozent des Vitamin B2-Gehaltes verloren. Ein frisch geernteter reifer Apfel enthält ca. 10 mg Vitamin C pro 100 Gramm, nach elf Wochen Lagerung bei 3 °C nur noch die Hälfte.

In einer englischen Studie über Krankenhausessen wurde Folgendes festgestellt: 100 g Erbsen hatten ...

- beim Auftauen 20,5 mg Vitamin C,
- nach dem Kochen 8,1 mg
- nach 1 Stunde im Warmhaltewagen auf der Station 3,7 mg
- und auf dem Teller des Patienten nur noch 1,1 mg Vitamin C!

Wenn Sie selbst frisches Gemüse einfrieren wollen, dann blanchieren Sie es bitte zuvor, d. h. übergießen Sie es kurz mit kochendem Wasser und schrecken Sie es danach mit Eiswasser ab. Dadurch werden die Enzyme außer Kraft gesetzt, die den Vitaminabbau beschleunigen. Äpfel, Aprikosen und Avocados scheiden einen Stoff (Ethylen) aus, der den Vitaminverlust beschleunigt. Die Ethylenausscheidung nimmt mit fortschreitender Reife zu. Deshalb sollten Sie diese Früchte nur in Plastikbeuteln verpackt neben anderem Obst und Gemüse lagern oder ganz getrennt von ihnen. Exotische Südfrüchte wie Ananas und Bananen vertragen Kälte nicht. Sie sollten deshalb nicht im Kühlschrank aufbewahrt werden. Dasselbe gilt für Kartoffeln.

Viele Vitamine sind lichtempfindlich. Wenn Milch in hellen Glasflaschen dem Tageslicht ausgesetzt wird, verliert sie innerhalb von nur zwei Stunden fast ihr ganzes Vitamin B2 (85 Prozent). Dieses Vitamin geht auch beim Haltbarmachen durch Erhitzen der Milch verloren. Die Vitamine A, E, K und B12 sind ebenfalls lichtempfindlich.

So halten Sie den Vitalstoffverlust gering:

- Kaufen Sie Obst, Gemüse, Salat und Kräuter möglichst frisch und verbrauchen Sie diese Kostbarkeiten rasch. Frische zeigt sich in glatter Haut bzw. Schale und frischen grünen Blättern.
- Lagern Sie die Lebensmittel kühl und dunkel, um den Vitaminverlust möglichst gering zu halten.

- Wenn Sie Obst und Gemüse mit EM-Wasser abwaschen und zusammen mit EM-Keramik (Pipes oder Ringen) lagern, bleibt es länger frisch. Die Effektiven Mikroorganismen schützen vor Fäulniserregern und Schimmelpilzen. (=> 3)
- Wenn Sie Obst oder Gemüse waschen, tun Sie das bitte erst kurz vor der Zubereitung und bevor Sie es zerkleinern. Bei Blattsalaten waschen Sie die ganzen Blätter, bevor Sie diese zerteilen. Geschnittener Salat oder zerkleinertes Gemüse verlieren durch die Einwirkung von Sauerstoff und Licht in jeder Stunde 30 Prozent der Vitamine. Eine aufgeschnittene Tomate verliert in derselben Zeit etwa die Hälfte des wichtigen Pflanzenstoffes Lycopin.

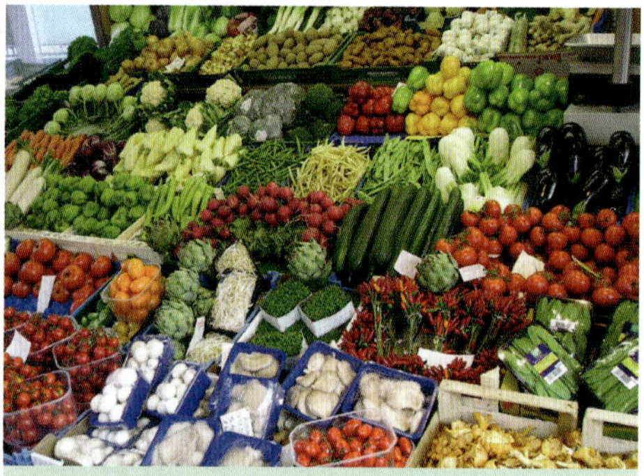
Frisch vom Markt

- Am schonendsten ist es, Gemüse zu dünsten oder zu dämpfen oder im Wok zuzubereiten. Wenn Sie es kochen, verwenden Sie unbedingt die Kochbrühe für eine Suppe oder Soße, denn sie enthält die kostbaren Vitalstoffe, die sonst verloren gehen würden.
- Vitamin C ist sehr hitzeempfindlich. Deshalb essen Sie die Vitamin-C-Spender möglichst oft roh oder kochen Sie diese nur kurz. Warmhalten macht dem Vitamin C vollends den Garaus.
- Pellkartoffeln enthalten mehr Vitamin C und Mineralstoffe als Salzkartoffeln. Deshalb Kartoffeln möglichst mit der Schale kochen. Wenn Sie doch einmal Salzkartoffeln zubereiten wollen, verwenden Sie bitte die Kochbrühe für eine Suppe oder Soße, denn auch sie enthält die wertvollen Mineralstoffe.
- Enzyme in Obst und Gemüse sind ebenfalls sehr hitzeempfindlich.

Das ist mit ein Grund für die Empfehlung, etwa 40 Prozent der täglichen Nahrung roh zu verzehren - allerdings nur, wenn Sie die Rohkost gut verdauen können. Ansonsten essen Sie das Gemüse lieber gedämpft oder gedünstet. Und immer gut kauen!
- Kaufen Sie Milch nur in braunen Glasflaschen. Tetrapackungen schützen die Milch zwar auch vor Licht, aber wegen des Umweltschutzes sind Glasflaschen vorzuziehen.

Fünfmal am Tag

Sie kennen vielleicht die Empfehlung der Deutschen Gesellschaft für Ernährung (DGE): Fünf Portionen Obst und Gemüse am Tag! Als Portion gilt:
- 1 Hand voll große, ganze Früchte wie Apfel, Birne, Orange, Banane oder Pfirsich
- 2 Hände voll kleine Früchte wie Erdbeeren oder Johannesbeeren
- 1 Hand voll unzerkleinertes Gemüse wie Kohlrabi
- 2 Hände voll Salat oder zerkleinertes Gemüse wie Broccoli
- 1 Hand voll getrocknete Hülsenfrüchte wie Bohnen oder Erbsen
- 5 Stück Trockenfrüchte

Wenn Ihnen diese Menge viel erscheint, dann sehen Sie daran, wie dringend nötig es ist, dass Sie mehr Obst und Gemüse essen. Diese Menge ist das absolute Minimum, wenn Sie gesund bleiben wollen! Je nach Berechnung kommen Sie damit auf ca. 300 bis 600 Gramm Obst und Gemüse pro Tag. Ich empfehle Ihnen, lieber mehr zu essen, wenigstens 800 Gramm täglich. Dabei sollte das Schwergewicht auf das Gemüse gelegt werden. Auf diese Weise führen Sie sich weniger Zucker und damit weniger Kalorien zu.

Glauben Sie mir, fünf Portionen Obst und Gemüse am Tag zu essen, ist nicht so schwierig, wie Sie möglicherweise denken. Fangen Sie den Tag schon mit Obst an. Sie können einfach nur Obst frühstücken, entweder in die ganze Frucht beißen oder sich einen hübschen Obstteller anrichten oder Obstsalat zubereiten oder ein Fruchtmus mixen. Wenn Sie lieber Müsli oder Frischkornbrei essen, dann schneiden oder raspeln sie sich einen Apfel hinein oder anderes Obst, das gerade Saison hat. Trinken Sie zwischendurch ein Glas Obst- oder Gemüsesaft oder knabbern Sie etwas Gemüse. Essen Sie mittags als Vorspeise einen Salat und im Hauptgang immer eine große Portion Gemüse. Als Abendessen ist eine frische Gemüsesuppe sehr bekömmlich. Und wenn Sie das Verlangen nach etwas Süßem überkommt, greifen Sie zu Trockenfrüchten oder frischem Obst.

Gemüse lässt sich öfter in Mahlzeiten unterbringen, als Sie vielleicht vermuten, z. B. als Füllung von Pfannkuchen, in Soßen gemixt, als Suppe, Eintopf, auf selbstgemachter Pizza, in Aufläufen und Gratins. Denken Sie daran, zum „Gemüse" zählen auch Pilze, Sprossen, Salate und Kräuter. Allerdings sind die grünen Salate nicht so vitalstoffreich wie anderes Gemüse.

So machen Sie Ihre Ernährung vitalstoffreicher:

- Bevorzugen Sie Bio-Produkte bzw. Obst und Gemüse, das mit Effektiven Mikroorganismen angebaut wird. (=> 3). Vielleicht haben Sie einen Garten, eine Terrasse oder einen Balkon und können sich selbst ein wenig versorgen.
- Kaufen Sie solches Obst und Gemüse, das der jeweiligen Jahreszeit entspricht und möglichst aus Ihrer Region stammt. Dann ist

die Wahrscheinlichkeit größer, dass es erntefrisch auf Ihren Tisch gelangt und die Abwechslung stellt sich von alleine ein.

- Kaufen Sie lieber häufiger und kleinere Mengen ein, damit Sie lange Lagerzeiten vermeiden.
- Bereiten Sie Ihre Mahlzeiten möglichst selbst frisch zu und verzichten Sie weitgehend auf Fertigprodukte.
- Essen Sie bunt. So kommen Sie in den Genuss der gesamten Palette der sekundären Pflanzenstoffe.
- Züchten Sie sich selbst Keime und Sprossen. Damit haben Sie täglich garantiert frische vitalstoffreiche Kost zur Verfügung.
- Verwenden Sie möglichst täglich frische Kräuter.
- Beginnen Sie den Tag mit einem Glas Wasser, in das Sie den frisch gepressten Saft von Zitrone, Limone, Orange oder Grapefruit mischen.
- Essen Sie Obst als Zwischenmahlzeit, knabbern Sie rohes Gemüse zwischendurch oder trinken Sie ein Glas Frucht- oder Gemüsesaft. Die Säfte sind natürlich am gehaltvollsten, wenn Sie frisch gepresst sind. Aber auch naturreine Säfte ohne Zucker oder Süßstoffe sind eine gute Ergänzung.
- Essen Sie vor der Hauptmahlzeit eine Portion rohes Gemüse oder Salat. Am besten verwenden Sie dafür immer nur eine oder zwei Sorten statt der beliebten gemischten Salate. Essen Sie lieber die verschiedenen Salate und Gemüse an verschiedenen Tagen. Das erleichtert Ihrem Verdauungsapparat die Arbeit und befriedigt das Verlangen nach Abwechslung.
- Achten Sie darauf, beim Zubereiten und Garen die wertvollen Vitalstoffe zu schonen.
- Nehmen Sie zusätzlich natürliche Vitalstoffprodukte als Nahrungsergänzung ein.

2.6 Salz – das weiße Gold

Ohne Salz können wir Menschen nicht leben! Wie wertvoll es ist, kann man daran ermessen, dass es einmal weißes Gold genannt wurde und Kriege darum geführt wurden. Römische Soldaten wurden mit Salz bezahlt. Sie kennen vielleicht noch den etwas altmodischen Begriff „Salär" für Gehalt. Sal ist das lateinische Wort für Salz.

Salz hat vielfältige Aufgaben in unserem Körper:

- Es ist wichtig für die Regulierung des Wasserhaushalts.
- Es ist an der Regulierung des Säure-Basen-Haushalts beteiligt. (=> 4)
- Es ist wichtig für die Erregbarkeit der Muskeln und Nerven.
- Es beeinflusst die Aufnahme von Zucker und Eiweißbausteinen in die Zellen.
- Es aktiviert bestimmte Enzyme.

Bemerkenswerterweise hat unser Blut eine ähnliche Konzentration der verschiedenen Elemente wie Meerwasser!
Kochsalz ist eine einfache Verbindung aus Natrium und Chlor. Das meiste Salz auf der Erde befindet sich in gelöster Form in den Weltmeeren. Salz findet man aber auch als Ablagerung im Bauch der Erde, wie z. B. in Deutschland in Bad Reichenhall. Je nach Herkunft unterscheidet man Meersalz und Steinsalz. Diese Bezeichnungen besagen aber nichts über die Qualität des Salzes. Die hängt vor allem davon ab, wie das Salz gewonnen wird und ob es naturbelassen bleibt oder „gereinigt" wird. In den letzten Jahren tauchten auch noch andere Bezeichnungen auf: Kristallsalz und Himalaja-Salz. Beide Bezeichnungen stehen für ein naturbelassenes Salz. Der Name „Himalaja-Salz" ist allerdings etwas irreführend, denn dieses Salz stammt nicht aus dem Himalaja, sondern aus der Salt Range in Pakistan.

Salz ist nicht gleich Salz!

Naturbelassenes Salz enthält außer Natrium und Chlor eine Reihe von Begleitelementen, die wichtige Aufgaben im Körper erfüllen, z. B. Schwefel, Magnesium, Kalzium, Kalium, Eisen und Jod. Das Speisesalz, das Sie im Supermarkt kaufen können, ist dagegen ein **raffiniertes Salz** ohne diese Begleitstoffe. Das hängt damit zusammen, dass etwa 65 % des Salzes, das weltweit gewonnen wird, in die chemische Industrie wandern. Und die braucht es als reines Natriumchlorid. Nur etwa sechs Prozent allen Salzes findet als Speisesalz Verwendung. Der Löwenanteil davon wandert wiederum in die Nahrungsmittelindustrie und nur ein verschwindend kleiner Rest gelangt in unsere Küchen (0,25 %). Statt der natürlichen Elemente enthält das raffinierte Salz meistens verschiedene Trennmittel, damit es schön rieselfähig bleibt.

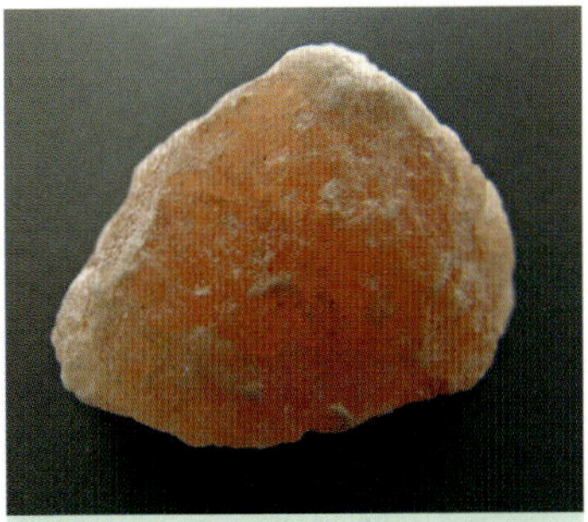
Ein Schatz aus dem Bauch der Erde

So wird Salz gewonnen: Wo das Salzvorkommen im Berg einen hohen Reinheitsgrad hat, kann es bergmännisch abgebaut werden. Das ist z. B. in der pakistanischen Salt Range der Fall. In den deutschen Salzlagerstätten ist das Salz meistens zu sehr mit Fremdstoffen vermischt, sodass sich der bergmännische Abbau nicht lohnt. Hier wird Wasser durch Bohrlöcher unter hohem Druck ins Salzgestein gepresst. Dadurch löst sich das Salz auf und kann als Sole gewonnen werden. Diese Sole wird anschließend verkocht und das Salz gereinigt. Meersalz wird durch die Verdunstung von Meerwasser in sog. Salzgärten an flachen Küsten in tropischen und subtropischen Regionen dieser Erde gewonnen. Meersalz gibt es in naturbelassener und in raffinierter Form.

Vorsicht vor raffiniertem Salz!

Heute wird immer wieder vor Salz gewarnt. Lange Zeit hielt man einen hohen Salzkonsum für den Hauptauslöser von Bluthochdruck. Aber heute weiß man, dass nur Menschen, deren Bluthochdruck auf eine gestörte Nierenfunktion zurückgeht, wirklich sehr salzarm essen müssen. Ansonsten spielt nach heutiger Erkenntnis der Salzkonsum bei der Entstehung des Bluthochdrucks keine Rolle. Dennoch empfiehlt es sich für alle Menschen hierzulande, den Verbrauch des raffinierten Salzes zu verringern, da es viel zu aggressiv und giftig ist. Ein grausamer Tierversuch bestätigt diese Erfahrung: Wissenschaftler an der Universität von Okayama in Japan haben Versuche mit Fröschen gemacht, denen das Herz aus dem Körper entfernt und an eine Glasröhre angeschlossen wurde, durch die eine Lösung mit natürlichem Meersalz kreiste. Das EKG und die Herztätigkeit gingen ganz normal weiter wie im lebenden Frosch. Wenn aber statt des Meersalzes raffiniertes Kochsalz von hohem Reinheitsgrad verwendet wurde, zeigte das EKG rasch den Stillstand des Froschherzens an. Wenn man anschließend dieser Lösung mit raffiniertem Kochsalz eine geringe Menge der im Meerwasser enthaltenen Mineralstoffe wie Kalzium, Magnesium oder Kalium hinzufügte, begann das zum Stillstand gekommene Froschherz wieder zu schlagen.

Vor allem in industriell verarbeiteten Nahrungsmitteln steckt viel zu viel raffiniertes Salz. Dort wird es als Geschmacksverstärker und als Konservierungsmittel verwendet. Dieser hohe Salzgehalt stumpft das Geschmacksempfinden ab. Mit der Zeit verlernen die Menschen, den natürlichen Geschmack guter Lebensmittel zu schätzen. Wenn Sie schon einmal gefastet haben, dann kennen Sie das: Nach dem Fasten schmeckt alles viel zu salzig – und viel zu süß.

Besonders salzhaltig sind:

- Wurst und Fleischwaren
- Käse, vor allem Hüttenkäse, Parmesan, Gorgonzola
- Fischware, vor allem geräucherte
- Gemüse aus der Dose, Mixed Pickles
- Dosensuppen
- Oliven
- Würzmittel wie Sojasoße, Senf, Ketchup
- Salzgebäck, Chips, gesalzene Erdnüsse, Mandeln usw.

Naturbelassenes Salz dagegen ist viel milder. Es kann sogar als **Heilmittel** eingesetzt werden.[12]

EM-Salz

Seit wenigen Jahren gibt es ein ganz besonderes Salz zu kaufen: EM-Salz. EM steht für Effektive Mikroorganismen. (=> 3) Ihr Entdecker ist der japanische Gartenbauprofessor Teruo Higa. Dieses Salz wird aus Pazifikwasser gewonnen und mit Effektiven Mikroorganismen fermentiert. In einem langwierigen und aufwendigen Verfahren entsteht so ein Salz, das sehr kostbar ist und durchaus als Heilmittel eingesetzt werden kann. Da reines EM-Salz im Grunde zu wertvoll und zu kostspielig ist, um es einfach als Speisesalz zu verwenden, empfiehlt es sich, es zu „vermehren". Dazu mischt man 5 bis 10 Prozent EM-Salz unter ein gutes naturbelassenes Salz. Zusätzlich kann man es ab und zu mit EM-Lösung besprühen und lässt es zwei bis drei Tage an der Sonne und / oder unter Infrarotlicht trocknen. Das trockene Salz füllt man in eine gut verschließbare Dose und lässt es drei Wochen reifen.

12 Mehr Informationen zum Thema Salz finden Sie in dem kleinen Büchlein „Salz – Nahrungsmittel, Heilmittel oder Gift?" von Michael Gienger und Gisela Glaser, Verlag Neue Erde.

Prof. Higa empfiehlt, dieses Salz reichlich zu verwenden im Gegensatz zu raffiniertem Salz. In seinem Buch „EM-Salz“ schildert er die Wirkungen dieses Salzes aus Selbstversuchen und den Erfahrungen anderer Menschen:

- Bei einmaliger Einnahme von 1 bis 2 Gramm EM-Salz bessert sich das Allgemeinbefinden und nach zwei bis drei Minuten kann man spüren, wie die Energie im ganzen Körper zu fließen und die Müdigkeit zu schwinden beginnt.
- Bei der Einnahme von 5x täglich 2 Gramm EM-Salz wird der Harnfluss angeregt. Dabei werden vermehrt Giftstoffe ausgeschieden.
- Bei dieser Dosierung konnten auch Bluthochdruck gesenkt und Herzbeschwerden gebessert werden.
- Bei höherer Dosierung (bis zu 25 Gramm pro Tag) steigerten sich die körperliche und geistige Leistungsfähigkeit und das Sehvermögen. Bei manchen Menschen wurden nach einem Monat graue Haare wieder schwarz.
- Prof. Higa erwähnt auch klinische Studien, die die positive Wirkung dieses Salzes bestätigen.

Meine Tipps:

- Verwenden Sie ein naturbelassenes Salz ohne Rieselhilfen und andere Zusatzstoffe.
- Probieren Sie die Wirkung des EM-Salzes einmal selbst aus.
- Bereiten Sie Ihre Speisen selbst zu und gehen Sie dabei möglichst sparsam mit Kochsalz um.
- Würzen Sie Ihre Speisen vor allem mit frischen Kräutern und einzelnen Gewürzen. So bringen Sie Abwechslung in Ihr Geschmackserleben und fördern ganz nebenbei noch Ihre Gesundheit, weil Kräuter und Gewürze die Verdauung unterstützen und obendrein oft noch andere Heilwirkungen haben.

- Meiden Sie Gewürzmischungen! Oft sind diese mit anderen Stoffen gestreckt, die eigentlich gar nicht hineingehören. Nicht selten enthalten Gewürzmischungen auch den Geschmacksverstärker Glutamat. Mehr dazu erfahren Sie im Kapitel 6.9.

2.7 Wasser – Urquell des Lebens

Wasser ist Leben! Wer von Ihnen schon einmal gefastet hat, weiß, dass der Mensch wochenlang ohne Nahrung leben kann, aber nur wenige Tage ohne Wasser.

Der Mensch hat sich aus Tierarten entwickelt, die im Wasser leben. Wir haben das Meer, das Wasser nicht mehr außen um uns herum, sondern in unseren Körper hineingenommen: Die Zellen enthalten Wasser, und sie sind in einen Ozean aus Wasser eingebettet. Während unserer Zeit im Mutterleib sind wir noch im Wasser geschwommen - im Fruchtwasser! Selbst die Luft, die wir atmen, enthält Wasser. Der menschliche Körper besteht zu etwa zwei Dritteln seines Gewichtes aus Wasser. Allerdings variiert dieser Anteil je nach Alter: Kurz nach der Befruchtung sind wir zu 90 Prozent Wasser. Bei einem Säugling sind es noch 75 bis 80 Prozent. Im Erwachsenenalter geht der Wasseranteil immer mehr zurück. In einem Buch fand ich die Aussage, dass der menschliche Körper im hohen Alter nur noch über einen Wasseranteil von 50

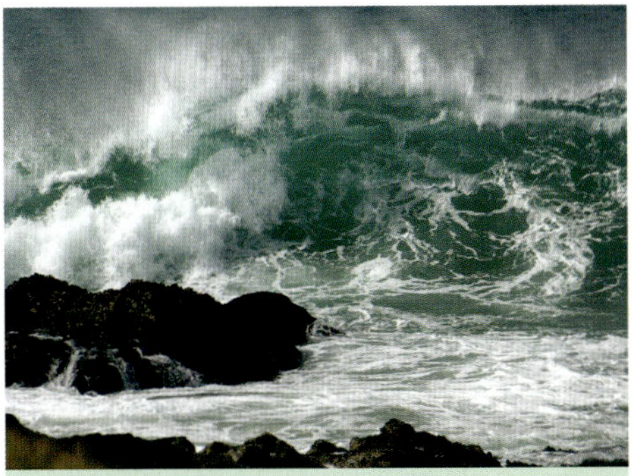

Urquell des Lebens

bis 55 Prozent verfügt. Das mag so sein, aber ich bezweifle, dass das so von der Natur vorgesehen ist, denn eine ganze Reihe von Altersbeschwerden werden durch Wassermangel verursacht.

Wasser erfüllt in unserem Körper vielseitige Aufgaben

Der iranische Arzt Fereidoon Batmanghelidj beschreibt sie so:

- Wasser hat eine Kraft in sich, die für die chemischen Lebensvorgänge benötigt wird. Diese Kraft ist es, die Samen keimen und eine neue Pflanze wachsen lassen.
- Wasser spendet Energie.
- Wasser hält wie Klebstoff die festen Strukturen in der Zellhülle zusammen.
- Es scheinen kleine Wasserwege entlang der Nerven zu existieren, die dazu beitragen, dass Informationen zwischen Gehirn und Körper ausgetauscht werden können.
- Eiweiße und Enzyme des Körpers wirken in dünnflüssigen Lösungen sehr viel besser als in dickflüssigen, zähen, weil wasserarmen Lösungen.

Die Wasserverteilung in Zeiten des Mangels

Wenn im Körper zu wenig Wasser vorhanden ist, sind automatisch alle Lebensfunktionen beeinträchtigt. Dann werden die vorhandenen Wasservorräte strikt rationiert und nicht gleichmäßig wie mit der Gießkanne verteilt, sondern in einer sinnvollen Rangfolge: Die überlebenswichtigen Organe werden bevorzugt mit Wasser versorgt, also unser Gehirn, die Lungen, die Leber und die Nieren. Dafür müssen die Organe und Gewebe zurückstehen, die nicht zum Überleben notwendig sind, wie z. B. die Knochen, die Muskeln oder die Haut. Diese Art der Wasserverteilung wird so lange betrieben, bis der Körper deutliche

Signale bekommt, dass wieder genügend Wasser vorhanden ist. Wenn der Wassermangel allerdings sehr lange anhält, leidet irgendwann auch das Gehirn Not. Wenn Sie keinen Durst haben, heißt das noch lange nicht, dass Ihr Körper gut mit Wasser versorgt ist. Wassermangel zeigt sich oft in ganz anderer Weise. Gerade ältere Menschen sagen immer wieder, dass sie keinen Durst haben, und wollen deshalb nichts trinken. Das ist aber grundverkehrt. Viele Alltagsbeschwerden sind auf Wassermangel zurückzuführen. Wenn Sie z. B. müde sind, Schwierigkeiten haben, sich zu konzentrieren, vergesslich sind, wenn Ihr Kopf schmerzt oder Verstopfung Sie plagt, sind das meist deutliche Hinweise, dass Ihr Körper Wasser braucht.

Mögliche Folgen von Wassermangel

Eine ganze Reihe von Krankheiten stehen außerdem mit Wassermangel in Zusammenhang:

- Kopfschmerzen und Migräne
- Rücken- und Nackenschmerzen, Gelenkentzündungen, Arthrose
- Magenschleimhautentzündung, Sodbrennen, Verstopfung
- Bluthochdruck
- Allergien und Asthma
- Müdigkeit trotz ausreichenden Schlafs
- Konzentrationsprobleme, Vergesslichkeit
- Schlafstörungen

Mein Tipp:

Wenn Sie das nächste Mal müde sind, sich schlecht konzentrieren können oder Kopfschmerzen haben, trinken Sie zuerst einmal ein oder zwei Gläser Wasser! Die Chancen stehen gut, dass das Problem damit gelöst ist.

Ältere Menschen trinken oft zu wenig. Das mag verschiedene Gründe haben. Häufig vergessen wir alle miteinander einfach das Trinken vor lauter Geschäftigkeit. Ältere Menschen empfinden oft weniger Durst. Manchmal trinken sie auch bewusst weniger, weil der Blasenschließmuskel nicht mehr richtig funktioniert und sie Angst haben, das Wasser nicht halten zu können. Oder das Gehen fällt schwer und es ist zu mühsam, die Getränke selbst einzukaufen. Besonders im Sommer besteht dann die Gefahr der Austrocknung. Die ersten Anzeichen sind Schwächegefühl und Schwindel. Die Haut und die Schleimhäute trocknen aus. Als Folge werden Verstopfung und Harnwegsinfektionen begünstigt. Die Körpertemperatur steigt an und der Puls beschleunigt sich. Schließlich wird selbst das Gehirn in Mitleidenschaft gezogen, was sich in Apathie und Verwirrtheitszuständen zeigen kann. Schon nach zwei bis vier Tagen ist der Körper nicht mehr in der Lage, harnpflichtige Substanzen ausreichend auszuscheiden, was die Beschwerden verstärkt. Im schlimmsten Fall sind Kreislauf- und Nierenversagen die Folge. Langandauernder Wassermangel kann schließlich zur Bewusstlosigkeit und sogar zum Tod führen.

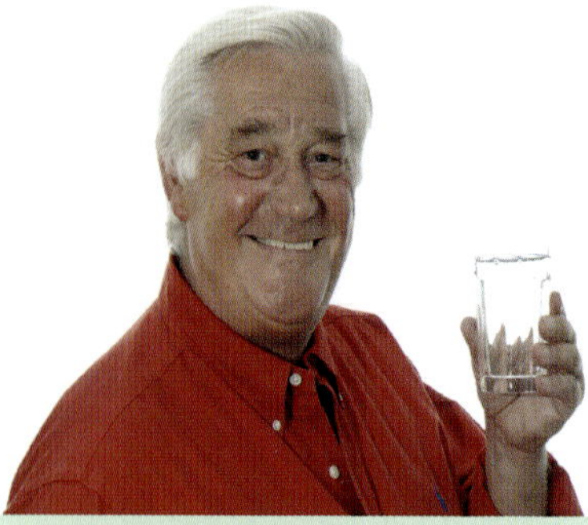
Machen Sie es so wie er!

Der Körper recycelt sehr viel Wasser. Dennoch geht Wasser verloren: über Urin, Stuhl, Atmung und Schweiß. Mindestens diese Wassermenge muss also ersetzt werden. Das absolute Minimum sind demnach eineinhalb bis zwei Liter Wasser pro Tag. Als Faustregel können Sie sagen: Pro Kilogramm Körpergewicht müssen täglich 30 Milliliter Wasser ersetzt werden. Das sind bei 60 Kilogramm 1,8 Liter, bei 70 Kilogramm 2,1 Liter usw. Bei warmem Wetter und wenn wir schwitzen, z. B. beim Sport oder körperlicher Arbeit, braucht der Körper mehr Wasser, u.U. sogar sehr viel mehr.

Wir können Wasser auch essen – in Form von frischem Gemüse, Salat und Früchten. Das in den Pflanzen enthaltene Wasser ist von ausgezeichneter Qualität. Wer sehr viel oder gar ausschließlich Rohkost zu sich nimmt, muss vermutlich weniger Wasser trinken, aber die übliche Ernährung erfordert eine größere Trinkmenge.

Immer, wenn Sie Durst verspüren, sollten Sie Wasser trinken, andere Getränke am besten nur zusätzlich. Kaffee, Schwarztee, Säfte, Limonaden und alkoholische Getränke sind kein gleichwertiger Ersatz für Wasser. Zu ihrer Verarbeitung verbraucht der Körper wiederum Wasser. Manche dieser Getränke wirken sogar eher austrocknend, weil sie dem Körper Wasser entziehen. Wenn Sie Kaffee trinken, rate ich z.B., für jede Tasse zusätzlich ein Glas Wasser zu trinken. Nicht umsonst wird in guten Cafés Wasser zum Kaffee serviert. Kräutertees können Sie gerne in die Trinkmenge einbeziehen. Übrigens, Milch ist kein Getränk in diesem Sinn! Milch ist ein Nahrungsmittel.

Mein Tipp:
Trinken Sie jeden Tag mindestens eineinhalb bis zwei Liter Wasser oder Kräutertee. Alles andere ist zusätzlicher Genuss!

Wenn der Körper jahrelang unter Wassermangel gelitten hat, dann ist es notwendig, nicht nur das Wasser zu ersetzen, das er akut verliert. Er braucht dann wesentlich mehr, um aus dem Mangelzustand herauszukommen. Solange Ihre Nieren nicht durch eine lange anhaltende

Trockenheit schon geschädigt sind oder Ihr Herz sehr geschwächt ist, können Sie ohne Bedenken zwei bis drei Liter Wasser pro Tag trinken. Allerdings ist es sinnvoll, die Trinkmenge langsam zu steigern, damit Ihre Zellen das Wasser auch aufnehmen können. Achten Sie darauf, dass Ihre Nieren mehr Urin produzieren, wenn Sie mehr trinken. Leicht geschwollene Augenlider oder Beine sind Zeichen für eine schwache Nierenfunktion. In diesem Fall müssen Sie die Wassermenge sehr langsam steigern. Damit sie sich selbst wirklich kontrollieren können, messen Sie bitte, wie viel Sie trinken und wie viel Wasser Sie lassen. Es ist auch sinnvoll, die Nierenfunktion mit pflanzlichen oder homöopathischen Arzneimitteln zu unterstützen. Lassen Sie sich hierbei von einem erfahrenen Arzt oder Heilpraktiker beraten.

So können Sie sich das Wassertrinken antrainieren:

- Stellen Sie sich Ihre Wassermenge für den Tag gut sichtbar an einem bestimmten Ort in Ihrer Wohnung hin.
- Wenn Sie ein Glas leergetrunken haben, füllen Sie es sofort wieder auf.
- Am besten gewöhnen Sie es sich an, die Mindestmenge an Wasser zu folgenden Zeiten zu trinken: je einen Viertelliter Wasser eine halbe Stunde vor jeder Mahlzeit und etwa zweieinhalb Stunden danach. Außerdem etwa einen Viertelliter zur Hauptmahlzeit und vor dem Schlafengehen.
- Sollte es Ihnen schwer fallen, ans regelmäßige Trinken zu denken, dann stellen Sie sich einen Wecker, lassen ihn jede Stunde klingeln und trinken dann ein Glas Wasser. So mache ich das z. B. jetzt, während ich an diesem Buch schreibe. Sonst würde ich total in dieser Tätigkeit versinken und das Wassertrinken vergessen.

Wenn Sie so viel trinken, müssen Sie darauf achten, ausreichend Salz zu sich zu nehmen. Salz wird benötigt, um Säure aus den Zellen auszustoßen und aus dem Körper hinauszubefördern. Eine erhöhte Wasseraufnahme bedeutet, dass der Körper mehr Salz verliert. Wasser selbst ist das beste harntreibende Mittel. Eine Faustregel für die tägliche Salzzufuhr: Bei ca. zwei Liter Wasser brauchen Sie etwa drei Gramm Salz. Das entspricht einem halben Teelöffel.

Welches Wasser ist empfehlenswert?

Quellwasser hat einen unterirdischen Ursprung und wird direkt an der Quelle in Flaschen gefüllt. Es muss keinen bestimmten Mineralstoffgehalt aufweisen. Ihm darf nur Eisen und Schwefel entzogen und/oder Kohlensäure zugesetzt werden. Es darf die Grenzwerte von 13 Stoffen nicht überschreiten.

Natürliches Mineralwasser muss aus einer unterirdischen, vor Verunreinigungen geschützten Quelle stammen und ein gewisses Maß an Mineralstoffen enthalten. Außerdem darf das Wasser die Grenzwerte für zehn Stoffe nicht überschreiten (z. B. Arsen, Cadmium, Blei, Quecksilber).

Heilwasser ist kein Trinkwasser, sondern ein Arzneimittel mit bestimmten Anwendungsgebieten. Am besten trinken Sie es kurmäßig und nicht als tägliches Trinkwasser.

Tafelwasser ist in Flaschen abgefülltes trinkbares Wasser. Es hat also keine besonderen Vorteile gegenüber dem Leitungswasser bei Ihnen zu Hause, es sei denn, die Wasserleitungen in Ihrem Haus sind noch aus Blei, aus Kupfer oder aus Asbest-Zement. Es gelten die gleichen Grenzwerte wie für Quellwasser.

Leitungswasser: Niemand kann heute mehr so ganz genau sagen, wie rein oder wie belastet unser Wasser ist. Es wird zwar gründlich kontrolliert und darauf geachtet, dass es keine Krankheitskeime enthält und appetitlich ist. Aber was chemische Zusätze angeht, wird es immer schwieriger. Es gibt inzwischen unzählige chemische Verbindungen, die gar nicht mehr alle kontrolliert werden können. Und selbstverständlich findet man nur solche Stoffe, nach denen man sucht. Am besten ist wohl ein gutes Quellwasser ohne Kohlensäure. Doch wer hat schon eine Wasserquelle beim Haus? Deshalb müssen sich die meisten Menschen mit der zweitbesten Möglichkeit begnügen. Entweder gutes Quellwasser aus Flaschen oder sehr gut gefiltertes Leitungswasser.

Zur **Wasserfilterung** empfehle ich zwei Verfahren: Aktivkohle-Blockfilter (nicht zu verwechseln mit Aktivkohle-Granulatfilter!) und Umkehrosmose. Beide Methoden reinigen das Wasser sehr gründlich, das Ergebnis ist fast pures Wasser – ohne Mineralstoffe. Das ist aus meiner Sicht kein Nachteil, denn unser Körper wird vor allem mit den Mineralstoffen aus der Nahrung versorgt. Die kann er auch besser verwerten als die aus dem Wasser. Sie können sich Ihr Trinkwasser, egal ob aus der Flasche oder aus der Wasserleitung qualitativ sehr verbessern mithilfe der **Effektiven Mikroorganismen.** (=> 3) Verwenden Sie dazu EM-Keramik nach Prof. Teruo Higa. Sie können die Keramikpipes oder einen Keramikring ins Wasser legen und so die Information übertragen. Es gibt auch Wasserfilter, in denen Aktivkohle mit EM-Keramik kombiniert ist. So aufbereitetes Wasser schmeckt angenehm. Man kann davon mehr trinken, ja mit der Zeit wird das Verlangen danach sogar größer. Der Körper nimmt es besser auf. Und was die Schadstoffe angeht, bietet es einen doppelten Vorteil: Dem Körper werden weniger Schadstoffe zugeführt und gleichzeitig können mit diesem reinen Wasser die Schadstoffe besser aus dem Körper ausgeleitet werden. Und nicht zuletzt sparen Sie sich das Flaschenschleppen und der Umwelt die Auswirkungen des Wassertransports.

3 Mikroorganismen – winzige, kraftvolle Helfer

Auf und in unserem Körper leben Billionen von Mikroorganismen. Sie sind auf unserer Haut, auf den Schleimhäuten der Atemwege, des Verdauungstraktes und bei den Frauen auf den Schleimhäuten der Scheide. Sie sind so klein, dass wir sie mit dem bloßen Auge nicht sehen können, sondern nur mit dem Mikroskop. Und deshalb „übersehen" wir sie meistens. Wir denken nicht an sie und wenn, dann häufig mit sehr gemischten Gefühlen. Der Gedanke, dass sie unseren Körper innen und außen besiedeln, ist vielen Menschen eher unheimlich. Wir machen die Mikroorganismen verantwortlich für das Verderben von Lebensmitteln, alle möglichen Krankheiten und für den Tod. Man hat uns beigebracht, dass wir uns vor ihnen hüten müssen, wenn wir gesund bleiben wollen. Wir haben gelernt, uns nach dem Gang zur Toilette und vor dem Essen die Hände zu waschen. Es ist selbstverständlich, dass wir niemanden anhusten oder anniesen. Wenn gerade mal wieder eine „Grippewelle" anrollt, sollten wir am besten niemanden mehr die Hand geben und Menschenansammlungen meiden.

Gewiss, die verbesserten Hygienemaßnahmen haben schon vielen Menschen das Leben gerettet, aber wir sind heute dabei, diese Segnungen in ihr Gegenteil zu verkehren, weil wir maßlos übertreiben. Die meisten Menschen glauben inzwischen, es sei für unsere Gesundheit wichtig, uns selbst und unsere Umgebung keimfrei zu halten. Deshalb sind in vielen Haushalten Desinfektionsmittel schon ganz selbstverständlich geworden. Aber Keimfreiheit ist erstens nicht möglich und zweitens gar nicht erstrebenswert. Wenn wir Keimfreiheit anstreben, züchten wir damit ungewollt nur besonders widerstandsfähige Keime. Die sind heute schon in vielen Krankenhäusern zu einer ernsthaften Gefahr geworden, weil es kaum noch wirksame Antibiotika gibt, mit denen sie in Schach gehalten werden können.

Wenn wir Bakterien, Viren, Pilze und andere Mikroorganismen verfolgen, als wären sie das Böse schlechthin, tun wir ihnen bitter Unrecht! Denn ohne Mikroorganismen in unserem Körper wären wir gar nicht lebensfähig! Es gäbe zudem weder Brot, noch Joghurt, Käse, Wein, Bier oder andere Köstlichkeiten. Alle Pflanzen, die das Leben auf diesem Planeten überhaupt erst möglich machen, könnten nicht wachsen und gedeihen. In den oberen 20 Zentimetern eines organisch gut gepflegten Bodens leben auf einem Quadratmeter etwa zehn Kilogramm Mikroorganismen. Diese erschaffen zusammen mit den Regenwürmern und andern Bodentieren den fruchtbaren Humus. Dr. Silke Ruppel vom Institut für Gemüse- und Zierpflanzenbau in Großbeeren/Erfurt e. V. fand zudem heraus, dass die Mikroorganismen über die Wurzeln in die Pflanzen einwandern, im Pflanzensaft und in den Pflanzenzellen siedeln und eine wichtige Rolle bei der Ernährung der Pflanzen spielen. Man kann mit Fug und Recht sagen:

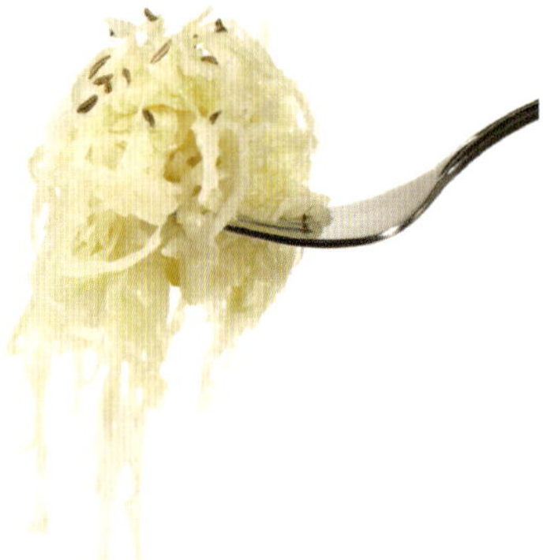

Das Sauerkraut verdanken wir Mikroorganismen

Ohne Mikroorganismen gäbe es kein Leben auf dieser Erde – zumindest kein Leben, wie wir es kennen!

Wer sind unsere Mitbewohner?

Lange Zeit war es den Medizinern nicht so recht klar, was es mit diesen kleinen Lebewesen auf sich hat – ob wir sie überhaupt brauchen und wenn ja, wofür sie nützlich sind oder ob sie uns vielleicht sogar eher schaden. Inzwischen wissen wir, dass wir ohne die meisten von ihnen nicht lange überleben könnten! Wir brauchen sie so dringend wie die Luft zum Atmen und die Nahrung zum Leben. Deshalb sollten wir ihnen nicht nur lebenslanges Wohnrecht einräumen, sondern darüber hinaus auch dafür sorgen, dass sie gerne bleiben.

Die Mikroorganismen brauchen uns allerdings ebenso dringend. Wir geben ihnen schließlich Nahrung und Unterkunft. Das heißt, wir leben zum beiderseitigen Nutzen zusammen. Das nennt man Symbiose und deshalb werden z. B. nützliche Darmbakterien manchmal Symbionten genannt.
Daneben gibt es eine Reihe von Kleinstlebewesen, die relativ harmlos sind, allerdings auch nicht allzu viel für uns tun – oder wir kennen sie noch zu wenig und verstehen deshalb nicht, dass sie sich ebenfalls für uns anstrengen. Eine dritte Gruppe sind ungebetene Gäste, denen wir nicht erlauben sollten, sich häuslich bei uns einzurichten. Sie belasten mit ihren giftigen Ausscheidungen unsere Darmschleimhaut und unsere Leber. Manche greifen sogar unsere Zellen an, z. B. unsere roten Blutkörperchen, um an das darin enthaltene Eisen zu gelangen. Manchmal kommen solche ungebetenen Gäste in so großen Scharen, dass unser Körper sich ihrer nur noch erwehren kann, indem er ihnen ganz schnell die Tür weist. Das nennen wir dann Durchfall.

Ich werde Ihnen im Folgenden unsere kleinen Helfer vorstellen, wer sie sind, was sie so tun, was sie gerne essen, welche Umgebung sie schätzen usw. Je mehr Sie über Ihre Mitbewohner wissen, desto besser können Sie für deren Wohlbefinden sorgen – und wenn die Mikroorganismen sich wohlfühlen, geht es Ihnen selbst auch gut.

Die unentbehrlichen Mitbewohner sind wie die Heinzelmännchen von Köln. Sie arbeiten tagein tagaus für uns, ohne dass wir sie sehen. In der Regel werden diese Mikroorganismen unsere „guten" oder unsere „nützlichen" Darmbakterien genannt. Ich bin da ein bisschen zurückhaltender. Denn erfahrungsgemäß hat alles in dieser Welt zwei Seiten. Wir können ohne Sonne nicht leben. Aber die Sonne, im Übermaß genossen, kann tödlich sein. So ist es auch bei unseren Heinzelmännchen. Jede Art hat ihre eigenen Aufgaben, ihren eigenen Wohnort und ihre eigene Nahrung, die sie von anderen Arten unterscheidet. Solange alle an ihrem Platz sind, ihre Arbeit tun, ihre Nahrung essen und sich nicht über Gebühr vermehren, wirken sie harmonisch zusammen wie ein gut eingespieltes Team. Wenn sich aber eine Gruppe über die Maßen vermehrt, den anderen das Futter streitig macht, ihnen mit ihrem Abfall das Leben schwermacht oder sich an Orten niederlässt, wo sie nicht hingehört, stört sie die Harmonie. Möglicherweise entwickelt sich sogar Chaos. Das nennen wir dann Krankheit.

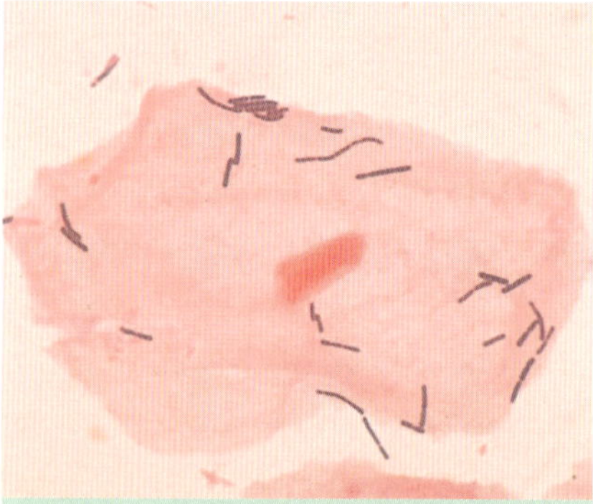

Milchsäurebakterien

Die ungebetenen Gäste werden gemeinhin als Krankheitserreger bezeichnet. Dieser Begriff ist ebenfalls nicht so ganz glücklich. Denn wie mein großer Bruder zu sagen pflegte, wenn ich ihm als kleines Mädchen etwas androhte: „Dazu gehören immer zwei. Einer, der es tut, und einer, der es sich gefallen lässt. Und der Zweite, der fehlt gerade." Ob wir krank werden oder nicht, hängt keineswegs nur vom „Krankheitserreger" ab! Schließlich haben wir ein wunderbares Abwehrsystem, das hervorragende Methoden zur Verfügung hat, mit denen es diese Winzlinge daran hindert, uns zu schaden. Außerdem haben diese ungebetenen Gäste ebenfalls eine andere Seite und können uns manchmal sogar nützen. Später mehr dazu!

Wie gelangen die Mikroorganismen in unseren Körper?

Während der Zeit im Mutterleib beherbergt der kindliche Körper keine Mikroorganismen. Das ändert sich mit der Geburt, wenn das Kind auf natürlichem Wege ans Licht der Welt kommt. Denn in der Scheide der Mutter leben ebenfalls viele kleine Helfer. Das sind vor allem Bifidobakterien und Laktobazillen, also Keime, die durch ihre sauren Stoffwechselprodukte die Frau vor Krankheitserregern schützen. Wenn das Kind gestillt wird, bekommt es durch den Hautkontakt weitere Mikroorganismen. Diese winzigen Lebewesen breiten sich im kindlichen Körper aus und besetzen alle freien Plätze auf der Haut und den Schleimhäuten.

Bei Kindern, die gestillt werden, herrschen die säurebildenden Bakterien vor. Sie schützen besonders gut vor Fäulniserregern, Durchfall und Infektionen. Bei Kindern, die nicht oder nur kurze Zeit gestillt wurden, ist das oft nicht so eindeutig. Sie leiden deshalb eher an Verdauungsstörungen und Infektionen. Wenn später zugefüttert wird, entscheidet sich, wie das Team der Bakterien zusammengesetzt sein wird, welche Gruppen wie stark vertreten sein werden. Denn das hängt vor allem von der Ernährung ab. So begünstigt die bei uns übliche eiweiß- und fettreiche Kost vor allem die Fäulniserreger und behindert die Säurebildner. In Afrika und Asien, wo die Menschen viel mehr Kohlenhydrate essen und weniger Eiweiß und Fett, werden die Säurebildner gefördert und die Fäulniserreger behindert.

Im Verdauungstrakt herrschen in den verschiedenen Organen verschiedene pH-Werte. Deshalb ist die Darmflora (Gesamtheit der Darmbakterien) dort unterschiedlich zusammengesetzt. Lange Zeit glaubte man, dass sich in der sauren Umgebung des Magens keine Keime halten können. Heute weiß man, dass dort ebenfalls eine ganze Reihe von Mikroorganismen leben. Desgleichen ist der Dünndarm von Bakterien besiedelt. Im Dickdarm befindet sich die eigentliche Darmflora. Die wichtigsten Mikroorganismen dort sind Säure bildende Keime der Gattungen Bacteroides, Bifidobacterium und Lactobacillus. Zur gesunden Darmflora gehören außerdem gewisse E.coli und Enterokokken.

Die Bevölkerung des Dünndarms unterscheidet sich sehr von der des Dickdarms. Wenn es dennoch Mikroorganismen gelingt, aus dem Dickdarm in den Dünndarm aufzusteigen und sich dort zu vermehren, wird die Ordnung gestört. Diese Bakterien zersetzen für uns lebenswichtige Nährstoffe, und dabei kommt es dann zu Gasbildungen und Durchfall (Overgrowth-Syndrom).

So helfen uns die Mikroorganismen im Darm

Wir haben etwa hundertmal so viele Mikroorganismen in unserem Körper wie Körperzellen! Durch diese unvorstellbar große Anzahl ist ihre Stoffwechselaktivität so gewichtig wie die der Leber. Prof. Dr. Ludwig Demling bezeichnete 1991 die Darmflora des Menschen als

vergessenes Organ. Er sagte: „Die Darmflora ist weitaus wichtiger als lange Zeit angenommen wurde.“ [13]
Unser Körper kann nicht alle Nährstoffe aufspalten. Was übrig bleibt, zerlegen die Darmbakterien und wandeln es so um, dass nicht nur sie selbst, sondern unsere Zellen ebenfalls davon profitieren. Manche ihrer Stoffwechselprodukte ernähren unsere Dickdarmzellen.

Einige Bakterien produzieren Vitamine für uns, z. B. Vitamin K, verschiedene B-Vitamine, Biotin und Folsäure. Vermutlich nutzt unser Körper ebenfalls etliche Enzyme und Stoffwechselprodukte der Symbionten. Durch die Stoffwechselaktivität der Milchsäurebakterien entsteht im Dickdarm ein schwach saures Milieu. In diesem können die Mineralstoffe Kalzium und Magnesium, die im Dünndarm noch nicht aufgenommen wurden, gelöst und dem Körper zugänglich gemacht werden. Sogar Pilze, die zu den ungebetenen Gästen gehören und die unsere Leber mit ihren Stoffwechselgiften und Fuselalkoholen stark belasten und unser Abwehrsystem in Atem halten, können nützlich sein. Sie binden nämlich Schwermetalle wie Quecksilber, Cadmium und Blei. Dadurch gelangen diese giftigen Stoffe nicht ins Körperinnere. Das ist eine große Entlastung und deshalb toleriert unser Körper manches Mal die Pilze. Oder anders herum ausgedrückt: Wenn die Pilze auf Dauer verschwinden sollen, müssen die Schwermetalle ebenfalls gehen. Mehr dazu im 5. Kapitel.

Eine ganz wichtige Aufgabe der Darmbakterien besteht darin, zusammen mit unserem Immunsystem dafür zu sorgen, dass sich keine ungebetenen Gäste auf Dauer bei uns einnisten. Um Ihnen diese Aufgabe genauer zu erklären, muss ich ein wenig ausholen:

---

13 Spiller, Wolfgang (1994): Dein Darm – Wurzel der Lebenskraft – Ritterhude (Waldthausen Verlag), S. 30

Unser Verdauungstrakt ist eine nach innen gestülpte Grenze zur Umwelt. Nährstoffe, Gifte oder Mikroorganismen, die sich im Darm befinden, sind noch nicht im Körper. In den Körper eingedrungen ist etwas erst dann, wenn es durch die Darmwand hindurch und ins Blut gelangt ist. Diese innere Grenze zur Umwelt ist riesig. Die Schleimhaut des Dünndarms ist von kleinen Zotten besetzt, auf denen wiederum winzige Zöttchen sitzen. Diese ragen in die Darmlichtung hinein und saugen die Nährstoffe wie kleine Wurzeln auf. Wenn man alle diese Zotten und Zöttchen und sämtliche Fältelungen glättet, kommt man, je nach Berechnung, auf eine Oberfläche von 250 bis 6.000 Quadratmetern! Im Vergleich dazu ist die Größe unserer äußeren Grenze, der Haut, geradezu winzig: ganze zwei Quadratmeter. Da ist es nur logisch, dass unser Körper diese riesige Grenze zur Umwelt sehr gut vor Eindringlingen schützt. So ist der Darm nicht nur Verdauungsorgan, sondern außerdem unser größtes Abwehrorgan. 60 % der Abwehrkraft des Körpers liegen im Darm!

Diese Barrieren im Darm schützen uns vor ungebetenen Gästen

Mikroorganismen sind überall. Deshalb ist es völlig alltäglich, dass wir mit dem Essen auch Keime schlucken, die wir nicht so gerne haben. Wenn ein solcher Eindringling aber in unseren Körper hineingelangen will, muss er etliche Hindernisse überwinden. Als erstes muss er an den Türstehern im Rachen vorbeikommen, unseren Mandeln. Wenn die ihn nicht abfangen und unschädlich machen, muss er als nächstes die Säure in unserem Magen überleben. Das tun nicht viele. Wenn er es dennoch schafft, warten im Darm vier weitere Barrieren auf ihn:

1. Der Eindringling muss einen freien Platz auf der Darmschleimhaut ergattern und sich dort festsetzen. Wenn wir gut für unsere Hein-

zelmännchen gesorgt haben, dann sind diese so zahlreich geworden, dass sie die Darmschleimhaut wie ein Rasen überziehen. Alle Plätze sind besetzt. Der Eindringling kann sich nirgends festhalten, wird Richtung Ausgang transportiert und mit dem Kot ausgeschieden. Fachleute sprechen vom Spüleffekt.

2. Sollte es dem Eindringling dennoch gelingen, sich an die Schleimhaut anzuheften, wird er von Antikörpern angegriffen, die im Darmschleim enthalten sind. Das sind Stoffe, die bestimmte Abwehrzellen speziell für diesen Eindringling produzieren und ihn damit unschädlich machen. Eine Gruppe von Heinzelmännchen, die Laktobazillen, stellen Stoffe her, die die Eindringlinge auflösen (Lysozyme). Andere sondern antibakteriell wirkende Stoffe (z. B. Wasserstoffperoxid) oder Antibiotika (z. B. Bakteriozine) ab und unterstützen auf diese Weise die Körperabwehr.

3. Wenn der Eindringling diese Angriffe überlebt, wird er von den Zellen der Darmschleimhaut daran gehindert, weiter ins Körperinnere vorzustoßen. Diese Zellen sind so fest miteinander verbunden, dass keine Lücke bleibt. Zudem gibt es Abwehrzellen in der Darmschleimhaut, die Makrophagen, die den Eindringling einfach auffressen, wenn sie ihn erwischen.

4. Sollte es dem Eindringling tatsächlich gelingen, diese drei Hindernisse zu überwinden, wird er von dem mit der Schleimhaut verbundenen Immunsystem bzw. vom Immunsystem im Körperinneren abgefangen und unschädlich gemacht.

Nur wenn Eindringlinge alle diese Barrieren überwunden haben, können sie sich im Körper vermehren und ihn beeinträchtigen.

Fitnesstraining fürs Immunsystem

Alle unsere Mitbewohner, die willkommenen und die nicht willkommenen, helfen, unsere Körperabwehr zu trainieren. Sie wird nämlich ständig über alle Mikroorganismen informiert, die den Dünndarm passieren. Auf diese Weise ist unser Immunsystem in der Lage, bei Bedrohung schnell und angemessen zu reagieren. Wenn die zuständigen Zellen die Keime kennengelernt haben, produzieren sie spezielle Abwehrstoffe (Antikörper), die sie auf die Oberfläche aller Schleimhäute abgeben. Dieser Film aus Antikörpern hindert unsere Heinzelmännchen daran, sich über Gebühr zu vermehren und die ungebetenen Gäste, sich auf Dauer festzusetzen.

Es ist also sehr wichtig, dem Körper genügend Gelegenheit zum Training zu geben. Nicht umsonst stecken kleine Kinder alles in den Mund, was sie in die Finger bekommen. Wenn wir vor lauter Angst vor den Mikroben jeglichen Kontakt mit ihnen vermeiden wollen und deshalb versuchen, unsere Umgebung möglichst keimfrei zu machen und bei jeder harmlosen Halsentzündung Antibiotika einnehmen, erreichen wir genau das Gegenteil von dem, was wir wollen:

- Wir nehmen dem Körper die Trainingsmöglichkeiten.
- Wir züchten besonders widerstandsfähige Keime, die Desinfektionsmittel und Antibiotika überleben.
- Angst bedeutet Stress und Stress schwächt das Abwehrsystem.

Das Ende vom Lied ist ein schwaches Immunsystem, das sich nicht mehr kraftvoll gegen Eindringlinge zur Wehr setzen kann. Wir kränkeln, bekommen einen Infekt nach dem anderen, es entwickeln sich chronische Entzündungen und andere ernsthafte Erkrankungen.

Wie wirkungsvoll unser Abwehrsystem arbeitet, lässt sich daran erkennen, dass wir relativ selten an Infektionen erkranken, obwohl wir ständig, jeden Tag, jede Minute mit irgendwelchen Krankheitserregern im Kontakt sind. Unser Körper verdient dafür wahrhaftig unsere Anerkennung, unseren Dank, unser Vertrauen und unsere Unterstützung!

Unsere Aufgabe als Wirt für unsere kleinen Helfer: Nahrung und Unterkunft

Je nachdem, welches Futter wir anbieten, begünstigen wir bestimmte Mitbewohner. Am wichtigsten sind für uns die Bacteroides, Bifidobakterien und Laktobazillen. Sie ernähren sich von Kohlenhydraten. Und weil unsere Helfer nur von dem leben können, was wir selbst essen, unterstützen wir sie durch eine kohlenhydrat- und ballaststoffreiche Kost. Anders ausgedrückt:

Unsere Heinzelmännchen brauchen frische Pflanzenkost mit viel Gemüse, Obst, Vollkorn, Kartoffeln usw.

Die bei uns übliche Zivilisationskost bekommt ihnen nicht so gut. Sie enthält zu viele gekochte Speisen, zu viel Weißmehl, Zucker, Eiweiß, Fett und chemische Lebensmittelzusatzstoffe. Es fehlen Ballaststoffe, Enzyme und Vitalstoffe. Mit eiweiß- und fettreicher Ernährung begünstigen wir die Fäulniserreger. Die wiederum vergelten uns diese guten Gaben allerdings mit giftigen Stoffwechselprodukten, die unsere Darmschleimhaut angreifen. Das kann so weit gehen, dass die Darmschleimhaut sich entzündet. Dadurch verlieren die Zellen der Darmschleimhaut ihren festen Zusammenhalt und es entstehen Lücken, durch die unvollkommen zerlegte Nahrungsbestandteile, Giftstoffe und Keime ins Körperinnere gelangen können. Fachleute sprechen vom „Leaky-Gut-Syndrom", zu Deutsch „durchlässiger Darm". Das wiederum führt zu Allergien und Nahrungsmittelunverträglichkeiten. Durch die giftigen Stoffwechselprodukte wird unsere Leber belastet, manchmal sogar überfordert, was wiederum zur hepatischen Enzephalopathie führen kann. Das ist eine Funktionsstörung des Gehirns durch die Giftstoffe, die weiter im Blut kreisen, weil die Leber nicht mehr ausreichend entgiftet.

Pilze sind Mikroorganismen, die nicht zur gesunden Darmflora gehören. Sie sind sog. Opportunisten, was bedeutet, sie können lange Zeit unauffällig im Darm vorhanden sein. Wenn sich aber eine gute Gelegenheit bietet, nützen sie diese und breiten sich hemmungslos aus. Hefepilze z. B. leben von Kohlenhydraten. Sie freuen sich besonders über große Mengen von Zucker und Weißmehl, denn die liefern schnell viel Futter. Eine gute Gelegenheit für Hefepilze ist dann gegeben, wenn ihr Wirt selbst gerne und viel Süßes isst. Wenn dann noch das Abwehrsystem dieses Menschen zusätzlich geschwächt ist, z. B. weil er unter Stress steht, das Quecksilber aus seinen Amalgamfüllungen das Abwehrsystem auf Trab hält und er viel zu wenig Vitalstoffe zu sich nimmt, freuen sich die Pilze des Lebens und vermehren sich ungehindert. Der Mensch fühlt sich dadurch noch gestresster, hat noch weniger Energie, leidet an Blähungen und isst womöglich noch mehr Süßes. Seine Leber wird mit den entstehenden giftigen Stoffen und Fuselalkoholen überlastet, die die Pilze absondern, und das Abwehrsystem gelangt an den Rand seiner Möglichkeiten. Somit entsteht ein Teufelskreis, der dringend durchbrochen werden muss.

Alles, was wir essen, beeinflusst gleichzeitig die Umgebung und die Überlebensmöglichkeiten der Mikroorganismen. Wenn wir z. B. viel

Eiweiß und Fett essen, ernähren wir damit die Fäulniserreger. Diese können wachsen, gedeihen und sich vermehren. Sie hinterlassen große Mengen Stoffwechselabfall, der die Umgebung so verändert, dass den Säurebildnern das Leben schwergemacht wird und sie sich nicht mehr so gut vermehren können. Ihre Zahl wird vermindert, und dadurch werden mehr der begehrten Wohnungen an der Darmschleimhaut frei. Fäulniserreger und ungebetene Gäste, die jeden Tag durch uns hindurch marschieren, freuen sich darüber und besetzen die freigewordenen Wohnungen – sehr zu unserem Leidwesen.

Unsere Darmbakterien werden aber nicht nur von dem beeinflusst, was wir essen. Entscheidend ist vielmehr, was schließlich im Dickdarm ankommt. Das wiederum hängt davon ab, wie gründlich wir zuvor gekaut haben und wie kraftvoll die Verdauungssäfte sind. Wenn wir unsere Nahrung nicht gut genug zerkleinert und eingespeichelt haben, können die Verdauungssäfte nicht alle Nahrungsbestandteile aufschließen. Dadurch kommt zu viel Unverdautes im Dickdarm an. Ähnlich ist es, wenn die Verdauungssäfte und Verdauungsenzyme (Magensaft, Galle, Bauchspeichel und Dünndarmsaft) zu schwach sind. Dann gelangen ebenfalls zu viele Nahrungsbestandteile in den Dickdarm. Dort freuen sich die jeweiligen Futterverwerter über diese zusätzliche Ration und vermehren sich über Gebühr. Wenn also die Zusammensetzung der Darmbakterien aus dem Lot geraten ist, lohnt es sich, die Kraft der Verdauungsorgane zu überprüfen und diese evtl. zu unterstützen.

Das erschwert unseren Helfern das Leben:

- Ungeeignete Kost
- Verdauungsstörungen
- Störungen des Abwehrsystems

- Umweltgifte, besonders Schwermetalle wie Quecksilber (Amalgamfüllungen in den Zähnen!), Cadmium, Blei
- Chemische Lebensmittelzusatzstoffe, besonders Konservierungsstoffe, denn die sollen ja Mikroorganismen daran hindern, sich auf Lebensmitteln auszubreiten. Diese Wirkung entfalten sie in unserem Darm ebenso.
- Manche ärztliche Behandlungen, wie z. B. Antibiotika, Kortison, Antibabypille, chemische Medikamente, die das Immunsystem unterdrücken, Strahlentherapie.

Natürlich gibt es Situationen, in denen diese genannten Behandlungen unumgänglich sind. Dann ist es besonders dringend, unsere Heinzelmännchen zu unterstützen, und das gelingt am besten, wenn wir ihnen das richtige Futter geben: frische, vollwertige Pflanzenkost. Zusätzlich müssen sämtliche anderen Störfaktoren behoben werden (siehe oben).
Nach einer Behandlung mit Antibiotika wird meistens empfohlen, die gestörte Darmflora wieder in Ordnung zu bringen, indem man Medikamente einnimmt, die lebende Bakterien enthalten. Auf diese Weise soll eine gesunde Darmflora „wieder aufgeforstet" werden. Ob das auf diese Weise gelingt, ist sehr zu bezweifeln, wenn sich das Futter und die Umgebung der Bakterien nicht ebenfalls ändern. Wenn Sie einen Apfelbaum, der einen guten Boden braucht, in einen Morast einpflanzen, wird er nicht überleben! Dasselbe gilt für die Mikroorganismen. Deshalb ist es wichtig, das Milieu so zu beeinflussen, dass sich die erwünschten Bakterien gut vermehren können und sich dadurch die Harmonie wieder einstellen kann.

Anders ist es mit der Empfehlung, Lebensmittel zu sich zu nehmen, die solche lebenden Bakterien enthalten, z. B. Joghurt, Kefir, Ayran,

Kwas, Kanne Brottrunk, rohes Sauerkraut. Wenn diese Bestandteil der täglichen Nahrung sind, wirken sie tatsächlich gesundheitsfördernd. In den Regionen dieser Erde, wo sie traditionell zur täglichen Kost gehören, gibt es auffallend viele sehr alte Menschen.

Verschiedene Arzneimittel, die Bakterien enthalten, werden eingesetzt, um das Immunsystem anzuregen. Das kann durchaus sinnvoll sein. Denn, wie ich oben beschrieben habe, sind die durch uns hindurchmarschierenden Mikroorganismen wichtige Trainingspartner für unser Abwehrsystem. Bärlauch kann übrigens ebenfalls helfen, dass sich schädliche Bakterien im Darm nicht ungehindert ausbreiten können, ohne dass er unsere Heinzelmännchen stört.

Damit sich die kleinen Helfer bei Ihnen wohlfühlen

Es gibt zwei verschiedene Wege, unsere kleinen Helfer, die Mikroorganismen, zu uns einzuladen und sich ihrer Dienste zu versichern.

- Wir bieten ihnen das optimale Futter an.
- Wir holen ganz gezielt bestimmte Mikroorganismen in unseren Körper.

Das optimale Futter

Grundsätzlich ist das ideale Futter für die besonders wichtigen Milchsäurebakterien frische Pflanzenkost mit reichlich Ballaststoffen. (=> 2.4) Darüber hinaus können wir diesen Bakterien gezielt bestimmte Ballaststoffe und Stärke anbieten, die sie besonders gut ernähren. Das sind solche, die den Magen und den Dünndarm passieren, ohne verdaut zu werden. Man nennt sie **Prebiotika**. Mit ihnen regen Sie die im Darm schon ansässigen erwünschten Mikroorganismen an, aktiv zu werden und sich zu vermehren. Um einen positiven Effekt zu erreichen, sollten Sie mindestens sieben Tage lang täglich 5 Gramm (ca. ein halber Esslöffel) zusätzlich zur normalen Nahrung verzehren. Wenn Sie die Ballaststoffe absetzen, nimmt die erwünschte Wirkung auf die Milchsäurebakterien wieder ab.

Die wichtigsten Prebiotika sind **Inulin** und **Oligofruktose**. Sie kommen in vielen Pflanzen vor: in Getreide, Zwiebeln, Knoblauch, Lauch, Artischocken, Chicorée, Schwarzwurzeln, Spargel, Bananen. Besonders viel ist in Topinambur enthalten. Das ist eine Pflanze, die ähnlich aussieht wie die Sonnenblume und kartoffelähnlich Knollen bildet. Im Kapitel 6.12 beschreibe ich sie näher, denn sie ist für Zuckerkranke sehr gut geeignet. Fragen Sie im Naturkostladen oder beim Biobauern danach. Inulin und Oligofruktose in isolierter Form oder als Bestandteil von Darmpflegemitteln erhalten Sie im Reformhaus oder in der Apotheke. Sie können sie in Fruchtsäfte, Milchmischgetränke, Joghurt, Quark oder Müsli einrühren. Beide Ballaststoffe werden manchen Lebensmitteln, z. B. Joghurt, zugesetzt, um diese als besonders „gesund" und damit teurer vermarkten zu können. Inulin können Sie selbst beim Backen verwenden. Ersetzen Sie dabei zehn Prozent des Mehls damit. Dadurch erhöhen Sie den Ballaststoffanteil und erhalten zudem schöne, lockere Backwaren.

Weitere reiche Ballaststoffquellen sind die **Schalen des Indischen Flohsamens (Wegerichart), Weizenkleie, Leinsamen und Apfelpektin.** Achten Sie dabei auf eine gute Flüssigkeitszufuhr, denn die Ballaststoffe quellen auf und saugen daher viel Flüssigkeit auf. Wenn nicht genügend Flüssigkeit vorhanden ist, bilden sich harte Knollen, die im schlimmsten Fall zu einem Darmverschluss führen können. (=> 6.3) Achten Sie deshalb immer auf die Angaben des Herstellers.

So holen Sie Mikroorganismen in Ihren Körper

„Probiotisch" leitet sich vom griechischen „pro bios" ab. Das bedeutet „für das Leben". **Probiotika** sind Lebensmittel, Nahrungsergänzungsmittel und Arzneimittel, die lebensfähige Mikroorganismen enthalten, die sich positiv auf unsere Darmflora auswirken. Das sind vor allem die Milchsäurebakterien (Bifidobakterien und Laktobazillen), aber auch Hefen und andere Arten. Wenn Sie regelmäßig solche Probiotika essen, holen Sie sich die kleinen Helfer in Ihren Körper. Experten gehen davon aus, dass man täglich 100 bis 1000 Millionen aufnehmen muss, um die Darmflora zu beeinflussen. Damit die Mikroorganismen im Dickdarm wirken können, müssen sie den Magen und den Dünndarm lebend passieren. Sie bleiben nur für wenige Tage oder Wochen im Darm. Nach den derzeitigen Erkenntnissen wissenschaftlicher Forschung ist ein „Aufforsten" der Darmflora durch Probiotika nicht möglich. Deshalb ist es notwendig, solche Mittel regelmäßig zu sich zu nehmen, wenn man die Darmflora beeinflussen möchte.

Hier eine Auswahl probiotisch wirkender Lebensmittel:

Dickmilch: Die rechtsdrehenden Milchsäurebakterien der Dickmilch fördern das Gleichgewicht der Darmflora, das besonders nach einer medikamentösen Antibiotika-Behandlung aus dem Gleichgewicht und geschwächt sein kann. Sie wirkt sich positiv auf die Verdauung aus und stärkt das Immunsystem. Dabei hilft der Kaliumgehalt, der das Herz-Kreislaufsystem stärkt.

Joghurt ist auf dem Balkan und in der Türkei beheimatet. Ursprünglich entstand er spontan aus der Säuerung der Milch durch die Arbeit von Milchsäurebakterien. Heute wird Joghurt durch ausgewählte

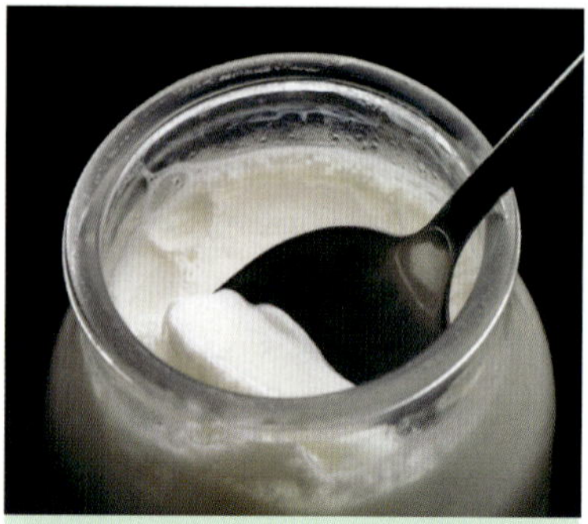

Joghurt – das Werk fleißiger Mikroorganismen

Mikroorganismen-Stämme hergestellt. Um einen industriell hergestellten Joghurt probiotisch zu machen, werden ihm nachträglich lebende Bakterien zugesetzt. Leider geben die Hersteller i. d. R. nicht an, wie viele Bakterien der Joghurt enthält. Meist ist die Konzentration zu gering. Sie können sich probiotischen Joghurt auch selbst herstellen, indem Sie sich entsprechende Starterkulturen kaufen, z. B. im Reformhaus. Lassen Sie sich dort über die Herstellung beraten.

Ayran ist im Kaukasus und in der Türkei zu Hause. Es ist ein Erfrischungsgetränk, das aus einer Mischung von Joghurt und Wasser besteht. **Lassi** ist die indische Variante.

Kefir, ein dickflüssiges, kohlensäure- und leicht alkoholhaltiges Milchgetränk, stammt ursprünglich aus dem Kaukasus und Tibet. Er entsteht durch die Wirkung von Milchsäurebakterien und Hefen. Dabei wird der Milchzucker zu Milchsäure umgewandelt. Deshalb können ihn auch Menschen trinken, die Milchzucker nicht vertragen, also an einer Laktoseintoleranz leiden. Allerdings gilt das nur für Kefir, der aus Kefirknollen [14] hergestellt wurde. Der industriell hergestellte Kefir, den Sie im Laden kaufen können, wird mit Kefir-Kulturen hergestellt, weil diese einfacher zu handhaben sind. Der Wasserkefir ist eine Variante, die mit Hilfe von Milchsäurebakterien und Hefen entsteht.

14 Kefirknollen oder Kefirpilze bestehen aus Bakterien, Hefen, Eiweißen, Fetten und aus Polysacchariden, die durch verschiedene Bakterien produziert werden, die in den Knollen enthalten sind.

Kombucha, ein köstliches Fitnessgetränk, können Sie mithilfe des Teepilzes aus gezuckertem Schwarztee, Grüntee oder Kräutertee selbst herstellen. Der Teepilz ist streng genommen kein Pilz, sondern eine Lebensgemeinschaft von vielen Hefen und Bakterienstämmen. Am Ende ihrer Arbeit steht ein basisch wirkendes Getränk mit vielen gesunden Inhaltsstoffen.

Sauerkraut entsteht aus Weißkohl durch die Aktivität von Milchsäurebakterien. Es enthält viel Milchsäure, und solange es roh ist, also nicht erhitzt, auch große Mengen an Milchsäurebakterien. Darüber hinaus ist es reich an Vitamin C, und damit gerade im Winter sehr zu empfehlen. Es enthält weiter die Vitamine A, B12, K und etliche Mineralstoffe, z. B. Kalzium, Kalium, Natrium. Die Milchsäure aktiviert die Zellatmung, bremst das Wachstum von fäulniserregenden Bakterien, regt den Darm an und verbessert die Aufnahme von Kalzium. Sauerkraut wirkt wie ein Darmbesen. Es hilft durchzuputzen, z. B. wenn es darum geht, Pilze loszuwerden. Der Kräuterpfarrer Künzle verordnete rohes Sauerkraut bei Spul- und Madenwürmern. Sauerkrautsaft hilft bei Sodbrennen (zwei Esslöffel nach dem Essen) und wirkt mild abführend (gleich nach dem Aufstehen ein bis zwei Gläser trinken). Alle Kohlarten enthalten zudem krebshemmende Stoffe. Wichtig: Kohl sollte nur kurz gekocht und sehr gut gekaut werden, damit sich diese Wirkung voll entfalten kann.

Der **Original Kanne Brottrunk®** ist ein Getränk, das durch ein spezielles Gärverfahren von Brot entsteht. Es schmeckt mild säuerlich und enthält neben Vitaminen, Mineralstoffen, Spurenelementen und Enzymen eine große Anzahl von sehr wertvollen Milchsäurebakterien (unter anderem Lactobacillus reuteri).

Anwendung:

- Trinken Sie täglich dreimal jeweils 0,1 – 0,2 Liter Original Kanne Brottrunk® zu den Mahlzeiten.
- Mischen Sie jeweils zu einem drittel Original Kanne Brottrunk®, Apfelsaft und Wasser.
- Verwenden Sie Original Kanne Brottrunk® für Salatsoßen anstelle von Essig.

Wenn Sie täglich 200 Milliliter Kanne Brottrunk zu sich nehmen, erzielen Sie eine probiotische Wirkung.

Ähnlich wirksam ist das **Kanne Enzym-Fermentgetreide**, das aus der abgefilterten Kanne Brottrunk-Gärsubstanz gewonnen wird. Sie können es folgendermaßen verwenden:

- Zwei Teelöffel Kanne Fermentgetreide® mit 0,2 l Kanne Brottrunk® verrühren, quellen lassen und dann morgens trinken.
- Das feine Pulver Müsli, Joghurt, Quark, Suppen oder Soßen zusetzen oder zu pikanten Brotaufstrichen verarbeiten.
- Täglich ein- bis zweimal einen Teelöffel des Pulvers trocken in den Mund nehmen und langsam zergehen lassen.

Effektive Mikroorganismen

Der japanische Professor für Agrarwissenschaften Teruo Higa forschte seit den 70er Jahren des vergangenen Jahrhunderts an geeigneten Kombinationen unterschiedlichster Mikroorganismen, die die Qualität von Böden verbessern können und somit auch die Pflanzengesundheit fördern. Eine bestimmte Mischung verschiedener Milchsäurebakterien, Hefen und Photosynthesebakterien erfüllte schließlich seine Erwartungen. Diese Mischung nannte er **EM (Effektive Mikroorganismen)**.[15]

15 Ausführliche Informationen finden Sie in den verschiedenen Büchern von Ernst Hammes und Gisela van den Höövel in der Reihe EM Lösungen des Verlags Eifelkrone Musik & Buch.

Viele dieser Mikroorganismen sind aus der traditionellen Lebensmittelherstellung bekannt. Prof. Higa ist Fachmann für den Gartenbau, deshalb entwickelte er die Effektiven Mikroorganismen vor allem für die Anwendung im Gartenbau und in der Landwirtschaft. Es stellte sich jedoch heraus, dass sie in vielen anderen Umweltbereichen ebenfalls wirken. Man kann sie mit großem Nutzen in Haus und Garten, in der Landwirtschaft, zur Sanierung von Gewässern und zur Optimierung des Trinkwassers einsetzen. Sie können ebenso einen Beitrag zur Verbesserung der Gesundheit und des Wohlbefindens von Mensch und Tier leisten. Die EM produzieren sogar Antioxidantien, d. h., sie helfen, die freien Radikale (aggressive Sauerstoffmoleküle) zu neutralisieren und beugen so der Schädigung von Körperzellen vor. Im Haushalt kann man mit EM Oberflächen reinigen, die Biotonne säubern und üble Gerüche beseitigen. Wenn man Gemüse und Obst in EM-Wasser wäscht und anschließend in einer Plastiktüte oder einem Behälter mit Deckel kühl lagert, bleibt es länger frisch und knackig, weil sich Fäulniserreger nicht darauf ausbreiten können. Inzwischen gibt es sogar schon EM-Lebensmittel, wie EM-Getreide, EM-Backwaren, EM-Kartoffeln, EM-Früchte, EM-Gemüse, EM-Fleisch, EM-Eier, EM-Käse, EM-Wein und EM-Kaffee. Das bedeutet nichts anderes, als dass bei der Erzeugung dieser Lebensmittel von Anfang an Effektive Mikroorganismen eingesetzt wurden. Das hat mehrere Vorteile: Obst und Gemüse enthält weniger Wasser, dafür mehr Trockensubstanz. Dadurch schmeckt es intensiver. Erdbeeren halten ohne Kühlung länger, vertrocknen eher, als dass sie schimmeln und faulen. Für die Zubereitung von Kaffee ist weniger Kaffeepulver nötig usw.

Die Wirkung der Effektiven Mikroorganismen erklärt Prof. Higa folgendermaßen: Es gibt nur relativ wenige wirklich krankmachende und ebenso wenige ausschließlich lebensfördernde Mikrobenstämme. Die meisten Mikroorganismen verhalten sich opportunistisch. Das bedeutet, sie sind Mitläufer, passen sich immer in ihrem Verhalten der Gruppe an, die in ihrem Lebensraum vorherrscht, seien es krankmachende oder lebensfördernde Stämme. Deshalb ist es möglich, mit einer kleinen Menge Mikroben große Wirkung zu erreichen, wenn man ganz gezielt solche Stämme einsetzt, die für alles Lebendige eine positive Wirkung entfalten. Denn die Mitläufer werden ihnen folgen wie die Schafherde ihrem Leithammel. Dieses Vorgehen hat sehr viel mehr Vorteile als das Bekämpfen von Krankheitserregern. So ließ der Pathologe Rudolf Virchow Krankenzimmer mit Krümeln von Sauerteigbrot ausfegen. Damit verteilte er dort die erwünschten Mikroorganismen und schuf eine Umgebung, in der diese vorherrschten und den unerwünschten den Platz wegnahmen. Als Ergebnis dieser Bemühungen wurden auf seinen Stationen die Patienten schneller gesund. Die bei uns übliche Strategie besteht dagegen darin, möglichst alle Mikroorganismen abzutöten und die Umgebung keimfrei zu machen. Nach dem Naturgesetz überleben aber stets die Stärksten, und so werden auf diesem Wege immer widerstandsfähigere Mikroben gezüchtet, denen Desinfektionsmittel und Antibiotika nichts mehr anhaben können. Deshalb findet man die aggressivsten Krankheitserreger auf den Intensivstationen von Krankenhäusern. Es ist höchste Zeit, dass hier ein Umdenken einsetzt.

EM: Die Urlösung EM enthält lebende Mikroorganismen. Sie kann in vielen Bereichen pur eingesetzt werden. Preisgünstiger ist es, sie mit Hilfe von Wasser und Zuckerrohrmelasse zu EMa zu vermehren („a" bedeutet hier „aktiviert", also vermehrt). So entstehen aus einem Liter EM innerhalb einer Fermentationszeit von sieben bis zehn Tagen 30 Liter EMa. Da zur Vermehrung eine gleichbleibende Temperatur nötig ist, gibt es inzwischen Geräte, mit denen das leicht bewerkstelligt werden kann.[16]

16 Mehr Informationen finden Sie im Internet z. B. unter www.emev.info

Antioxidativ wirkende Fermatationsgetränke und Nahrungsergänzungsmittel gibt es inzwischen unter verschiedenen Namen und von mehreren Anbietern. Diese Getränke oder Nahrungsergänzungsmittel werden unter Verwendung von EM in einem aufwendigen und langen Fermentationsprozess hergestellt. Sie enthalten keine lebenden Mikroorganismen, sondern deren Stoffwechselprodukte, die helfen, die freien Radikale abzubauen. Die Hersteller empfehlen, etwa 10 – 30 ml pro Tag zu Getränken wie Wasser, Fruchtsäften oder Tee beizugeben. Bei Einnahme in warmen Getränken wird die Wirksamkeit einiger dieser Produkte noch verstärkt.

Probiotische Getränke bzw. Nahrungsergänzungsmittel mit EM werden mittlerweile ebenfalls von verschiedenen Herstellern angeboten und enthalten probiotische Mikroorganismen, Milchsäure sowie verschiedene Kräuter und Pflanzen. Dadurch können sie die Darmflora positiv beeinflussen. Verzehrempfehlung des Herstellers beachten!

EM-Keramik nach Prof. Teruo Higa wird in Japan hergestellt. Sie besteht aus Kibushi-Ton, der organisches Material von Pflanzen enthält, die Millionen Jahre alt sind. Während des mehrmonatigen Fermentationsprozesses sind sie Nahrung für die Effektiven Mikroorganismen. Darüber hinaus haben urzeitliche Mikroorganismen viele Enzyme gebildet. Nach der Reifung wird dieser Ton unter Zugabe von Effektiven Mikroorganismen (und teilweise deren Stoffwechselprodukten) bei hohen Temperaturen gebrannt. Diese Keramik gibt es als Pulver und in festen Formen für verschiedene Anwendungsbereiche.
Die EM-Keramik aktiviert Wasser, indem sie die Wasser-Cluster aufbricht (Verbindungen der Wassermoleküle), die Oberflächenspannung, die Oxidation und Infrarotstrahlung verringert und negative Informationen des Wassers löscht. Sie ist zeitlich unbegrenzt einsetzbar.

- **EM-Keramik Pipes grau**: Das sind kleine Röhrchen, ähnlich wie die länglichen Perlen, die Sie vielleicht noch aus Kindertagen kennen. Man kann sie vielfältig anwenden, z. B. in einem Beutel oder zur Kette aufgefädelt ins Wasser legen, in einen Trinkwasserkrug, in die Waschmaschine, den Geschirrspüler, die Badewanne, das Aquarium, die Blumenvase, die Gießkanne usw.

- **EM-Keramik Pipes rosa** sind weich und porös und binden Schadstoffe (z.B. Chlor).

- **EM-Keramik Ring für Getränke**: Mit ihm können alle Getränke, die keine Kohlensäure enthalten, behandelt werden. Dazu legt man den Ring in einen Krug, füllt das Getränk ein und lässt es abgedeckt zwei Stunden stehen.

- **EM-Keramik in Pulverform zur Bodenverbesserung** hat ein größeres Anwendungsspektrum, als sein Name vermuten lässt. Man kann es zur Verbesserung von Pflanzerde, Gartenboden und Zimmerpflanzenerde einsetzen, aber auch zur Herstellung von EM-Bokashi (ein wertvoller, reifer Kompost, der mithilfe von EM erzeugt wird), als Zusatz bei der Wasseraufbereitung usw. Es gibt auch Berichte von Menschen, die es mit positiver Wirkung wie Heilerde eingenommen haben.

Inzwischen gibt es eine ganze Reihe von EM-Produkten für Haushalt, Körperpflege, Garten, Tierhaltung und anderes mehr. Ich habe mich hier auf die Anwendungen beschränkt, die im Rahmen dieses Buches über Ernährung interessant sind.

4 Der Säure-Basen-Haushalt – ein Schlüssel zur Gesundheit

Zur Einstimmung auf dieses Thema möchte ich Ihnen eine Geschichte aus dem Ersten Weltkrieg erzählen: Durch die britische Blockade wurden in Dänemark und in Deutschland die Lebensmittel knapp. Der dänische Arzt und Ernährungsforscher Mikkel Hindhede hatte durch seine Forschungen herausgefunden, dass Fleisch durch Kartoffeln, Getreidegrütze, Brot, Obst, Gemüse und Milch ersetzt werden kann. Diese Lebensmittel waren nicht nur billiger, sondern auch gesünder. Er schlug vor, dass die Menschen das wertvolle Getreide und die Kartoffeln lieber selbst essen sollten, statt es an die Schweine zu verfüttern. Denn etwa 80% des Nährwertes gehen verloren, wenn man pflanzliche Lebensmittel als Tierfutter einsetzt, um Fleisch zu produzieren. Gesagt, getan. Der dänische Schweinebestand wurde auf ein Fünftel reduziert. Die so gewonnenen Lebensmittel reichten aus, um die Bevölkerung gut zu ernähren. Aber nicht nur das! Diese Umstellung hatte ganz erstaunliche Konsequenzen: Die Sterblichkeit sank um 20%. Besonders auffallend war, dass die Sterblichkeit der alten Menschen zurückging. Altersschwäche als Todesursache nahm um 48% ab! In der großen Grippe-Epidemie im Winter 1917/1918 starben weltweit 30 Millionen Menschen. In Dänemark hingegen starben 6.300 Menschen weniger als im Jahr 1913, dem Jahr mit der bis dahin niedrigsten Sterberate in jenem Land. In Deutschland dagegen erkrankten Millionen an Grippe und 300.000 Menschen starben daran. Hier hatte man in der Ernährung auf Schweinefleisch und Rüben gesetzt. Die Kartoffeln verfütterte man lieber den Schweinen. [17]

---

17 Leider wird das Eiweiß in den Zuckerrüben während des Kochens durch die Maillard-Reaktion minderwertig. Alles zusammen führte zu einer Minderernährung. Zudem waren die Schweine der Nährboden für ein besonders gefährliches Grippevirus. So trafen zwei unglückliche Umstände zusammen: Die Deutschen waren mangelhaft ernährt und zusätzlich infizierten sie sich über das Schweinefleisch mit dem Grippevirus.

Auf die Mischung kommt es an

Wie kann man diese Geschichte verstehen? Weshalb hat die aus der Not geborene Ernährungsweise so viele Menschenleben gerettet? Was ist das Geheimnis? Ich will es Ihnen gerne verraten: Auf die Mischung kommt es an! Unser Körper kann nur dann seine Aufgaben optimal erfüllen, wenn wir ihm die Nährstoffe in der richtigen Mischung und im richtigen Verhältnis zuführen. Dabei ist es nicht nur entscheidend, welche Nährstoffe ein Lebensmittel enthält, sondern ebenso, welche Stoffwechselreste es im Körper hinterlässt. Beides beeinflusst nämlich unseren Säure-Basen-Haushalt. Dieser ist der Boden, auf dem Gesundheit oder Krankheit wächst. Für naturheilkundlich denkende Ärzte und Heilpraktiker ist ein ausgeglichener Säure-Basen-Haushalt ein wichtiger Schlüssel zur Gesundheit. Andersherum ausgedrückt: Ein Ungleichgewicht des Säure-Basen-Haushalts ist die Ursache vieler Gesundheitsstörungen und Krankheiten, besonders der sog. Zivilisationskrankheiten.

Säuren und Basen sind Wechselspieler. Sie sind beide für unseren Körper wichtig und notwendig. Sie gehören zusammen wie Ebbe und Flut, Tag und Nacht, Wärme und Kälte. Keines von beidem ist besser oder schlechter. Probleme entstehen nur durch ein Ungleichgewicht, wenn also zu viele Säuren oder zu viele Basen im Körper sind.

Die Maßeinheit für Säuren und Basen ist der **pH-Wert.**

pH-Wert	0	1	2	3	4	5	6	7	8	9	10	11	12	13	14

sauer neutral basisch

Es gibt keinen einheitlichen pH-Wert in unserem Körper. Der Magensaft z. B. ist sehr sauer (pH 1 – 2), der Dünndarmsaft, der Bauchspeichel und die Galle sind dagegen basisch (pH 7,5 – 8,8). Der pH-Wert des

Urins schwankt im Tagesverlauf. Bei den meisten Menschen hierzulande, die fast alle mehr oder weniger übersäuert sind, bleibt er im sauren Bereich zwischen 4,5 und 6,8. Bei Naturvölkern, die noch ursprünglich leben, ist er basisch (pH 7 – 8,5). Der pH-Wert unseres Blutes bewegt sich in engen Grenzen zwischen pH 7,35 – 7,45. Im Extremfall kann er noch zwischen 7,3 und 7,8 schwanken. Darüber hinaus wird es lebensbedrohlich. Unser Körper ist immer darauf bedacht, unser Leben zu erhalten. Deshalb setzt er alles daran, solche Extreme zu verhindern. Ein lebensbedrohlicher Überschuss an Basen kann durch die Ernährung alleine nicht entstehen. Anders ist es mit den Säuren. Durch die Ernährung können sich relativ leicht zu viele Säuren ansammeln. Diese muss der Körper abpuffern bzw. ausscheiden, sonst würde das Blut zu sauer werden. Dafür hat unser Körper verschiedene Mechanismen zur Verfügung: Die Nieren können Basen sparen und dem Körper wieder zuführen. Und sie können Säuren ausscheiden. Über die Lungen können wir Kohlensäure ausatmen. Die Leber hilft ebenfalls, den Säure-Basen-Haushalt zu regulieren. Und schließlich steht das Bindegewebe als „Zwischenmülldeponie" zur Verfügung. Dorthin verschiebt der Körper überschüssige Säuren und Basen. Das ist ganz praktisch, denn wenn ein Säuremolekül auf ein Basenmolekül trifft, entsteht ein neutrales Salz, das der Körper leicht ausscheiden kann. Problematisch wird es nur, wenn nicht genügend Basen vorhanden sind. Dann sammeln sich immer mehr saure „Schlacken" im Bindegewebe an. Dadurch wird die Versorgung des Funktionsgewebes der Organe mit Nährstoffen und Sauerstoff bzw. die Entsorgung der Stoffwechselschlacken aus den Zellen behindert. Das wiederum führt dazu, dass die Organe nicht mehr optimal funktionieren können. Wer noch Ofenheizung kennt, der weiß, ein verrußter Ofen zieht nicht. So bilden diese sauren „Schlacken" schließlich die Grundlage für verschiedene Beschwerden und Krankheiten.

Diese Beschwerden können durch Übersäuerung verursacht oder verschlimmert werden:

- Kopfschmerzen, Migräne
- Haare: Spliss, Brüchigkeit, stumpfes Aussehen, Schuppenbildung, Haarausfall
- Haut: Orangenhaut (Cellulite), Hautkrankheiten, Allergien
- Nägel: Neigung zum Splittern, brüchige Nägel, Nagelpilz
- Augen: Altersweitsichtigkeit, Grauer Star, Grüner Star
- Mund und Zähne: Mundgeruch, Karies, Parodontose
- Herz und Blutgefäße: Herzschmerzen, Atemnot, Herzrhythmusstörungen, Bluthochdruck, zu niedriger Blutdruck, Durchblutungsstörungen, Arteriosklerose, Herzinfarkt, Schlaganfall, Hörsturz, Krampfadern, Hämorrhoiden
- Verdauungstrakt: Sodbrennen, chronische Magenschleimhautentzündung, Blähungen, Reizdarm, chronische Entzündungen der Darmschleimhaut, Neigung zu Durchfällen, Störungen der Darmflora
- Diabetes Typ 2
- Nierenschwäche, Nierensteine
- Bewegungsapparat: Gicht, Arthrose, Bandscheibenbeschwerden, Osteoporose, Fibromyalgie, Hexenschuss
- Immunsystem: Infektanfälligkeit, chronische Entzündungen (Nebenhöhlen-, Ohren-, Darm-, Blasenentzündung usw.), Begünstigung von Tumorentstehung
- Vergrößerung der Prostata
- Seelische Probleme: Gereiztheit, depressive Verstimmungen, Ängste

Alle diese Beschwerden und Krankheiten können durch eine basenüberschüssige Kost und Entsäuerung positiv beeinflusst werden.

Was trägt zur Übersäuerung bei?

- Ernährung (siehe unten)
- Konsum von Tabak und anderen Drogen
- Chemische Medikamente
- Einatmen von Abgasen und Verbrennungsrückständen
- Chronische Verdauungsstörungen, vor allem Gärprozesse im Darm, Störungen der Darmflora
- Zuckerkrankheit
- Chronische Nierenschwäche
- Herzschwäche
- Schwere körperliche Belastungen, dazu gehört auch Leistungssport, aber auch Bewegungsmangel!
- Schwere Vergiftungen, Belastungen mit Schwermetallen (z. B. Quecksilber aus Amalgamfüllungen und aus der Nahrung)
- Kortisontherapie
- Kaliummangel
- Elektrosmog: Computer, Fernseher, Radio, Funktelefone, Handy, Sendemasten, Hochspannungen, alle Elektrogeräte und -leitungen, Radiowecker, Quarzuhren, Funkuhren, Mikrowellenherde
- Lebensweise: Lärm, Hektik, Stress, seelische Konflikte, die nicht gelöst werden. Hinzu kommt, dass wir uns oft, wenn es uns seelisch nicht gut geht, schlecht ernähren: Wir essen zu viel oder zu wenig, trösten uns mit Süßigkeiten, Alkohol und Zigaretten und verstärken damit die Übersäuerung.

Wenn Sie die beiden Auflistungen von Ursachen und Folgen der Übersäuerung genau betrachten, wird Ihnen auffallen, dass manche Beschwerden in beiden Listen auftauchen. Das ist kein Fehler, sondern ein Hinweis, dass hier leicht Teufelskreise entstehen. So können z. B. durch eine unzureichende Verdauungskraft vermehrt Säuren entstehen.

Diese schädigen die Darmschleimhaut. Dadurch wird die Verdauungsleistung noch mehr geschwächt. Es entstehen noch mehr Säuren usw. Wenn der Darm nicht optimal arbeitet, kann z. B. Obst, das eigentlich basisch wirkt, zur Übersäuerung beitragen, weil die Fruchtsäure nicht restlos verstoffwechselt wird. Es lohnt sich also sehr, solche Gesundheitsprobleme anzugehen. Sie sehen, um die Ansammlung von Säuren in Ihrem Körper zu verringern, können Sie sehr viel mehr tun, als nur Ihre Ernährung zu verändern. Nach meiner Erfahrung sind seelische Ausgeglichenheit, Gelassenheit, das Lösen seelischer Konflikte und eine positive Einstellung sich selbst und dem Leben gegenüber noch viel entscheidender als die Ernährung. In diesem Buch hier geht es aber um Ernährung. Deshalb will ich mich darauf beschränken.

Das wirkt säuernd:

- Alles, was viel Eiweiß enthält, hinterlässt saure Reste, also Fleisch, Geflügel, Wild, Innereien, Wurst, Fisch, Eiklar (Dotter wirkt basisch), Milchprodukte und Hülsenfrüchte
- Zucker, Kaffee und Alkohol
- Getreide, vor allem Weißmehlprodukte, also auch polierter Reis. Vollkorn und Naturreis dagegen säuern nur mild, am wenigsten Dinkel, Hafer und Hirse. Das hängt damit zusammen, dass die basischen Mineralstoffe in der Randschicht des Korns sitzen, die beim Ausmahlen entfernt wird.
- Essig
- Erdnüsse
- Hochkonzentrierte und mit Zucker gesüßte Säfte, Limonaden, Cola
- Chemische Lebensmittelzusatzstoffe: Farbstoffe, Geschmacksverstärker, Konservierungsstoffe, Rückstände von „Pflanzenschutzmitteln“ und Medikamenten, die den Tieren verabreicht wurden, deren Fleisch wir essen, usw.

Das wirkt basisch:

- Gemüse
- Kartoffeln
- Salate
- reife Früchte (auch Zitrone!), Dörrobst
- Pilze
- Keimlinge
- Grassaft, z. B. Gersten-, Weizen- oder Dinkelgrassaft
- Oliven
- Zwiebeln, Knoblauch
- Mandeln, Walnüsse
- rohe Milch (also frisch von der Kuh!)
- Molke
- Kräuter
- Gewürze (Pfeffer, Paprika, Kümmel, Zimt, Vanille usw.)
- Wasser ohne Kohlensäure, Kräutertee, Grüner Tee, Fruchtsäfte ohne Zuckerzusatz (und ohne Süßstoff!)

Neutral sind: naturbelassene Fette und Öle, Butter, Sahne. Wichtig: Den billigen raffinierten Speiseölen und den billigen gehärteten Fetten fehlen die Vitamine, die zur Verarbeitung in den Zellen nötig sind. Dadurch entstehen mehr Säureschlacken.

Wenn Sie in verschiedenen Büchern und Tabellen nachsehen, wie welche Lebensmittel wirken, werden Sie gewisse Unterschiede feststellen. Das hängt damit zusammen, dass es nicht so ganz einfach ist, herauszufinden, wie genau Lebensmittel im Körper wirken. Deshalb schlage ich Ihnen vor, sich nicht mit den Feinheiten zu stressen. Das erhöht nur die Säurelast! Wichtig ist, dass Sie sich hauptsächlich von basischen Lebensmitteln ernähren. Stellen Sie sich so eine altmodische

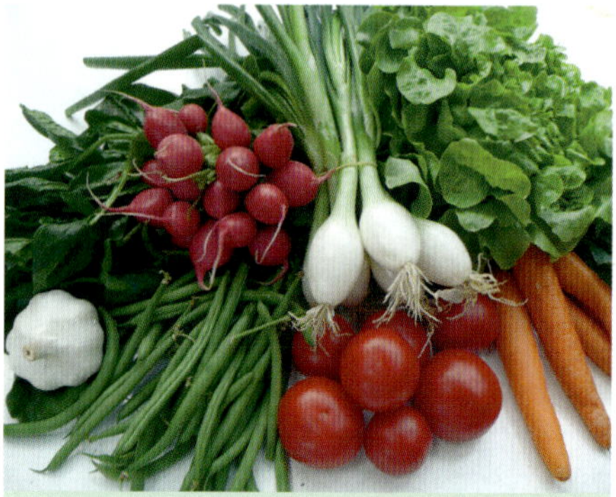

Gemüse liefert die basischen Mineralstoffe

Waage mit zwei Waagschalen vor. Auf die eine Waagschale legen Sie alles Basische, auf die andere alles Säuernde. Die Waagschale mit den basischen Lebensmitteln muss auf jeden Fall schwerer wiegen als die mit den säuernden. Optimal ist eine Verteilung von 4:1, also vier Fünftel dessen, was Sie im Laufe des Tages zu sich nehmen, sollte basisch, ein Fünftel säuernd sein. Denken Sie dabei nicht nur an die Hauptmahlzeiten, sondern an alles, was Sie in den Mund stecken!

Grundsätzlich dürfen Sie alles essen!
Es kommt nur auf das richtige Verhältnis an.

Beim Zubereiten die kostbaren Mineralstoffe schonen!

Waschen Sie Gemüse möglichst wenig zerteilt. Lauch z. B. schneiden Sie einmal der Länge nach durch und waschen ihn dann. Lassen Sie Salatblätter zum Waschen unzerteilt. So schonen Sie Vitamine und Mineralstoffe. Verschiedene Garmethoden beeinflussen den Mineralstoffgehalt ebenfalls. Hier ein Beispiel: [18]

Mineralstoffverlust bei Kartoffeln:

Gekochte, geschälte Kartoffeln	21 %
Gedämpfte, geschälte Kartoffeln	7 %
Gekochte, ungeschälte Kartoffeln	1,4 %
Gedämpfte, ungeschälte Kartoffeln	0,5 %

18 Worlitschek, Michael (1994): Der Säure-Basen-Haushalt - Heidelberg (Karl F. Haug Verlag)

Gießen Sie die Kochbrühe von geschälten Kartoffeln oder Gemüse niemals weg. Verwenden Sie diese für eine Suppe oder Soße.
Es gibt Hinweise, dass basische Lebensmittel, die in der Mikrowelle gegart wurden, säuernd wirken.

Vorschläge für ein Frühstück:

- Zum Frühstück ausschließlich Obst zu essen, ist für unseren Körper sehr gut. Richten Sie sich einen appetitlichen Obstteller oder machen Sie einen Obstsalat. Sie können Mandeln oder Walnüsse dazugeben und etwas Fruchtsaft oder süße Sahne. Auch ein Fruchtmus aus pürierten Früchten ist lecker. Die basischsten Früchte sind Birnen, süße Äpfel, Bananen, Melonen, Feigen, Datteln, Avocados.
- Für Müsli sind Hafer, Dinkel, Hirse, Buchweizen, Amaranth und Quinoa gut geeignet. Am besten mahlen Sie die Körner frisch in der Mühle mehlfein (pro Person 2 – 4 Esslöffel Körner) und verrühren dieses Mehl mit so viel Wasser, dass ein dünner Brei entsteht. Erwärmen Sie diesen, bis er bindet, oder kochen ihn kurz auf. Geben Sie etwas süße Sahne dazu und evtl. klein geschnittenes Obst, Rosinen und Nüsse. Dieser erhitzte Getreidebrei ist bekömmlicher als Frischkornmüsli.
- Wenn Sie keine Mühle besitzen, verwenden Sie Getreideflocken. Kennen Sie Erdmandelflocken? Sie sind ebenfalls basisch und schmecken sehr gut. Sie bekommen sie im Reformhaus und im Naturkostladen.
- Zaubern Sie sich ein besonders vitalstoffhaltiges Müsli mit gekeimten Körnern. Weichen Sie die Körner ca. zwölf Stunden ein. Dann spülen Sie morgens und abends die Körner durch, gießen das Wasser jeweils ab und lassen die Körner zwei bis drei Tage keimen bis sich kleine Spitzen zeigen. Durch das Keimen werden die Bitterstoffe umgewandelt, die Schädlinge abwehren sollen. So wird

das Getreide für uns Menschen bekömmlicher. Wenn Sie kräftig zubeißen wollen und können, lassen Sie die gekeimten Körner ganz. Andernfalls zerkleinern Sie diese mit dem Pürierstab oder Mixer.

- Wenn Sie lieber etwas Herzhaftes frühstücken, essen Sie Dinkelbrot. Als Brotbelag eignen sich pflanzliche Pasten (Reformhaus oder Naturkostladen), Salatblätter, Tomaten-, Gurken-, Radieschen-, Kohlrabischeiben usw., Kräuter, Bananen-, Apfel-, Birnenscheiben. Sie können alles Gemüse, außer Bohnen, gut roh essen. Haben Sie schon einmal rohen Spargel probiert? Mir schmeckt er besser als gekocht.
- Im Winter bevorzuge ich selbst ein warmes Frühstück. Ganz köstlich finde ich eine Kartoffel-Gemüsesuppe: Kartoffeln schälen, in kleine Würfel schneiden, Gemüse nach Belieben klein schneiden und mit den Kartoffeln zusammen in Gemüsebrühe gar kochen. Mit dem Pürierstab mixen, ein Schuss süße Sahne dazu, vielleicht noch klein gehackte Kräuter – fertig.

Wenn keiner dieser Vorschläge Ihren Appetit weckt und Sie gerne bei Ihrem Frühstück bleiben möchten, dann überlegen Sie einfach, wie Sie es ein klein wenig basisch aufpeppen können, und achten Sie bei den restlichen Mahlzeiten des Tages darauf, dass sie deutlich basenüberschüssig sind.

Die Säure-Basen-Balance langfristig halten

Festessen sind hierzulande Säurelieferanten pur. Was tun? Mein Tipp: Genießen Sie, was Ihnen schmeckt und freuen Sie sich des Lebens! Man soll die Feste feiern, wie sie fallen! Zum Ausgleich essen Sie am Tag vor und nach dem Fest ganz basisch.

Von Doris Wroblewski [19] stammt dieser Rat:

**Essen Sie jedes Jahr einen Monat,
jeden Monat eine Woche,
jede Woche einen Tag und
jeden Tag eine Mahlzeit ausschließlich basisch!**

Wenn Sie Ihre Ernährung umstellen, gehen Sie behutsam vor. Sie kommen leicht ins Schleudern, wenn Sie die Richtung zu schnell ändern. Auch die längste Reise beginnt mit dem ersten Schritt. Tun Sie ihn! Fangen Sie mit einer kleinen Veränderung an, die Ihnen leicht fällt. Vielleicht statt fünf Tassen Kaffee täglich nur noch drei. Größere Gemüse- und Salatportionen als Hauptspeise und kleinere Fleischstücke als Beilage. Öfter Pellkartoffeln statt Nudeln. Und wenn dieser erste Schritt zur Gewohnheit geworden ist, machen Sie den nächsten. Gehen Sie liebevoll mit sich um! Vor allen Dingen: Bleiben Sie entspannt und genießen Sie Ihr Essen! Machen Sie aus Ihrer Ernährungsweise kein strenges Dogma! Denken Sie daran: Seelische Belastungen säuern! Dazu gehört auch die Angst, etwas falsch zu machen oder ein schlechtes Gewissen. Ich möchte Sie noch einmal herzlich einladen, Ihre eigenen Erfahrungen zu machen und ihnen zu trauen. Probieren Sie meine Vorschläge aus und behalten Sie bei, was Ihnen gut bekommt.

---

19 Wroblewski, Doris (4. stark überarb. Auflage 1995): Teilfasten – ein Gesundheitsschlager – Königstein (Ariane Verlag)

5 Entgiftung – Großputz für den Körper

In früheren Jahrhunderten gab es immer wieder Zeiten, in denen die Nahrung knapp wurde, weil die Ernte missraten war, das Jagdglück fehlte, Naturkatastrophen oder Soldaten im Krieg das Land verwüsteten. Zudem fasteten die Menschen wohl schon immer freiwillig, z. B. um die Götter milde zu stimmen, zur Buße, als Initiationsritus, vor Festen oder um in andere Bewusstseinszustände zu gelangen. Unabhängig davon, weshalb der Mensch fastet, nützt der Körper diese gute Gelegenheit immer zum Großreinemachen von innen.

Wir dagegen haben heute das ganze Jahr über den Tisch reichlich gedeckt und überreichlich zu essen. Deshalb hat unser Körper kaum mehr Gelegenheit, sich gründlich von Schlacken und Ablagerungen zu befreien, die tagtäglich in unserem Stoffwechsel entstehen. Außerdem belasten wir unseren Körper durch unsere moderne Lebensweise ziemlich heftig mit allen möglichen Giftstoffen. Denken Sie nur an die Konservierungsstoffe, Farbstoffe, Geschmacksverstärker und künstlichen Aromen in den Lebensmitteln, an Pestizide in Obst und Gemüse, an Medikamentenrückstände im Fleisch, an Chemikalien in Körperpflegemitteln und Kosmetik, in Möbeln, Farben, Wohntextilien und an chemische Medikamente. Hinzu kommen Abgase in der Atemluft, Industriegifte im Boden und im Trinkwasser. Diese Chemikalien lösen sich nicht einfach in Wohlgefallen auf und verschwinden auf Nimmerwiedersehen. Nein, sie sammeln sich im Boden und im Wasser an. Pflanzen und Tiere nehmen sie auf. Und wir Menschen stehen am Ende der Nahrungskette und sammeln immer mehr dieser Stoffe in uns an. Viele dieser Chemikalien kann unser Körper nicht ausreichend abbauen. Er lagert sie bevorzugt im Fettgewebe ab. Das ist sicher auch ein Grund dafür, dass es auf der ganzen Welt immer mehr sehr dicke Menschen gibt. Wer auf Dauer abnehmen will, muss unbedingt gleichzeitig die Ausleitung der Gifte unterstützen, sonst kreisen die gelösten Giftstoffe nur im Blut und der Körper wird, so schnell er kann, wieder Fettpolster ansammeln, damit diese chemischen Stoffe wieder eine Lagerstätte finden.

Wir müssen heute ganz bewusst unserem Körper die Gelegenheit geben, sich von diesen Lasten zu befreien. Für viele Hausfrauen ist es eine gute Tradition, im Frühjahr Großputz zu halten. Einmal im Jahr alle Schränke und Schubladen ausräumen, gründlich saubermachen und aussortieren, was nicht mehr gebraucht wird. Hinter allen Möbeln und in allen Ecken putzen – das hat schon etwas für sich. Warum nicht auch mal dem Körper einen Großputz von innen gönnen? Wenigstens einmal im Jahr sollten Sie Ihrem Körper diese Gelegenheit verschaffen. Das ist eine wunderbare Möglichkeit, vorzeitigen Alterungsprozessen und chronischen Krankheiten vorzubeugen.
Ich werde Ihnen im Folgenden verschiedene Möglichkeiten aufzeigen, wie sie Ihren Körper bei der Reinigung von innen gut unterstützen können.

Die Grünkraft nutzen

„Nach grüner Farb' mein Herz verlangt" heißt es in einem alten Frühlingslied. Die grünen Kräuter, besonders die Wildkräuter, die im Frühjahr überall kraftvoll sprießen, strotzen nur so vor Vitalität und Heilkraft. Gerade die Frühjahrskräuter bieten alles, was dem Körper nach einem langen Winter wieder auf die Sprünge hilft und den Stoffwechsel ankurbelt. Wir brauchen ihr Angebot nur anzunehmen. Machen wir es wie die Bären nach ihrer Winterruhe. Sie verbringen die kalte Jahreszeit im Dämmerschlaf. Während dieser Zeit leben sie von ihrem angefressenen Speck, fressen und trinken nichts und geben weder

Urin noch Kot ab. Deshalb braucht ihr Kreislauf und ihr Stoffwechsel im Frühjahr eine kräftige Anregung. Die beziehen sie aus den grünen Kräutern, die im Frühjahr wachsen. Unsere Vorfahren wussten ebenfalls um die grüne Kraft und verwendeten die Frühlingskräuter zur „Blutreinigung". Die „grünen Neune" waren schon in der Frühzeit wichtige und geachtete Helfer. Es sind ganz gewöhnliche Kräuter wie Brennnessel, Kerbel, Beifuß, Wegerich, Löwenzahn, Schafgarbe, Odermenning, also Pflanzen, die wir heute eher als Unkräuter verunglimpfen. Sie haben es verdient, dass wir sie achten und ehren und ihre Hilfe dankbar annehmen.

Hier eine kleine Auswahl der wichtigsten Wildkräuter:

Die **Brennnessel** ist die Königin unter den Frühjahrskräutern. Wegen ihrer blutreinigenden, den Stoffwechsel anregenden und entgiftenden Wirkung wird sie von altersher zu Frühjahrskuren eingesetzt. Sie hilft bei Entzündungen, rheumatischen Beschwerden, Gicht, Verdauungsstörungen, Galle- und Leberbeschwerden. Sie regt die Harnausscheidung an und lindert Prostatabeschwerden. Nicht anwenden bei Stauungen und Wasseransammlungen infolge Herz- oder Nierenschwäche.

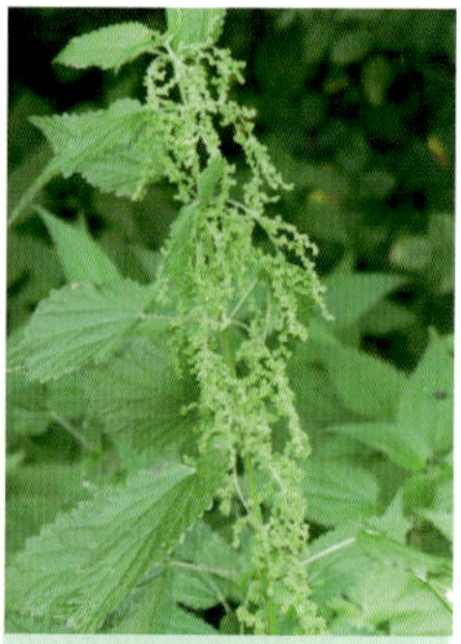
Die Königin der Frühjahrskräuter

Verwendete Pflanzenteile: junge Blätter und Triebspitzen, Wurzeln
Anwendung: als Küchenkraut, Wildgemüse, Saft oder Tee
4 – 8 Wochen Kur mit Brennnessel-Saft (Apotheke oder Reformhaus) oder Brennnessel-Tee. Morgens und abends je eine Tasse Tee oder einen Esslöffel Saft mit Wasser gemischt trinken. Teezubereitung: 2 gehäufte Teelöffel Blätter und Wurzeln mit ¼ Liter kochendem Wasser übergießen, aufkochen und 5 Minuten köcheln lassen, abgießen.

Der **Löwenzahn** unterstützt die Leber, steigert den Gallenfluss, regt die Nieren an und wirkt harntreibend, stimuliert den gesamten Zellstoffwechsel. Er hilft bei Gicht und rheumatischen Erkrankungen.
Verwendete Pflanzenteile: junge Blätter, für Tee auch die Wurzel
Anwendung: als Küchenkraut, Saft oder Tee.
4 – 6 Wochen Kur mit Löwenzahnsaft (Apotheke oder Reformhaus) oder Löwenzahntee. Morgens und abends je eine Tasse Tee oder einen Esslöffel Saft mit Wasser gemischt trinken. Teezubereitung: 1 – 2 Teelöffel Blätter und Wurzeln mit ¼ Liter kaltem Wasser übergießen, aufkochen und 1 Minute köcheln lassen, abgießen.

Die **Schafgarbe** wirkt blutreinigend, kräftigend, beruhigend; stärkt den Magen, hilft bei Darm- und Gallebeschwerden; regt die Nieren an (enthält viel Kalium); wirkt desinfizierend, krampflösend und hilft gegen Entzündungen.
Verwendete Pflanzenteile: in der Küche die jungen Blätter, für Tee das blühende Kraut
Anwendung: als Küchenkraut oder Tee (2 gehäufte Teelöffel mit ¼ Liter kochendem Wasser übergießen, 15 Minuten ziehen lassen, abgießen)

Der **Bärlauch** schmeckt nicht nur wunderbar wie Knoblauch, er heilt und entgiftet ähnlich hervorragend wie sein Bruder: Er hilft bei Gärungsprozessen im Darm und den damit verbundenen Blähungen und krampfartigen Schmerzen. Er regt Leber und Galle an, unterstützt die Verdauung, reguliert die Darmtätigkeit, hemmt im Darm das Wachstum schädlicher Bakterien, ohne die gesunde Darmflora zu schädigen. Er ist also besonders hilfreich nach einer Behandlung mit Antibiotika. Bärlauch senkt den Blutdruck, beugt Arteriosklerose vor und damit Herzinfarkt und Schlaganfall. Er wirkt blutreinigend, harntreibend, schleimlösend, entzündungshemmend und stärkt allgemein.

Verwendete Pflanzenteile: die Blätter, bevor die Pflanze blüht – später verlieren sie an Aroma und sind nicht mehr so zart
Anwendung: als Küchenkraut

Der **Giersch** oder **Geißfuß** ist bei Gärtnern nicht gerne gesehen, weil er wuchert und wuchert. Mein Tipp: Essen Sie ihn einfach auf! Er wirkt harntreibend, krampflösend, entzündungshemmend und entsäuernd und hilft bei Rheuma und Gicht.
Verwendete Pflanzenteile: Blätter
Anwendung: als Wildgemüse

Der **Gundermann** oder die **Gundelrebe** unterstützt die Leber, hilft bei Magen- und Darmkatarrhen und bei Blasenerkrankungen. Die Blätter schmecken etwas nach Minze.
Verwendete Pflanzenteile: Blätter
Anwendung: als Küchenkraut und als Tee-Kur. Morgens und abends je 1 Tasse Tee trinken. (1 – 2 Teelöffel Blätter mit ¼ Liter kochendem Wasser übergießen, 5 Minuten ziehen lassen, abgießen)

Das **Scharbockskraut** enthält viel Vitamin C und hilft deshalb gegen die Frühjahrsmüdigkeit. Ernten Sie die Blätter vor der Blüte und mischen Sie einzelne Blätter unter den Salat. Wenn Sie zu viele Blätter essen bzw. nach der Blüte geerntete, kann es zu Reizungen der Schleimhäute kommen.
Verwendete Pflanzenteile: einzelne Blätter vor der Blüte
Anwendung: als Küchenkraut und als Tee: 2 – 3 Teelöffel Blätter mit ¼ Liter kaltem Wasser übergießen, zum Sieden erhitzen, abgießen

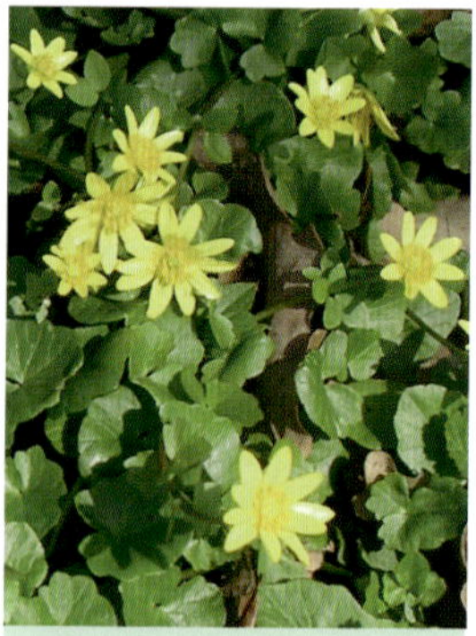
Scharbockskraut

Die Blätter der **Knoblauchsrauke** schmecken mild nach Knoblauch. Ihre Blätter stehen uns länger zur Verfügung als die des Bärlauchs (bis Juni). Sie wirkt antibakteriell, harntreibend, blutreinigend und unterstützt die Verdauung.
Verwendete Pflanzenteile: Blätter und junge Triebspitzen
Anwendung: als Küchenkraut

Die **Vogelmiere** oder **Hühnerdarm** ist ein bei Gärtnern nicht beliebtes „Unkraut". Pfarrer Kneipp lobte diese Pflanze als Lungenkraut. Sie wirkt vor allem schleimlösend. Die Vogelmiere enthält viel Vitamin C und Carotin, außerdem etliche wichtige Mineralstoffe und Spurenelemente. Diese kleine Pflanze kann während der ganzen frostfreien Zeit von März bis Oktober geerntet werden.
Verwendete Pflanzenteile: Die ganze Pflanze büschelweise ernten!
Anwendung: als Küchenkraut und Wildgemüse

Nützen Sie auch die Kraft der bekannten Küchenkräuter:
Basilikum wirkt allgemein stärkend, harn- und schweißtreibend, darmreinigend, antibakteriell, hilft bei Gicht.
Borretsch ist reich an Kalium und Kalzium und wirkt harn- und schweißtreibend.
Dill regt den Appetit an, hilft bei Magenbeschwerden, gegen Blähungen.
Kerbel enthält Vitamin C, Karotin, Eisen und Magnesium. Er wirkt harn- und schweißtreibend, blutreinigend und verdauungsfördernd.
Petersilie ist reich an Vitamin C, wirkt harntreibend, unterstützt die Nieren und die Blase und regt die Verdauung an.
Pimpinelle oder **Kleiner Wiesenknopf** enthält viel Vitamin C, wirkt harn- und schweißtreibend, stärkt die Verdauungsorgane und die Leber.
Schnittlauch wirkt ähnlich wie Zwiebeln. Beide regen den Appetit an, wirken leicht abführend, harntreibend und schleimlösend.

Verwenden Sie die Kräuter immer frisch und am besten roh. Dann sind noch alle Vitalstoffe und Enzyme erhalten. Sie können die Kräuter als einzelne Blätter oder klein gehackt unter Salat mischen, aufs Butterbrot streuen, in Quark oder Joghurt rühren, Kräuterbutter machen, ihr eigenes Pesto, Kräuteröl etc. Es gibt so viele leckere Möglichkeiten ohne viel Aufwand! Wenn Sie die Kräuter für Suppen verwenden, geben Sie diese immer erst ganz am Schluss dazu, damit möglichst viele Vitamine erhalten bleiben. Wildgemüse bereiten Sie wie Spinat zu.

Wenn Sie die Wildkräuter nicht gut kennen, machen Sie doch einmal eine Wildkräuterführung mit. Sie werden an vielen Orten von Volkshochschulen, Familienbildungsstätten, Naturschutzvereinen und anderen Organisationen angeboten.

Frühjahrskur mit Frischpflanzensäften

Dafür brauchen Sie jeweils eine Flasche mit 100 ml Inhalt von diesen Frischpflanzensäften:

1. Artischocke (regt Gallenfluss und Stoffwechsel an, fördert Fettverdauung)
2. Löwenzahn (regt Zellstoffwechsel an, fördert Gallenfluss, wirkt harntreibend)
3. Schwarzrettich (regt Gallenfluss an, fördert Verdauung)
4. Brennnessel (wirkt blutreinigend, harntreibend und hilft bei rheumatischen Beschwerden)

Dosierung:

morgens und abends 1 Esslöffel eines Saftes, evtl. in Wasser verdünnt. Nehmen Sie die Säfte in dieser Reihenfolge. Immer wenn eine Flasche leer ist, beginnen Sie die nächste.

Darmreinigung

Die Heilkundigen aller Zeiten legten großen Wert auf die Darmreinigung. Schon vor 3500 Jahren haben ägyptische Heilkundige die Darmreinigung in Form von Einläufen anschaulich auf Papyri beschrieben. Noch zu Beginn unseres Jahrhunderts gab es in allen Arztpraxen eine Einrichtung zur Reinigung des Darmes mit einem sog. hohen Einlauf. Diese Tradition der Darmreinigung ist völlig zu Unrecht in Vergessenheit geraten.

Der Darm hat ganz wichtige zentrale Aufgaben. Er sorgt dafür, dass alle unsere Körperzellen ernährt werden können. Er scheidet aus, was nicht mehr gebraucht wird und den Körper nur belasten würde. Und nicht zuletzt ist er unser größtes Abwehrorgan. Da ist es sehr verständlich, dass wir nur dann wirklich gesund sein können, wenn der Darm alle seine Aufgaben gut bewältigt. Das geht sehr viel besser, wenn er nicht vollgestopft ist mit altem Kot, der eigentlich längst hinausgeschafft sein sollte. Dann fühlen sich auch unsere kleinen Helfer, die Darmbakterien, sehr viel wohler und arbeiten besser für uns.
Ein überlasteter Darm verursacht nicht nur Verdauungsbeschwerden wie z. B. Völlegefühl, Blähungen, Verstopfung oder Durchfall. Nein, wenn der Darm leidet, leidet der ganze Mensch. Kopfschmerzen, chronische Müdigkeit, Konzentrationsprobleme, unreine Haut, Hautausschläge, Rücken- und Gelenkschmerzen und viele andere Beschwerden können damit zusammenhängen. Wenn dieser Zustand chronisch wird, kann das sehr ernste Erkrankungen zur Folge haben.

So können Sie Ihren Darm reinigen:

Es gibt eine Reihe von Mitteln, um eine relativ kraftvolle Stuhlentleerung zu bewirken:

- Heilpflanzen: Sennesblätter und Sennesfrüchte, Faulbaumrinde, Rhabarberwurzel, Rizinusöl
- Salze: Glaubersalz (Natriumsulfat), Bittersalz (Magnesiumsulfat)

Diese Abführmittel sollten Sie nur anwenden, um einmal ganz gezielt den Darm zu entleeren, z. B. zu Beginn des Fastens. Sie sind auf keinen Fall geeignet, um eine chronische Verstopfung zu behandeln. Lesen Sie dazu bitte meine Empfehlungen im Kapitel 6.3. Der Vorteil dieser Mittel ist, dass der Darm damit tatsächlich relativ schnell und zuverlässig von Altlasten befreit werden kann. Der Nachteil ist, dass diese Mittel leicht zu heftig wirken und dass sie nicht bedenkenlos von jedem Menschen angewendet werden dürfen.

Deshalb rate ich Ihnen mehr zu diesen sanfteren Methoden:

- **Einläufe** sind eine gute Möglichkeit, die Giftausscheidung über den Darm anzuregen. Sie brauchen dafür eine Klistierbirne, eine Klysopumpe oder einen Irrigator. Diese Geräte bekommen Sie in der Apotheke und im Sanitätshaus. Dort zeigt man Ihnen gerne, wie Sie den Einlauf machen. Am einfachsten sind die Klistierbirne und die Klysopumpe zu handhaben. Verwenden Sie körperwarmes bis lauwarmes Wasser. Je kühler das Wasser, desto heftiger wird die Entleerung angeregt. Sie können die Entsäuerung mit einem Baseneinlauf unterstützen. Geben Sie 3 g Natron (Natriumbikarbonat) oder einen gehäuften Teelöffel Bullrich-Salz auf ½ bis ¾ Liter lauwarmes Wasser.

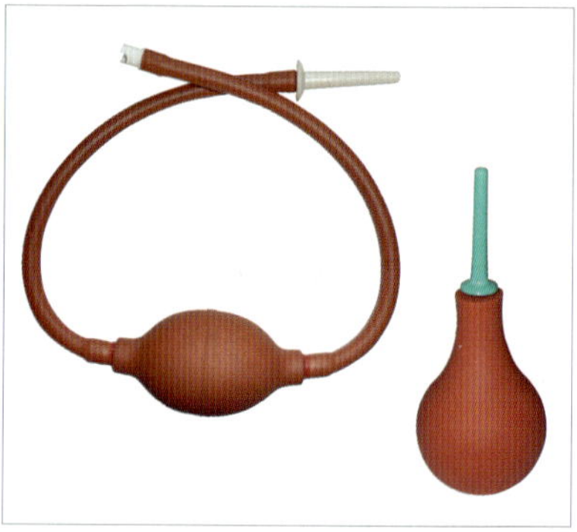

- Trinken Sie morgens gleich nach dem Aufstehen wahlweise
  - ½ bis 1 Liter lauwarmes Wasser
  - ¼ Liter lauwarmes Wasser mit dem Saft einer halben Zitrone
  - 1 bis 2 Gläser Sauerkrautsaft
  - 20 bis 200 ml Kanne Brottrunk (probieren Sie Ihre wirksame Dosierung aus!)
  - morgens und evtl. zusätzlich abends ¼ Liter Pflaumensaft
  - morgens 1 bis 2 Gläser Buttermilch
- Nutzen Sie **Ballaststoffe.** Sie fördern den Stuhlgang und binden Giftstoffe. Geben Sie einen Teelöffel Flohsamenschalen (indische Wegerichart) in ein Viertel-Liter-Glas, gießen 200 ml Wasser dazu, rühren um und trinken diese Mischung (wird schnell glibberig!) und sofort danach noch einmal 200 ml Wasser. Trinken Sie unbedingt soviel Wasser dazu, sonst riskieren Sie u. U. einen Darmverschluss!
- **Rohes Sauerkraut** wirkt wie ein guter Darmbesen. Essen Sie jeden Tag mehrere kleine Portionen davon.
- **Heilerde** ist naturreiner Löss, ein Gestein, das durch Verwitterung anderer Gesteine entstanden ist und anschließend abgelagert wurde. Der ohnehin feine Löss wird zermahlen, sodass die einzelnen Teilchen nur noch einen Durchmesser von einem tausendstel Millimeter haben. Dadurch entsteht eine große Oberfläche. Ein Kilo Heilerde kann eine Oberfläche von ca. 60 m^2 haben. Deshalb kann dieses feine Pulver sehr gut überschüssige Säuren, Giftstoffe und giftige Stoffwechselprodukte binden und damit deren Ausscheidung fördern. Anwendung: Geben Sie 1 - 2 Teelöffel in ein Glas, gießen Sie 200 ml Wasser dazu, rühren gut um und trinken es zügig. Es kann sein, dass es anschließend ein bisschen zwischen den Zähnen knirscht. Wenn Sie das stört, trinken Sie ein Glas Wasser hinterher. Nehmen Sie die Heilerde zwei- bis dreimal täglich ein. Sollte der Stuhl daraufhin hart werden, trinken Sie mehr Wasser. Heilerde gibt es auch in Kapselform.

- **Klinoptilolith-Zeolith** ist ein Vulkangestein, das fein zermahlen eine Art Super-Heilerde ist. Ein Gramm Zeolith kann eine Oberfläche von bis zu 1.000 m^2 haben! Dieses Pulver nimmt Gifte aus dem Darm auf, die im Körper selbst entstehen, wie z. B. das Verdauungsgift Ammonium, aber auch überschüssige Säuren, Fäulnis- und Gärungsgifte, Giftstoffe von Bakterien und Pilzen. Es bindet ganz hervorragend viele Giftstoffe, z. B. chemische Rückstände von Nahrungsmitteln (Spritzmittel, Konservierungsstoffe, Farbstoffe usw.) und von Medikamenten, sowie die Schwermetalle Cadmium, Blei und Quecksilber. Es wurde sogar eingesetzt, um bei Menschen, die nach dem Atombombenabwurf 1945 in Hiroshima und nach dem Reaktorunglück in Tschernobyl verstrahlt waren, radioaktive Stoffe aus dem Körper auszuleiten. Das war für diese Menschen lebensrettend. Klinoptilolith-Zeolith ist also weit mehr als ein Mittel zur Darmreinigung. Dieses Gestein entgiftet den ganzen Organismus, entlastet damit die Leber, die Nieren und das Bindegewebe. Die Zellen können ihre Aufgabe dadurch viel besser erfüllen. Es befreit von freien Radikalen, wirkt der Übersäuerung des Körpers entgegen und begünstigt gute Wachstumsbedingungen für die nützlichen Darmbakterien. Damit wird auch das Immunsystem gefördert. (=> 3 und 4) Zudem liefert es noch das wichtige Silizium in einer Form, die der Körper gut verwerten kann. (=> 6.6 und 6.7)
  Anwendung: Nehmen Sie morgens und abends einen gestrichenen Teelöffel des Pulvers in Wasser oder Fruchtsaft gelöst. Sollte der Stuhl daraufhin hart werden, müssen Sie über den Tag verteilt sehr viel mehr trinken.
- Wenn der Darm von giftigen Altlasten befreit ist und wieder gut funktioniert, wird dadurch die Umgebung für die erwünschten **Darmbakterien** verbessert, sodass sie sich gut vermehren und ausbreiten können. Achten Sie bitte außerdem darauf, Ihren kleinen

Helfern gutes Futter anzubieten. Essen Sie deshalb frische Pflanzenkost mit viel Gemüse, Obst, Vollkorn, Kartoffeln. Ganz wichtig sind dabei die für uns Menschen unverdaulichen Ballaststoffe, weil diese dann im Dickdarm als wertvolle Nahrung für unsere Heinzelmännchen zur Verfügung stehen. (=> 3)
- Zusätzlich können Sie Ihren Darm noch mit Effektiven Mikroorganismen unterstützen, z. B. mit antioxidativ wirkenden EM-fermentierten probiotischen Getränken und Nahrungsergänzungsmitteln. (=> 3)

Leberreinigung

Die Leber erfüllt lebenswichtige Entgiftungsaufgaben. Sie wird durch unsere Lebensweise und durch Umweltgifte sehr stark gefordert und oft auch überfordert. Sie leidet, wenn wir uns falsch ernähren oder Genussmittel zu uns nehmen. Auch manche Medikamente machen der Leber sehr zu schaffen. Und – was viele Menschen nicht wissen – sie muss auch die seelischen Gifte verarbeiten, wenn uns z. B. eine Laus über die Leber läuft oder uns vor Ärger die Galle hochkommt! Die Leber ist ein sehr geduldiges Organ. Wir merken oft lange Zeit nicht, dass sie in Not ist. Deshalb ist es jedem Menschen sehr zu empfehlen, wenigstens einmal im Jahr für eine gewisse Zeit seine Leber zu entlasten und sie durch eine Leberreinigungskur nach Kräften zu unterstützen.

Bei der achtwöchigen Leberreinigungskur, die ich Ihnen vorschlage, geht vor allem darum, der Leber besonders die Stoffe zuzuführen, die sie braucht, und ihr die Entgiftungsarbeit zu erleichtern. Die Ernährung während der Leberreinigungskur ist eine **leicht verdauliche, fettarme Vollwertkost** – keine spezielle Leber-Galle-Diät!

Entscheiden Sie sich möglichst für Lebensmittel aus biologischem Anbau bzw. Aufzucht. Damit nehmen Sie weniger Giftstoffe auf als mit Lebensmitteln aus konventioneller Landwirtschaft. Und das ist vor allem während einer Entgiftungskur besonders wichtig.

Das essen Sie während der Kur:

- Vollkornprodukte: Vollkornbrot, Vollkornknäckebrot, Vollkornnudeln, Naturreis usw.
- Kartoffeln: Pellkartoffeln, Salzkartoffeln (Kochbrühe verwenden), Kartoffelbrei, Kartoffelsalat (wenig Öl verwenden)
- Gemüse (besonders Möhren und Rote Bete)
- Salate, besonders „Bittersalate" wie Chicoree, Endivie, Radicchio, Löwenzahn, Zuckerhut, Rettich, Pilze, Sprossen (z. B. Luzernesprossen, auch Alfalfa genannt, enthalten viel Vitamin C und Chlorophyll)
- Reifes Obst, frisch oder getrocknet (ohne Konservierungsstoffe und ungeschwefelt)
- Fleisch: mageres Kalb-, Rind-, Puten- und Hühnerfleisch, möglichst Bio; Wild
- Fisch, Meeresfrüchte - aus biologischer Aquakultur oder mit dem Gütesiegel des unabhängigen MSC (Marine Stewardship Council)
- Eier, am besten weichgekocht; Rührei nur leicht stocken lassen
- Milchprodukte: Magerquark, Magerjoghurt, Buttermilch, Frischkäse, Hüttenkäse, Harzer, andere fettarme Käse
- Samen und Kerne, z. B. Sesam, Sonnenblumen- und Kürbiskerne
- Nüsse, z. B. Mandeln, Walnüsse, Cashew. Besonders empfehle ich Ihnen diese LSMS-Mischung: 300 Gramm Leinsamen, 200 Gramm Sonnenblumenkerne, 100 Gramm Mandeln und 100 Gramm Sesam. Füllen Sie diese Mischung in eine Dose und zerkleinern Sie diese portionsweise immer frisch in einer Kaffeemühle oder einem kleinen Mixer mehlfein. In dieser Form kann der Körper alle Inhaltsstoffe

gut aufschließen. Streuen Sie sich davon in Suppen, über Salat, ins Müsli, in Quarkspeisen, in Joghurt usw.
- Kaltgepresste Pflanzenöle, Butter, ungehärtete Pflanzenfette
- Naturbelassene Süßmittel, z. B. Honig, Vollzucker, Agavendicksaft, Ahornsirup, Zuckerrübensirup
- Kräuter, naturbelassenes Salz, einzelne Gewürze
- Optimal ist es, eine Zeitlang, z. B. die mittleren vier Wochen der Kur, nur Pflanzenkost zu essen!

Das trinken Sie während der Kur

- 2 – 3 Liter Wasser pro Tag (Kräutertee können Sie hier einrechnen)
- Heißwasser-Trinkkur (siehe unten)
- Kräutertee:
  - Leber-Galle-Teemischung – Vorsicht: Viele dieser Tees enthalten Javanische Gelbwurz. Die sollten Sie nicht anwenden, wenn Sie wissen, dass Sie Gallensteine haben!
  - Heilpflanzen: Pfefferminze, Löwenzahn, Schafgarbe, Brennnessel, Ingwer (ein kleines Stück Wurzel etwa 20 Minuten köcheln lassen)
  - Grüner Tee, Rotbusch, Zitronengras
- Fruchtsäfte, Gemüsesäfte – möglichst frisch gepresst
- Saft-Mischung zur Leberreinigung: Mohrrübe, Gurke, Spinat, Sellerie, Weizengras, Petersilie
- Getreidekaffee
- Evtl. 1 – 2 Tassen röststoffarmer Bohnenkaffee, Espresso

Das lassen Sie weg:

- Raffinierter Zucker, künstliche Süßstoffe und alles, was damit hergestellt ist, z. B. Marmelade, süße Kekse, Kuchen, Bonbons, Eis, Schokolade (Ausnahme: mit mindestens 70 % Kakao), Ketchup, Limonade, Säfte, Obstkonserven

- Weißmehlprodukte (Brot, Nudeln), polierter Reis
- Wurst, Schlachtfett (Speck, Talg, Schmalz)
- Geräuchertes, Gepökeltes
- Fettreiches Gebäck und in Fett ausgebackenes Gebäck
- Gewürzmischungen
- Nahrungsmittel mit chemischen Zusatzstoffen (Konservierungs-, Farbstoffe, Aromen, Geschmacksverstärker) und/oder gehärteten Fetten
- Alkohol

So bereiten Sie Ihr Essen zu:
Möglichst frisch! Am besten roh oder kochen, dämpfen, dünsten, im Römertopf oder im Wok. Wenn Sie eine Pfanne verwenden, wählen Sie eine, die fettarmes Braten ermöglicht.

Auf diese Zubereitungsarten verzichten Sie während der Kur:
- Scharf (mit Fett) anbraten oder grillen
- Frittieren
- Mit Käse überbacken

So stellen Sie Ihre Nahrung zusammen:
Etwa 40 % Ihrer Nahrung sollen aus rohem Gemüse und Obst bestehen. Sie bringen den Stoffwechsel in Schwung. Besonders dunkelgrünes Blattgemüse und orangefarbene und rote Obst- und Gemüsesorten enthalten lebende Enzyme und andere Stoffe, die der Leber und dem Darm gut tun. Gemüse, Salate, Obst und Kartoffeln sind außerdem besonders wichtig, um Ihren Körper gut mit Basen zu versorgen. Sie helfen, Ihren Körper zu entsäuern. Wenn Sie allerdings so viel Rohkost schlecht vertragen, essen Sie weniger davon. Oft hilft es, ab 16 Uhr nichts Rohes mehr zu essen.

Beim Mittagessen am besten Blattsalat oder Gemüserohkost als Vorspeise verzehren. Die enthaltenen Enzyme helfen zu verdauen.

Zum Abendessen nur dann Rohkost, wenn diese ohne Probleme vertragen wird. Ansonsten lieber nur Gekochtes oder Brot mit entsprechendem Belag.

Als Zwischenmahlzeit geeignet:

- frisch gepresster Saft
- etwas rohes Gemüse (Möhre, Kohlrabi, Gurke usw.)
- frisches Obst
- Rosinen oder andere Trockenfrüchte
- Mandeln, Walnüsse, Cashewnüsse, Sonnenblumenkerne, Kürbiskerne
- Naturjoghurt
- 1 Scheibe Vollkorn- oder Knäckebrot, Reiswaffel o. ä.

Und so beginnen Sie den Tag:

Sofort nach dem Aufstehen ein Glas Wasser mit dem Saft einer frischen Zitrone, Limone oder Orange trinken, um die Leber zu reinigen. 15 Minuten später etwas Gemüsesaft, besonders Möhren- und Rote-Bete-Saft sind geeignet.

Frühstücksideen

- Nur Obst oder frisch gepresster Fruchtsaft
- Frischer Obstsalat aus Obst der Saison, evtl. mit LSMS-Mischung
- Müsli aus Haferflocken (auch Dinkelflocken o. a.), Magermilch (auch Soja-, Reis- oder Mandelmilch) oder Fruchtsaft, LSMS-Mischung, Obst der Saison. Vorsicht: Fertige Müslimischungen enthalten oft Zucker!

- Haferbrei: Hafer frisch schroten, mit Wasser verrühren, unter Rühren so lange erwärmen, dass er bindet, etwas süße Sahne dazugeben, evtl. etwas süßen, Obst der Saison usw.
- Gekochter Vollreis mit Magermilch und frischem Obst
- Vollkornbrot, süßer Aufstrich: Honig, Mandelmus, selbstgemachte Brotaufstriche (ohne Zucker), zerdrückte Banane mit Heidelbeeren und Zitronensaft, Banane und Kiwi, evtl. zusätzlich LSMS-Mischung
- Vollkornbrot, pikanter Belag: Tomaten, Gurke, Champignons, Radis, Rettich, Sprossen, gekochte Eier, Kräuterquark, Frischkäse, pflanzliche Brotaufstriche

Ideen für Berufstätige und für unterwegs

- Rohes Gemüse, fertig zum Knabbern in Frischhaltedose
- Belegte Brote, z. B.:
  - Frischkäse oder Hartkäse + Salatblatt, Gurke, Paprika, Radieschen, Schnittlauch, Kresse, Sprossen o. ä.
  - Frischkäse gemischt mit Kräutern oder pürierten Tomaten oder Aivar (Paprika-Auberginen-Paste)
- Salate:
  - Kartoffel-, Nudel-, Reissalat mit Gemüse, Sprossen, Pilzen, Thunfisch, Eiern, Hühnerfleisch
  - Gemüsesalate, z. B. Möhre, Rote Bete, Kohlrabi, Blumenkohl, Spargel, Kraut, Zucchini, Paprika, Rettich
  - Für Salate, die schnell zusammenfallen, die Salatsoße getrennt mitnehmen, z. B. Blattsalat, Gurke, Tomate
- Eintöpfe im Thermosbehälter mitnehmen
- Kaltes Fleisch, Hühnchen
- Thunfisch (im Saft)
- Gekochte Eier
- Quark, pikant oder süß, Joghurt

Damit können Sie die Leber zusätzlich unterstützen:

- Heilpflanzen: Mariendistel, Artischocke, Pfefferminze, Löwenzahn
- Lecithin
- Klinoptilolith-Zeolith (siehe Darmreinigung)
- Ballaststoffe (=> 6.3 hier: Verstopfung)
- Chlorella-, Spirulina- und AFA-Algen

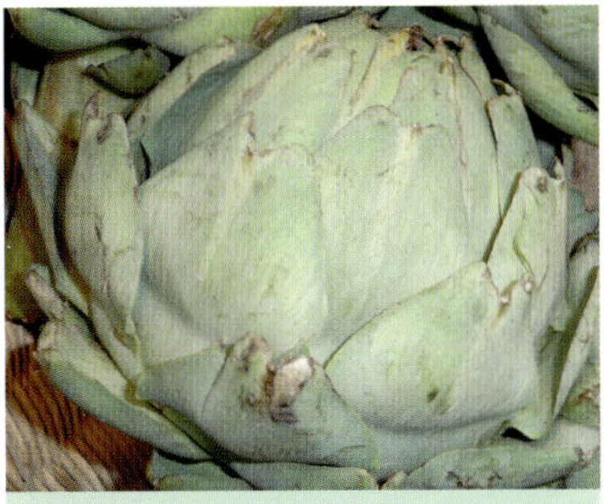

Die Leber freut sich über die Artischocke.

Basenfasten

Diese Variante des Fastens hat zum Ziel, den Körper von eingelagerten Säuren zu entlasten. Ausführliche Erklärungen über die Hintergründe finden Sie im 4. Kapitel.

Beim Basenfasten essen Sie ausschließlich

- Lebensmittel, die den Körper gut mit Basen versorgen: (Pell-)Kartoffeln, Gemüse (besonders Kohl entgiftet), Blattsalate, Kräuter, Früchte (vor allem Banane, Melone, Feige, Dattel, Mango, Papaya, Avocado), Oliven, Kichererbsen, Pilze, Esskastanien, Mandeln, Sonnenblumenkerne, Sesam, Sprossen aus Getreide, Saaten und Hülsenfrüchten, Zwiebeln, Knoblauch
- Lebensmittel, die im Säure-Basen-Gleichgewicht sind: naturbelassene Öle, Butter, süße Sahne, frische Walnüsse, Dinkel, Buchweizen, Hirse, Quinoa, Amaranth, Leinsamen
- möglichst aus biologischem Anbau
- frisch, selbst zubereitet – möglichst 40 % Rohkost, Gemüse am besten im Dampf garen, Kochbrühe immer verwenden! Nicht im

Mikrowellenherd zubereiten! Wenn Sie Rohkost nicht gut vertragen, darauf mit Völlegefühl, Blähungen und/oder gärigem Stuhl reagieren, dann essen Sie das Gemüse bitte lieber gedünstet oder gedämpft. Ansonsten würden sich in Ihrem Darm zusätzliche Säuren bilden. Damit wäre das Gegenteil von dem erreicht, was Sie anstreben.

- Lebensmittel ohne chemische Zusatzstoffe

Tipp: Im Spätsommer und Herbst gibt es alles, was Sie während des Basenfastens essen, in Hülle und Fülle! Deshalb ist diese Jahreszeit bestens dafür geeignet.

Sie trinken

- mindestens 3 Liter reines Wasser pro Tag, ohne Kohlensäure
- Kräutertee, z. B. Brennnessel, Löwenzahn, Zinnkraut, Schafgarbe, Fenchel, Teemischungen für Leber, Nieren bzw. Blutreinigung
- Basen-Gemüse-Brühe: 2 mittelgroße Kartoffeln (Stücke), 1 kg Gemüse (Stücke, auch Reste und Schalen), 2 TL Kümmel, Fenchel, Anis, evtl. 2 TL Leinsamen mit 2 Liter Wasser ca. 20 Min. köcheln lassen, absieben und die Brühe trinken.
- (frische) Fruchtsäfte ohne Zuckerzusatz

Sie verzichten auf

- Fleisch (auch Geflügel und Wild), Wurst, Fleischbrühe, Fisch, Meerestiere
- Milch und Milchprodukte, außer evtl. süße Sahne
- Eier (Eigelb ist zwar basisch, Eiweiß säureüberschüssig)
- Zucker und alles, was Zucker enthält (Süßigkeiten, Schokolade, Kuchen, Eis, Limonade, Ketchup usw.)

- Getreide und Produkte, die daraus hergestellt sind, also Backwaren, Kekse, Teigwaren, Reis, Mais; ausgenommen gekeimtes Getreide
- Hülsenfrüchte
- Erdnüsse
- Essig, Senf
- Fertignahrung bzw. industriell veränderte Nahrungsmittel, Süßstoff
- stark kohlensäurehaltige Getränke, Kaffee, Alkohol, Tabak und andere Drogen

Um einen spürbaren Erfolg zu erreichen, sollten Sie sich wenigstens einen Zeitraum von zwei bis vier Wochen für dieses Basenfasten gönnen. Der Vorteil ist, dass Sie sich immer satt essen können.

Heißwasser-Trinkkur

Diese Idee stammt aus der Ayurvedischen Medizin, der traditionellen indischen Heilkunst, und wird dort seit Jahrtausenden zur Entgiftung angewendet. Sie nehmen dafür einen Liter gutes Quellwasser und lassen es etwa 15 bis 20 Minuten sanft köcheln. Danach füllen Sie es in eine Thermoskanne und trinken es über den Tag verteilt schluckweise möglichst heiß.

Die Ölzieh-Kur

Diese Kur hat der ukrainische Arzt Dr. Fedor Karach von sibirischen Schamanen gelernt und weiterverbreitet. Es ist eine ganz einfache Heilmethode, mit der Giftstoffe ausgeleitet werden.

Sie nehmen dafür morgens nüchtern einen Teelöffel bis Esslöffel voll kaltgepresstes Sonnenblumenöl in den Mund. Dann schwenken Sie dieses Öl 15 bis 20 Minuten lang im Mund, ziehen es zwischen den Zähnen durch und spülen so die ganze Mundhöhle gründlich aus. Dadurch wird das Öl weiß und dünnflüssig. Anschließend spucken Sie das Öl aus, am besten in einen Mülleimer, und putzen die Zähne gründlich. Auf keinen Fall das Öl schlucken, sonst war die Mühe umsonst! Für Menschen, die Öl nicht gerne im Mund haben, ein Tipp: Bewahren Sie das Öl im Kühlschrank auf. Das kalte Öl ist angenehmer.

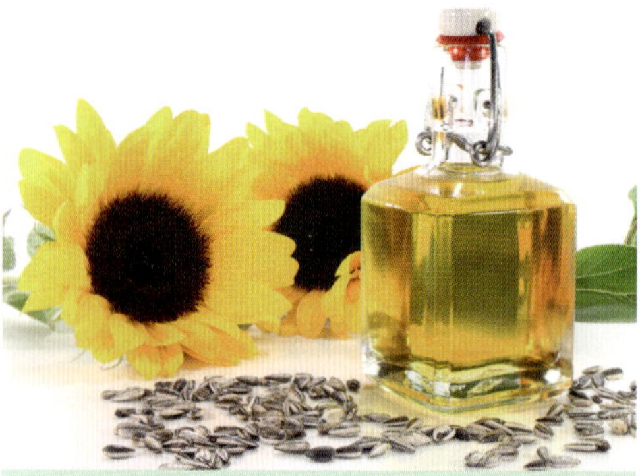
Sonnenblumenöl - gut für die Mundgesundheit!

Wenn Sie dieses Verfahren täglich anwenden, können Sie damit Beschwerden im Mundbereich bessern, vielleicht sogar heilen (Zahnbeschwerden, Zahnfleischbluten, Zahnfleischentzündungen, Parodontose). Darüber hinaus wirkt das Ölziehen auf den ganzen Organismus und kann deshalb die Heilung von verschiedenen Beschwerden und Erkrankungen unterstützen, wie z. B. Kopfschmerzen, Bronchitis, Hautausschläge, Magen- und Darmbeschwerden.

6 Häufige Beschwerden im Alter – Vorbeugen ist besser als heilen

Das Alter ist keine Krankheit. Allerdings machen sich ab der Lebensmitte häufig die Folgen unserer Lebensweise bemerkbar. Zur Lebensweise gehören die Ernährung, die Bewegung, die richtige Mischung aus Aktivität und Erholung und nicht zuletzt der Umgang mit sich selbst und der Welt. In diesem Buch geht es darum, wie Sie mit der richtigen Ernährung gesund und munter alt werden können. Deshalb beschränke ich mich im Folgenden weitgehend auf die Zusammenhänge zwischen Ernährung und den typischen sogenannten Altersbeschwerden. Das heißt aber nicht, dass ich den anderen Faktoren weniger Bedeutung beimesse.

6.1 So stärken Sie Ihr Immunsystem

Auch wenn manchmal der Eindruck entsteht, wir wären ohne Mundschutz, Desinfektionsmittel, Impfungen oder die Segnungen der Pharmaindustrie den Krankheitserregern hilflos ausgeliefert, ist es nicht so! Unser Körper verfügt über ein ausgeklügeltes, sehr wirksames Immunsystem. Es schützt uns kraftvoll vor Krankheitserregern und wehrt schädliche Stoffe ab. Und nicht nur das! Es erkennt überalterte oder krankhaft veränderte, körpereigene Zellen und zieht sie aus dem Verkehr, ebenso die freien Radikale. Das Immunsystem ist so etwas wie unsere Gesundheitspolizei. Übrigens, wussten Sie, dass 80 % aller Gesundheitspolizisten, sprich aller Abwehrzellen, im Darm zu Hause sind? Das ist sehr sinnvoll, denn die Darmschleimhaut ist mit ihrer riesigen Oberfläche nichts anderes als eine nach innen gestülpte Grenze zur Umwelt. Diese Grenze muss der Körper besonders gut vor

Eindringlingen schützen. Und hierbei sind wiederum unsere nützlichen Darmbakterien unentbehrliche Helfer. (=> 3)

Wenn Sie also gesund und munter alt werden möchten, dann müssen Sie unbedingt Ihr Abwehrsystem hegen und pflegen. Denn es schützt Sie nicht nur vor Infektionskrankheiten, sondern ebenso vor der Ausbreitung von Krebszellen und vor dem zerstörerischen Werk der freien Radikale.

Nur mit einem starken Immunsystem können Sie gesund und munter alt werden.

Freie Radikale

Freie Radikale sind kurzlebige, instabile und aggressive Sauerstoffverbindungen. Sie entstehen bei allen Vorgängen in unserem Körper, bei denen Sauerstoff im Spiel ist – also ständig. Unser Körper gewinnt ja in jeder Zelle die Energie mithilfe des Sauerstoffs. Freie Radikale gehören also einfach zum Leben dazu und unser Körper ist darauf eingerichtet. Freie Radikale sind nicht per se schädlich. Sie können sogar hilfreich sein, wenn z. B. unsere Abwehrzellen deren Fähigkeit nutzen, Bakterien und Viren zu zerstören. Freie Radikale bekämpfen sogar entartete körpereigene Zellen. Allerdings greifen sie ebenso gesunde Zellen an, denn sie unterscheiden nicht zwischen gesund und krank. Glücklicherweise kann unser Körper diese aggressiven Sauerstoffmoleküle mithilfe der sog. Antioxidantien in Schach halten.

Die Wirkung der freien Radikale lässt sich mit dem Rosten von Eisen vergleichen oder dem Ranzigwerden von Ölen. Die Zellen werden geschädigt, altern schneller und entarten leichter. Entstehen im Körper zu viele freie Radikale im Verhältnis zu den vorhandenen Antioxidantien und ist der Körper nicht mehr in der Lage, dieses Ungleichgewicht auszugleichen, entsteht oxidativer Stress. Dieser lässt unseren Körper schneller altern und ist ein Risikofaktor für die unterschiedlichsten Krankheiten wie z. B. Arteriosklerose, Krebs, Rheuma, Alzheimer, Grauer Star und Immunschwäche.

Das verstärkt die Entstehung von freien Radikalen:

- Übermäßige körperliche Belastung, z. B. intensiver Sport, vor allem Leistungssport, harte körperliche Arbeit, Operationen
- Seelische Belastungen, z. B. Ärger, Trauer, Liebeskummer, Einsamkeit
- Entzündliche Prozesse im Körper, Infektionen
- Umwelteinflüsse, z. B. Autoabgase, Umweltgifte, Arzneimittel, Chemotherapie und Bestrahlung bei Krebs, UV-Strahlen (Sonnenlicht, Sonnenstudio), Elektrosmog (Fernseher, Computer, Handy), radioaktive Strahlung, Ozon
- Tabakrauch (auch beim Passivrauchen), übermäßiger Alkoholkonsum und andere Drogen

Die Kraft der Antioxidantien

Antioxidantien sind Stoffe, die freie Radikale neutralisieren. Alle diese Stoffe haben zusätzlich noch andere Aufgaben im Körper. Dieses sind die wichtigsten Antioxidantien:

Vitamin C kurbelt sämtliche Abwehrmechanismen an. Gute Vitamin-C-Quellen sind frische Früchte, besonders Zitrusfrüchte, Johannisbeeren, Hagebutten, Sanddornbeeren, Äpfel, Kiwi und Ananas; außerdem frisches Gemüse, besonders Brokkoli, Grünkohl, Paprika, Rosenkohl,

Weißkraut, Tomaten, Alfalfa-Sprossen, grünes Blattgemüse, Petersilie und Wildkräuter bzw. Wildgemüse wie Brennnessel. Kartoffeln enthalten ebenfalls Vitamin C. Die Früchte mit dem höchsten Vitamin-C-Gehalt sind Camu-Camu und die Acerolakirsche. Beide wachsen nicht in unseren Breiten, deshalb gibt es sie bei uns nur als Nahrungsergänzungsmittel.

Vitamin E fördert das Heranwachsen und Reifen der Abwehrzellen und aktiviert die T-Zellen (spezialisierte Abwehrzellen). Es ist in Pflanzenölen, Nüssen, Leinsamen, Kürbis- und Sonnenblumenkernen, Sesam, Weizenkeimen, Haferflocken, Mais, Vollkornprodukten, Butter, Eiern und Innereien enthalten.

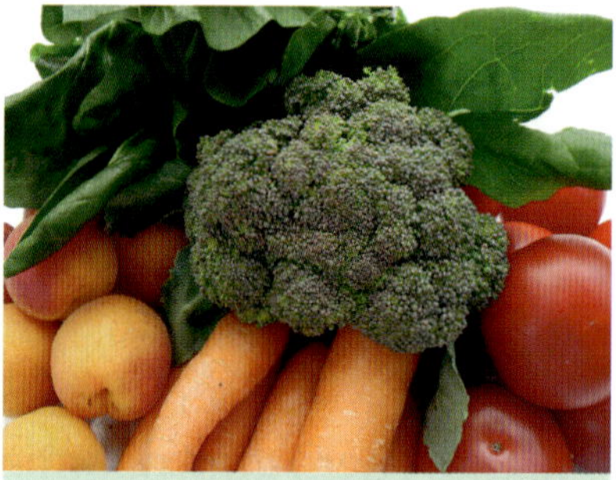

Hier steckt jede Menge Beta-Carotin drin

Beta-Carotin (sekundärer Pflanzenstoff) ist die Vorstufe von Vitamin A, d. h., unser Körper kann daraus selbst Vitamin A herstellen. Beta-Carotin schützt die Haut zudem vor Schäden durch zu intensive Sonnenbestrahlung und trägt zur Aktivierung des Immunsystems bei. Die besten Quellen sind tiefgelbe bis orange Früchte und Gemüse, wie z. B. Möhren, Hokkaido-Kürbis, Tomaten, Aprikosen (auch getrocknete), Melonen, Pfirsiche, aber auch dunkelgrüne Gemüsesorten, wie z. B. Spinat, Brokkoli, Grünkohl, Löwenzahnblätter. Wichtig: Die Carotinoide sind durch die Zellwände der Pflanzen so gut geschützt, dass sie für unseren Körper nur schwer zu erreichen sind. Erst wenn die Zellwände aufgerissen, also z. B. beim Entsaften oder durch kurze Hitzeeinwirkung leichter verdaulich gemacht werden, kann unser Körper die

Carotinoide verwerten. Diese Bioverwertbarkeit wird durch gleichzeitige Fettaufnahme zusätzlich erhöht. Geben Sie deshalb etwas Pflanzenöl, Sahne oder Butter an das Gemüse oder essen Sie Nüsse oder Kerne zu den Früchten.

Lykopin gehört ebenfalls zu den Carotinoiden. Es ist der Stoff, der Tomaten ihre rote Färbung verleiht. Wassermelonen enthalten ähnlich viel Lykopin wie Tomaten. Bei Lykopin steigt die Bioverwertbarkeit ebenfalls durch Erhitzen. Deshalb liefern uns Tomatensaft, Dosentomaten und Tomatenmark mehr Lykopin als rohe Tomaten, zumal die dafür verwendeten Tomaten meist in reifem Zustand geerntet werden und dadurch ohnehin mehr Lykopin enthalten.

Die Carotinoide **Lutein** und **Zeaxanthin** schützen das Auge vor den Angriffen der freien Radikale und beugen so dem Grauen Star und der Makuladegeneration vor (=> 6.5). Reiche Quellen sind Brokkoli, Mais, Spinat, Kürbis, Erbsen, grünes Blattgemüse und Chicorée.

Flavonoide (sekundäre Pflanzenstoffe) sind die am häufigsten vorkommenden Polyphenole in der Nahrung. Sie haben antibakterielle und antivirale Eigenschaften und schützen zudem vor Herz-Kreislauf-Erkrankungen. Sie schützen die Blutfette davor zu oxidieren, d. h. ranzig zu werden. Flavonoide verleihen den Pflanzen ihre gelbe, rote, blaue oder violette Farbe und sind daher häufig in der Schale oder den Randschichten der Früchte oder Gemüse zu finden. Deshalb sollten z. B. Äpfel nicht geschält und Tomaten nicht gehäutet werden. Gute Quellen für Flavonoide sind Äpfel, Trauben, Kirschen, Auberginen, Heidelbeeren, Moosbeeren, Zwiebeln, Grüner Tee, Kakao und deshalb auch dunkle Schokolade.

OPC (Oligomere Proanthocyanidine) sind Schutzstoffe, die in den meisten Pflanzen vorkommen, vor allem in der Rinde und in Schalen, Kernen und Kerngehäusen der Früchte. Besonders reiche Quellen sind die Schalen und Kerne von Trauben. OPC sind wegen der Zellulose der Pflanzenzellwände für unseren Körper leider ebenfalls schwer zugänglich. Das ist bedauerlich, denn OPC gehören zu den kraftvollsten Radikalenfängern überhaupt. Traubenkernextrakt gibt es als Nahrungsergänzungsmittel im Handel. Die empfohlene Tagesdosis liegt zwischen 50 und 100 mg.

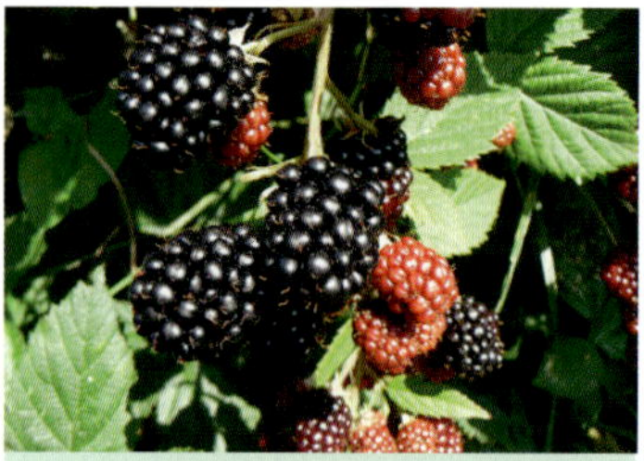
Starke Helfer fürs Immunsystem

Anthocyane gehören zu den Flavonoiden. Sie geben Blüten und Früchten ihre rote, violette oder blaue Färbung. Beeren, vor allem Preisel-, Heidel-, Holunder- und Brombeeren, sind voll davon.

Das Spurenelement **Selen** hilft bei der Entgiftung von Schwermetallen, welche die Abwehrzellen schädigen können. Es ist vor allem in Fisch (Hering, Thunfisch, Sardinen), Fleisch, Eiern, Nüssen, Hülsenfrüchten, Steinpilzen, Paranüssen und im Getreide enthalten.

Zink ist an der Bildung von Antikörpern[20] beteiligt und Bestandteil von ca. 160 Enzymen. Wenn Zink in Form von Lutschtabletten eingenommen wird, hilft es die Dauer von Erkältungskrankheiten deutlich zu verkürzen. Zink kommt vor allem in Fleisch, Fisch, Schalentieren (vor allem Austern), Milch und Milchprodukten sowie Vollkorn vor.

20 Für jeden Krankheitserreger bildet unser Körper Stoffe, mit denen nur dieser eine Erreger bekämpft wird. Erreger und Antikörper passen zusammen wie Schlüssel und Schloss.

Kupfer ist wichtig für die vom Körper selbst gebildeten Antioxidantien. Außerdem braucht unser Körper dieses Spurenelement für die Abwehr von Bakterien. Innereien (besonders Leber), Fisch, Schalentiere, Nüsse, Sonneblumenkerne, Kakao, Linsen, Erbsen, rote Bohnen, grünes Blattgemüse, Broccoli, Kohl, Salat, Rosenkohl sind gute Quellen für Kupfer.

Neben diesen Stoffen, die wir über die Nahrung aufnehmen, gibt es eine Reihe weiterer Antioxidantien, die der Körper z. T. selbst herstellt. Dazu gehören:

Glutathion (GSH), ein Eiweiß, das der Körper aus den drei Eiweißbausteinen Glutaminsäure, Cystein und Glycin bildet. Es gehört zu den stärksten körpereigenen Antioxidantien. Das meiste Glutathion ist in der Leber, wo es zur Entgiftung gebraucht wird. Es schützt zudem vor Strahlungsschäden und ist in der Lage, Vitamin C und Vitamin E zu regenerieren. Mit einer ausgewogenen Ernährung kann der Körper seinen Bedarf an Glutathion decken. Bei sehr starken Belastungen ist möglicherweise eine zusätzliche Einnahme sinnvoll. Bierhefe [21] ist eine gute Quelle dafür. Außerdem gibt es Glutathion-Kapseln im Handel.

Coenzym Q10 ist an der Energiegewinnung des Körpers beteiligt und hat die Aufgabe, freie Radikale abzufangen bzw. sie möglichst erst gar nicht entstehen zu lassen. Dieser Stoff kann vom Körper selbst erzeugt, aber auch über die Nahrung oder als Nahrungsergänzungsmittel zugeführt werden. Vor allem Fisch, Fleisch, Geflügel, Nüsse und einige pflanzliche Öle sind gute Quellen.

Alpha-Liponsäure (ALA) ist ein Coenzym, das in jedem lebenden Organismus vorkommt, d. h., sie ist in den meisten Lebensmitteln enthalten, in höherer Konzentration in Fleisch und Innereien.

21 Bierhefe bekommen Sie als Nahrungsergänzungsmittel in flüssiger Form oder als Tabletten im Reformhaus.

ALA gibt es auch in Kapselform zu kaufen. Sie ist das vermutlich kraftvollste Antioxidans, das wir kennen. ALA verfügt über besondere Fähigkeiten. Sie ist wasser- und fettlöslich und kann daher sowohl die eher wässrigen Zellbereiche, das Blut und den Raum außerhalb der Zellen als auch die fetthaltigen Zellwände, die Lipoproteine im Blut und die fetthaltigen Nervenscheiden vor den Attacken der freien Radikale schützen. Außerdem kann ALA die im Körper verbrauchten Antioxidantien wie Vitamin C, Vitamin E, Coenzym Q10 oder Glutathion reaktivieren.

Vitamin D fürs Immunsystem

Von Vitamin D wissen Sie vermutlich, dass es für stabile Knochen unentbehrlich ist. Wussten Sie, dass es daneben eine ganz wesentliche Rolle in unserem Immunsystem spielt? Es ist ein wahres Wundermittel, weil es das Abwehrsystem aktiviert, damit es uns gegen eindringende Krankheitserreger schützt. Wer gut mit Vitamin D versorgt ist, braucht keine Grippe-Epidemie zu fürchten, ganz gleich, welches Virus gerade unterwegs ist! Vitamin D stellt der Körper mithilfe des Sonnenlichtes in der Haut selbst her und kann es auch speichern. Wenn diese Speicher geleert werden, steigt die Infektanfälligkeit. Das ist mit ein Grund, weshalb wir in der dunklen Jahreszeit häufiger erkältet sind. Deshalb lohnt es sich, bei jedem Wetter nach draußen zu gehen, denn auch das mit der Nahrung aufgenommene Vitamin D muss mithilfe des Sonnenlichtes aktiviert werden. Von den Nahrungsmitteln enthält Fischleber (Lebertran) am meisten Vitamin D. Andere Quellen sind Leber, Eigelb und fette Fische wie Hering und Makrele. Allerdings enthalten sie deutlich weniger Vitamin D.

Starke Helfer für Ihr Immunsystem

Cistus

Dieser kleine rosarot blühende Strauch ist im Mittelmeerraum, vor allem in Griechenland, zu Hause. Er wächst besonders gerne auf magnesiumhaltigen Böden. Bis in die Sechzigerjahre des vergangenen Jahrhunderts war Cistus-Tee in manchen Gegenden Griechenlands ein beliebtes Getränk, das täglich genossen wurde. Die Cistrose, wie diese Pflanze auch genannt wird, hat eine enorme Abwehrkraft. Sie hilft Schwermetalle zu entgiften, bewahrt vor oxidativem Stress, schützt vor Bakterien und Viren, hemmt Entzündungen und wirkt desinfizierend. Diese großartige Wirkung ist vor allem auf den hohen Gehalt an sekundären Pflanzenstoffen (Polyphenole) zurückzuführen. Damit schützt sie uns vor Infektionskrankheiten, Entzündungen und der Schädigung durch freie Radikale. Cistus-Tee ist einer der stärksten Radikalenfänger überhaupt, den uns die Natur bietet. Er ist dreimal so gesund wie Grüner Tee und seine antioxidative Kraft ist zwanzigmal stärker als frisch gepresster Zitronensaft. Außerdem schützen die Cistus-Polyphenole den Zellstoffwechsel und stabilisieren Herz und Kreislauf. Um in den Genuss dieser gesundheitsfördernden Wirkung zu kommen, trinken Sie regelmäßig Cistus-Tee. Ein bis zwei Tassen täglich genügen.

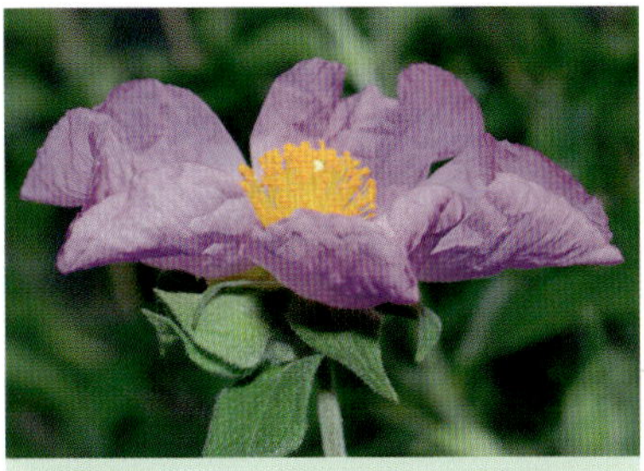

Cistrose

Grapefruitkern-Extrakt

Grapefruitkerne sind ein Beispiel dafür, dass achtlos weggeworfene Dinge sich bei genauerem Hinsehen manchmal als wertvolle Perlen entpuppen. Vor etwa 50 Jahren machte der Hobbygärtner Dr. Jacob

Harich eine spannende Entdeckung: In seinem Komposthaufen verrotteten die Grapefruitkerne einfach nicht. Da Harich Arzt und Immunologe war, trieb ihn fortan die Frage um, was diese Kerne so widerstandsfähig gegen Mikroorganismen macht. Er tat sich mit anderen Wissenschaftlern zusammen, um eine Antwort auf diese Frage zu finden. Das Ergebnis ihrer Forschungen ist fantastisch. Die wichtigsten Inhaltsstoffe sind Vitamin C und sekundäre Pflanzenstoffe, die Flavonoide wie z.B. Naringin, Isonaringin und Hesperidin. Sie bekämpfen die unterschiedlichsten Mikroorganismen wie Bakterien, Viren, Pilze und Parasiten. Dabei greifen die Wirkstoffe nur Krankheitserreger an und nicht die nützlichen Darmbakterien. Zudem ist der Extrakt völlig ungiftig. Allerdings hemmen die Inhaltsstoffe der Grapefruit den Abbau bestimmter Arzneistoffe im Körper. Dadurch können die Wirkungen der Medikamente verlängert und die Nebenwirkungen verstärkt werden. Dies gilt für die ganze Frucht, also auch Grapefruitsaft und Fruchtfleisch. Wenn Sie regelmäßig Medikamente einnehmen, fragen Sie bitte in Ihrer Apotheke, ob die Wirkung Ihrer Medikamente von Grapefruit beeinflusst wird.

Mit einem Fläschchen Grapefruitkern-Extrakt haben Sie ein universelles Heilmittel zur Hand, eine kleine Haus- oder Reiseapotheke, mit der Sie gegen alle möglichen Widrigkeiten gerüstet sind.

- Sie können den Extrakt innerlich anwenden zur Vorbeugung oder Behandlung von Erkältungen, Magen-Darm-Infektionen, Pilzerkrankungen und Entzündungen ganz allgemein.
  Dosierung: 2- bis 3mal täglich 3 – 15 Tropfen
- Äußerlich können Sie den Extrakt für Mundspülungen und zum Gurgeln im Hals- und Rachenbereich verwenden, für Nasenspülungen, zur Reinigung der Haut bei Akne, zur Behandlung von Haut- und Nagelpilzen, bei Warzen, Lippenherpes, Insektenstichen, Schürf-,

Schnitt- und Bisswunden u.ä.m. Zur äußeren Anwendung wird der Extrakt immer mit Wasser oder Öl verdünnt. Geeignet dazu ist z. B. Mandel-, Avocado- oder Jojobaöl. Nur bei Warzen und Nagelpilz kann der Extrakt unverdünnt aufgetragen werden.
Dosierung: 5 bis 10 Tropfen auf ein Glas Wasser oder einige Tropfen auf einen Esslöffel Öl.

Training für Ihr Abwehrsystem

Erinnern Sie sich an die Mikroben, unsere winzigen Untermieter im Darm? (=> 3) Egal ob es sich um nützliche oder entbehrliche Mikroorganismen handelt, alle trainieren sie unser Immunsystem. Denn alle werden regelmäßig bestimmten Abwehrzellen präsentiert, damit diese sie kennenlernen und spezielle Antikörper produzieren. Diese Abwehrstoffe halten die Winzlinge in Schach.

Wenn Sie also regelmäßig Milchprodukte wie Joghurt oder Kefir verzehren, die mit probiotischen Bakterien hergestellt wurden, kann das Ihr Immunsystem stärken. So hat man z. B. in Untersuchungen festgestellt, dass Menschen, die täglich solchen Joghurt aßen, weniger anfällig sind für Lebensmittelvergiftungen, die durch Mikroorganismen verursacht werden. Die Milchsäure produzierenden Helfer sorgen zudem für ein saures Darmmilieu. Dadurch wird die Vermehrung von Fäulnisbakterien gehemmt.

Stärken Sie also Ihr Immunsystem mit probiotischen Lebensmitteln wie Joghurt, Kefir, Ayran, Sauerkraut, Original Kanne Brottrunk! Denken Sie auch an die Effektiven Mikroorganismen und die antioxidativ wirkenden, mit EM und teilweise Kräutern fermentierten Getränke und Nahrungsergänzungsmittel, die ich im 3. Kapitel vorgestellt habe.

6.2 Wenn das Essen keinen Spaß mehr macht

Ihnen schmeckt das Essen nicht mehr so recht? Sie haben keinen Appetit mehr? Das kann verschiedene Gründe haben: Sie verbrauchen weniger Energie als früher und in der Folge verlangt Ihr Körper weniger nach Nährstoffen. Hinzu kommt, dass im Alter Geschmacks-, Geruchs- und das Durstempfinden immer mehr nachlassen. Besonders die Fähigkeit, bitteren und salzigen Geschmack wahrzunehmen, nimmt ab. Dadurch wird der Appetit ebenfalls gebremst. Das Geschmacksempfinden für Süßes bleibt erhalten, deshalb entwickeln ältere Menschen oft ein größeres Verlangen nach Süßspeisen und Kuchen. Übrigens: Zink kann helfen, dass sich die Geschmacksknospen auf der Zunge wieder regenerieren. Geschmacksstörungen können Hinweis auf eine ernstzunehmende Krankheit sein, wie z. B. Diabetes mellitus, Refluxösophagitis, Nierenerkrankungen, oder durch Arzneimittel hervorgerufen werden. Bei älteren Menschen kann sich der Magen nicht mehr so ausdehnen. Sie fühlen sich früher satt. Wenn dann noch das Kauen und Schlucken schwieriger wird, ist es verständlich, dass einem die Lust am Essen vollends vergeht.

Appetitmangel kann aber noch andere Ursachen haben. Wenn Sie regelmäßig bestimmte Medikamente einnehmen müssen, können sich diese negativ auf den Appetit auswirken, z. B.

- Medikamente gegen Bluthochdruck, sog. ACE-Hemmer (hinterlassen einen metallischen Geschmack auf der Zunge)
- Medikamente gegen Depressionen (Appetitlosigkeit, Übelkeit, Erbrechen)
- ASS bzw. Aspirin (Übelkeit, Erbrechen, Magenblutungen)
- Medikamente gegen Epilepsie
- Chemotherapie bei Krebs

Wenn Ihnen das Essen grundsätzlich nicht mehr so recht schmeckt, sollten Sie das nicht einfach hinnehmen. Es könnte ein Anzeichen für eine ernste Erkrankung sein, z. B. eine Nierenerkrankung, Fettleber, Leberentzündung, Morbus Parkinson. Deshalb ist es wichtig, nach der Ursache zu suchen und gezielt Abhilfe zu schaffen.
Durch die kleineren Essensportionen bekommt Ihr Körper möglicherweise zu wenige Nähr- und Vitalstoffe. Das könnte Ihre Lebensfreude, Ihre Leistungsfähigkeit und Ihre Gesundheit gefährden. Deshalb rate ich Ihnen in dieser Situation unbedingt, auf Nahrungsergänzungsmittel zurückzugreifen. Ein gutes Vitalstoffkonzentrat, Grassäfte, Bierhefe, Omega-3-Fettsäuren und Effektive Mikroorganismen könnten ausgleichend wirken.

Außerdem lege ich Ihnen sehr ans Herz, reichlich zu trinken. Je weniger Sie essen, desto mehr sollten Sie trinken! Denn Ihnen fehlt zugleich das Wasser, das in der Nahrung enthalten ist. In diesem Fall empfehle ich Ihnen, nicht nur Wasser zu trinken, sondern auch Kräutertees, Frucht- und Gemüsesäfte wegen der darin enthaltenen Vitalstoffe. Getränke wie Milch, Kakao, Fruchtsaft oder Malzbier sind flüssige Nahrung. Sie schmecken nicht nur gut, sondern liefern gleichzeitig Flüssigkeit und Kalorien und können so helfen, einen Mangel auszugleichen. Scheuen Sie sich nicht, auf hochkalorische Trinknahrung zurückzugreifen, um Ihren Körper zu stärken und mit wichtigen Nährstoffen zu versorgen.

So kommt der Appetit wieder

- **Das Auge isst mit.** Bringen Sie Farbe in Ihren Alltag! Stellen Sie Ihre Speisen in kräftigen Farben zusammen und streuen Sie grüne Kräuter darüber. Verwöhnen Sie sich mit einem hübsch und appetitlich angerichteten Essen! An einem schön gedeckten Tisch schmeckt alles gleich viel besser.

- **Wecken Sie Ihre Geschmacksknospen mit Kräutern und Gewürzen.** Das ist gesünder, als übermäßig zu salzen oder zu süßen. Wechseln Sie geschmacklich ab und riskieren Sie ruhig einmal neue Kombinationen. Nehmen Sie die Speisen in einer angenehmen Temperatur ein, denn bei zu kaltem oder zu heißem Essen ist das Geschmacksempfinden vermindert. Und vor allem: Essen Sie Bio! Biologisch angebautes Gemüse und Obst haben einfach mehr Geschmack. Gleiches gilt für Bio-Fleisch.
- Hat Ihr **Geruchssinn** abgenommen? Unser Körper bildet nämlich den Geschmack aus dem Zusammenspiel von Geruchs- und Geschmacksinformationen. Im Schwäbischen bedeutet das Wort „schmecken" übrigens auch „riechen"! Sie haben vermutlich schon einmal die Erfahrung gemacht, dass bei einem heftigen Schnupfen alles fad und pappig schmeckt. Chronischer Schnupfen, chronische Nasennebenhöhlenentzündungen oder Nasenpolypen beeinträchtigen ebenfalls das Geschmacksempfinden. Naturheilkundliche Therapien können hier sehr gut helfen. Riechstörungen können aber auch durch Störungen im Gehirn hervorgerufen werden, z. B. bei Diabetes, Bluthochdruck, Parkinson- oder Alzheimer-Erkrankung. Manche Medikamente können das Riech- und Geschmacksempfinden ebenfalls stören. Fragen Sie deshalb Ihren Arzt um Rat.
- Ihre Dritten Zähne machen Ihnen das **Kauen** schwer und vergällen Ihnen die Freude am Essen? In diesem Kapitel finden Sie im Abschnitt 6.3 Anregungen, wie Sie mit diesem Problem leichter leben können.
- Der mangelnde Appetit kann ein Zeichen dafür sein, dass Ihr **Verdauungsapparat** Unterstützung braucht. Hier können Bitterstoffe (=> 6.3) und Enzyme (=> 2.5) helfen.

- Ihnen macht das **Essen alleine** keine Freude und Sie wollen sich nicht für sich alleine so viel Mühe machen und selber kochen? Ich möchte Sie ermutigen, das zu ändern! Sie sind es wert, für sich alleine ein gutes, schmackhaftes Essen zu bereiten und es zu genießen! Und wenn Sie gerne in Gesellschaft essen, werden Sie aktiv und kreativ, um sich diesen Wunsch zu erfüllen! Vielleicht bietet in Ihrer Nähe eine Kirchengemeinde oder eine andere Organisation einen gemeinsamen Mittagstisch an, zumindest an bestimmten Tagen. Vielleicht gibt es jemanden in Ihrer Nachbarschaft oder Ihrem Bekanntenkreis, der gleichfalls nicht so gerne alleine isst, und Sie können sich zusammentun, sich gegenseitig bekochen oder gemeinsam in einem Restaurant essen. Und wenn Sie niemanden kennen, auf den das zutrifft, finden Sie möglicherweise Gleichgesinnte durch eine kleine Zeitungsanzeige. Vielleicht gibt es in Ihrem Ort auch eine Kontakt-Börse, eine Hobby-Börse, einen Tauschring oder Ähnliches, wo Sie anbieten können, für andere zu kochen oder ein solches Angebot suchen. Eventuell finden Sie über die Nachbarschaftshilfe jemanden, für den Sie kochen und mit dem Sie zusammen essen können. Denken Sie immer daran: Wenn Sie etwas ändern wollen, müssen Sie aktiv werden! Oder auf gut Schwäbisch: „Von nix kommt nix!“
- Die Appetitlosigkeit könnte auch ein Ausdruck dafür sein, dass Ihnen die **Lebensfreude** verloren gegangen ist. Das muss nicht so bleiben! Möchten Sie wissen, wie Sie wieder mehr Freude in Ihr Leben holen können? Schauen Sie doch einmal im Kapitel 6.10 nach! Dort finden Sie ein paar Tipps dazu.

6.3 Gut verdaut ist halb gewonnen

Wir leben nicht von dem, was wir essen, sondern von dem, was unser Körper verdaut! Alle Nahrung, die wir zu uns nehmen, muss von den Zähnen zerkleinert und von den Verdauungssäften so aufgespalten werden, dass die Nährstoffe durch die Darmschleimhaut ins Blut übergehen können. Nur dann können sie den Körperzellen als Energielieferant oder Baumaterial dienen. Deshalb ist eine gute Verdauung so wichtig.

Mit zunehmendem Alter lässt oft die Arbeitskraft der Verdauungsorgane nach und sie produzieren weniger Säfte: der Magen weniger Säure, die Bauchspeicheldrüse weniger Verdauungsenzyme, die Leber weniger Galle und der Dünndarm weniger Verdauungssaft. Der Darm verliert insgesamt an Spannkraft und bewegt sich träger. Die Folgen können Unverträglichkeiten bestimmter Speisen sein, Völlegefühl, Aufstoßen, Sodbrennen, Blähungen, Verstopfung und Divertikel. Jetzt ist es wichtig, den Verdauungsapparat liebevoll zu unterstützen und zu stärken.

So erleichtern Sie Ihrem Verdauungsapparat die Arbeit

Als Erstes schlage ich Ihnen vor, Ihre **Mahlzeiten in einer ruhigen, entspannten Atmosphäre einzunehmen** und sich auf Ihr Essen zu konzentrieren. Decken Sie liebevoll den Tisch, auch für sich alleine! Richten Sie sich Ihr Essen appetitlich an. Erlauben Sie sich, die Speisen mit allen Sinnen zu genießen, zu riechen, zu schmecken, zu schauen, ja, auch zu hören, z. B. wie der Salat knackt, wenn Sie darauf beißen, und wie sich die Speisen in Ihrem Mund anfühlen. Damit erhöhen Sie nicht nur den Genuss, sondern bereiten auch Ihren Verdauungsapparat auf seine Arbeit vor. Er beginnt zu „säfteln".

Und dann **kauen Sie bitte ganz gründlich.** Im Deutschen haben wir bezeichnenderweise das Wort Mahlzeit für ein Essen. Nehmen Sie sich wirklich Zeit zu mahlen! Denken Sie daran: Nirgendwo sonst im Körper haben wir Zähne, nur im Mund! Was wir nicht gut gekaut haben, kann der Verdauungsapparat nicht gut weiterverarbeiten. Zudem kann mangelhaftes Kauen Verdauungsstörungen zur Folge haben. Der bekannte Fastenarzt Franz Xaver Mayr verlangte von seinen Patienten, dass sie jeden Bissen 40- bis 50mal kauen. Er sprach auch davon, feste Nahrung zu trinken und flüssige Nahrung, z. B. Milch, zu kauen. Das bedeutet, feste Nahrung so lange zu kauen, bis sie flüssig ist und flüssige Nahrung kauend im Mund einzuspeicheln. Der Schauspieler Jürgen Schilling rät in seinem Buch „Kau dich gesund", zu „schmauen", also zu kauen und zu schmecken.

Fehlende Zähne, schlecht sitzende Prothesen oder Entzündungen im Mund können natürlich das Kauen erschweren oder zur Qual machen. In diesem Fall lohnt es sich, das Essen auf diese Probleme abzustimmen: Wählen Sie Vollkornbrot aus fein gemahlenem Getreide, ohne ganze Körner oder grobes Schrot. Nehmen Sie reifes Obst. Geschält ist es manchmal leichter zu kauen. Pürieren Sie ruhig Obst oder Nüsse. Wenn Blattsalate oder Rohkostsalate zu viel Mühe bereiten, greifen Sie lieber zu gedämpftem oder gedünstetem Gemüse.

Es gibt auch ein **EM-Mundspray**, das Ihnen in diesem Fall helfen könnte (=> 3). Damit erhöhen Sie die Zahl der nützlichen Bakterien im Mund und die karies- und entzündungsfördernden Bakterien können sich nicht ausbreiten. Das Spray erfrischt den Atem und kräftigt das Zahnfleisch. Regelmäßig angewendet beugt es Zahnfleischbeschwerden vor.

Über die Frage, was besser ist – **häufig kleinere Mahlzeiten** oder lieber weniger oft zu essen und so **dem Verdauungsapparat größere Erholungspausen zu gönnen** –, darüber streiten die Gelehrten. Deshalb rate ich Ihnen, hierzu Ihren besten Ratgeber zu befragen, Ihren eigenen Körper: Womit fühlen Sie sich wohl? Was fühlt sich für Sie besser an? Danach richten Sie sich!

Enzyme sind für eine gesunde Verdauung unerlässlich. Früchte und Gemüse sind damit vollgepackt, vor allem wenn sie noch roh sind. Hitze ist für die Enzyme tödlich. Deshalb empfehle ich Ihnen, **vor jeder Mahlzeit etwas Rohes** zu essen. Allerdings vertragen die meisten Menschen Rohkost in der ersten Tageshälfte besser als am Abend. Aus diesem Grund empfehle ich Ihnen, wenn Sie einen schwachen Verdauungsapparat haben, nach 16 Uhr nichts Rohes mehr zu essen. Viele Leute glauben, dass eine Salatplatte eine leicht verdauliche Mahlzeit sei. Das ist ein Irrtum! Sie ist Schwerarbeit für unseren Körper und deshalb am Abend nicht zu empfehlen. Überhaupt ist es viel sinnvoller, nicht vielerlei Salate auf einmal zu essen. Das erleichtert nicht nur die Verdauung, sondern ermöglicht mehr Abwechslung. Und die lieben wir Menschen!

„Was bitter im Mund, ist dem Magen gesund." So lautet eine alte Weisheit, die wir leider vergessen haben. Unseren Salat- und Gemüsepflanzen wurden im Laufe der Zeit viele Bitterstoffe regelrecht weggezüchtet, damit sie „besser" schmecken. Daher fehlen uns heute diese wichtigen Helfer. Bitterstoffe regen den Appetit und die Bildung von Verdauungssäften an. Sie beeinflussen auch den Leber- und Gallestoffwechsel, fördern die Fettverdauung und helfen, Fäulnis- und Gärungsprozesse zu verhindern oder zu beseitigen. Sie aktivieren unsere Schleimhäute, mehr Sekrete zu bilden. Dadurch werden Stoffwechselreste, Giftstoffe und Krankheitserreger leichter abtransportiert. Bitterstoffe stärken zudem unsere Abwehr- und Selbstheilungskräfte und gelten als Kraftspender. Beziehen Sie deshalb diese Bitterstofflieferanten ganz bewusst in Ihre tägliche Ernährung ein:

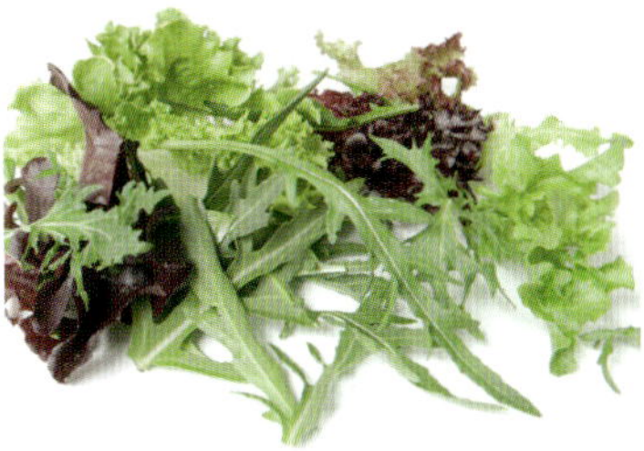

Gesunder Magenbitter

Salate: Eisbergsalat, Chicorée, Endivie, Frisée, Zuckerhut, Radicchio, Rucola. Sie sind zudem reich an Vitaminen und Mineralstoffen. Wenn Ihnen diese Salat pur zu bitter schmecken, dann mischen Sie einfach die Blätter unter andere Salatsorten. Bitte achten Sie bei der Zubereitung darauf, dass diese und andere kostbare Begleitstoffe erhalten bleiben: Zerteilen Sie die Blätter erst nach dem Waschen der Salate.

Gemüse: Rosenkohl, Fenchel, Gurken, Brokkoli, Blumenkohl und Artischocken.

Wildkräuter haben noch ihren ursprünglichen Gehalt an Bitterstoffen. Nutzen Sie diese Quellen, z. B. Löwenzahn, Gundermann, Wiesenbocksbart, Portulak, Gänseblümchen. In den letzten Jahren werden an vielen Orten Wildkräuterführungen angeboten, bei denen Sie die Kräuter in der Natur kennenlernen und vieles über ihre Anwendung erfahren. Inzwischen gibt es auch viele Bücher zu diesem Thema.

Küchenkräuter: Majoran, Oregano, Rosmarin, Salbei, Kerbel, Estragon, Sauerampfer, Liebstöckel („Maggikraut"), Beifuß, Lorbeerblätter.

Gewürze: Ingwer, Kardamom, Pfeffer

Früchte: Zitronen, Orangen, Grapefruit. Probieren Sie einmal diesen fruchtigen Bitterstoffcocktail: Mischen Sie den Saft von zwei Grapefruits, zwei Orangen und einer halben Zitrone mit einem viertel Liter naturtrübem Apfelsaft und Mineralwasser nach Belieben.

Heilpflanzen: Löwenzahn, Benediktenkraut, Engelwurz, Tausendgüldenkraut, Gelber Enzian, Kalmus, Wermut, Schafgarbe, Wegwarte. Es gibt auch Dragees oder Kapseln aus diesen Pflanzen, falls Ihnen die Tees oder Tropfen zu bitter schmecken. Die Artischocke ist auch als Heilpflanze anerkannt, die den Gallenfluss und die Fettverdauung fördert. Sie ist ebenfalls als Fertigpräparat in Apotheken und Reformhäusern zu kaufen.

Und noch ein Tipp, auch wenn er banal klingt: **Lassen Sie alles weg, was Sie nicht vertragen!** Zwingen Sie Ihren Körper nicht, etwas zu verarbeiten, das ihm nicht zuträglich ist. Sie würden doch in Ihr Auto auch nicht Diesel füllen, wenn es Benzin braucht, und sagen: „Vogel friss oder stirb!“ Merkwürdigerweise gehen viele Menschen so mit ihrem Körper um. Bitte denken Sie auch an die **Mikroorganismen** im Darm! Vielleicht lesen Sie noch einmal, was ich über diese winzigen Untermieter im 3. Kapitel geschrieben habe. Sie sind für eine gute Verdauung sehr wichtig.

Häufige Verdauungsbeschwerden im Alter

Sodbrennen

Viele ältere Menschen leiden unter Sodbrennen, diesem dumpfen, brennenden Schmerz oder Druck hinter dem Brustbein, und saurem Aufstoßen. Oft tritt es beim Bücken auf oder im Liegen. Es ist die kennzeichnende Beschwerde der sog. Refluxkrankheit.

Wie kommt es dazu? Im Magen wird die Nahrung mit dem sehr sauren Magensaft durchmischt. Durch die Säure werden evtl. mitgeschluckte Krankheitserreger abgetötet und Eiweiß in einem ersten Schritt aufgespalten. Der Magensaft ist so sauer, dass der Magen sich selbst verdauen würde, wenn er nicht durch eine Schleimschicht vor der aggressiven Säure geschützt wäre. Ein Schließmuskel zwischen Magen und Speiseröhre verhindert, dass der saure Speisebrei in die Speiseröhre zurückfließt. Ist dieser Schließmuskel geschwächt und schließt nicht mehr optimal, gelangt doch Säure nach oben und reizt die Speiseröhre. Ein Zwerchfellbruch (Hiatushernie) kann dieses Problem verschärfen. Das Zwerchfell ist eine Muskelplatte, die den Brustraum von der Bauchhöhle trennt. Die Speiseröhre tritt durch eine Lücke im Zwerchfell hindurch. Gleich unterhalb dieser Stelle mündet die Speiseröhre in den Magen. Wenn das Muskelgewebe um diese Durchtrittsstelle schwach wird und an Elastizität verliert, kann sich der obere Teil des Magens durch diese Lücke drängen. Alles, was starken Druck im Bauchraum erzeugt, kann dazu beitragen, z. B. starkes Pressen beim Stuhlgang, lang andauernder oder schwerer Husten, das Heben schwerer Gegenstände. Kleine Hernien verursachen kaum Beschwerden. Bei größeren Hernien kann es passieren, dass saurer Mageninhalt in die Speiseröhre zurückfließt und Sodbrennen und Schmerzen in der Brust auslöst. Wenn dies häufig geschieht, wird die empfindliche Schleimhaut der Speiseröhre verätzt und entzündet sich. Dadurch kann es auch zu Verengungen der Speiseröhre kommen, die zu Schluckstörungen führen. Übrigens kann die aufsteigende Magensäure auch zu Reizhusten führen. In diesem Falle helfen dann keine der üblichen Hustenmittel. Hier muss die Refluxkrankheit behandelt werden.

Auslöser für Sodbrennen

- Ernährungs- und Essgewohnheiten
  - Süße, fettreiche oder zu scharf gewürzte Speisen, stark säurehaltiges Obst und ebensolche Fruchtsäfte, auch sehr süße Früchte wie Bananen und Datteln

  - Genussmittel wie Kaffee und Alkohol
  - Überdehnung des Magens durch zu große Mahlzeiten
  - Zu geringer Abstand zwischen der letzten Mahlzeit des Tages und dem Zubettgehen
- Rauchen
- Übergewicht
- Hektik, Stress und seelische Belastungen
- Bestimmte Medikamente, z. B. manche Medikamente gegen Rheuma, Eisenpräparate, Kortikoide und eine Medikamentengruppe gegen Bluthochdruck und Angina Pectoris (Kalziumantagonisten).

Im akuten Fall können Sie sich mit diesen Hausmitteln helfen:

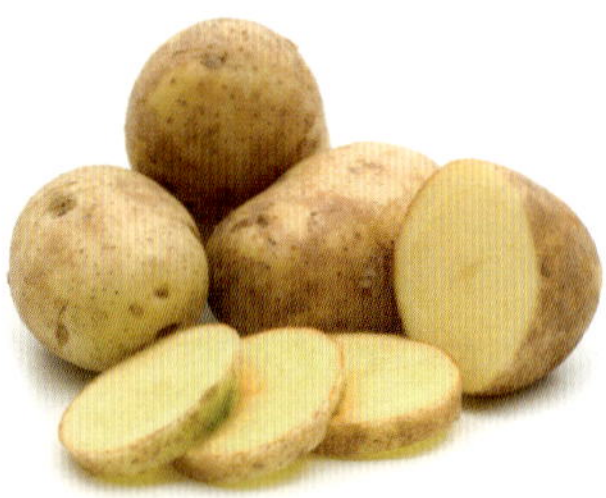

Kartoffelsaft löscht das Feuer

Kartoffelsaft ist das erste Mittel der Wahl. Dieses altbewährte Mittel wurde in seiner Wirksamkeit in jüngster Zeit durch eine wissenschaftliche Studie bestätigt. Sie bekommen hochwertigen Frischpflanzen-Presssaft im Reformhaus oder in der Apotheke. Bitte bewahren Sie die angebrochene Flasche im Kühlschrank auf. Sie können den Saft natürlich auch selbst herstellen. Achten Sie darauf, dass die Kartoffeln vollständig entkeimt und alle grünen Stellen entfernt sind. Am besten verwenden Sie Bio-Kartoffeln. Es ist nicht nötig, sie zu schälen, nur gründlich zu säubern. Wenn Sie keinen Entsafter besitzen, reiben Sie einfach die rohen Kartoffeln und pressen Sie den Saft mithilfe eines Tuches aus und trinken Sie diesen Saft sofort. Den Saft verdünnen Sie mit lauwarmem Wasser im Verhältnis 1:2. Davon trinken Sie pro Tag mindestens 100 Milliliter. Die Patienten in der genannten Studie tranken morgens gleich nach dem Aufstehen und abends vor dem Schlafengehen je 100 ml Kartoffelsaft. Aber auch geringere Dosierungen können helfen.

Der Kräuterpfarrer Künzle empfahl zwei Esslöffel **Sauerkrautsaft** nach dem Essen. **Heilerde** ist sehr gut in der Lage, die Säure zu neutralisieren und zu binden. Lösen Sie einen Teelöffel (6,5 g) davon in einem Glas lauwarmem Wasser auf und trinken es zügig. Eine Portion **trockene Haferflocken**, gründlich gekaut, bis ein fast flüssiger Brei im Mund entstanden ist, kann ebenfalls schnell das Feuer löschen. Ein Teelöffel **Natron** oder ein **basisches Mineralstoffgemisch** in Wasser aufgelöst neutralisiert die Säure sehr rasch.

Um die Ursachen zu bekämpfen, sind andere Maßnahmen notwendig

Ich verstehe das Sodbrennen und die Refluxkrankheit als Folge einer Übersäuerung des Körpers. Diese führt ganz allgemein dazu, dass Muskeln ihre Elastizität verlieren und das Bindegewebe schwach wird. Das trifft auch für den Schließmuskel zwischen Magen und Speiseröhre und das Zwerchfell zu. Die oben genannten Auslöser für Sodbrennen, nämlich Zucker, Alkohol, Nikotin, seelische Belastungen, Hektik und Stress, tragen allesamt zur **Übersäuerung des Körpers** bei. (=> 4) Wenn Sie das Sodbrennen auf Dauer loswerden wollen, ist es deshalb unumgänglich, den Körper zu entsäuern und die Ernährung auf basenüberschüssige Kost umzustellen. Und vor allen Dingen ist es notwendig, seelische Konflikte zu lösen und zu lernen, mit größerer Gelassenheit durchs Leben zu gehen.

Es lohnt sich noch aus einem anderen Grund, die Ursachen des Sodbrennens anzugehen. In der schulmedizinischen Behandlung der Refluxkrankheit werden Medikamente eingesetzt, welche die Magensäureproduktion einschränken. Weil sie nur das Sodbrennen verhindern, aber nicht die Ursache auflösen, müssen diese Medikamente auf Dauer eingenommen werden. Leider hat dies weitreichende Konsequenzen:

- Diese Medikamente können zu einem Mangel an B-Vitaminen führen. Dadurch kann der Homocysteinspiegel erhöht werden, was die Entstehung von Arteriosklerose begünstigt und das Risiko für Herzinfarkt und Schlaganfall erhöht. (=> 6.8)
- Der Mangel an Magensäure schwächt die Knochen und erhöht das Risiko für Osteoporose (=> 6.7)

Verstopfung

In Mitteleuropa leidet jeder fünfte Mensch über 60 Jahre unter chronischer Verstopfung. Nicht umsonst gehören Abführmittel zu den am häufigsten verkauften Medikamenten. Sie beseitigen aber nur das Symptom, nicht die Ursache. Außerdem gewöhnt sich der Darm immer mehr an diese Antreiber. Schließlich geht gar nichts mehr ohne Abführmittel. Oft sind im Laufe der Zeit immer höhere Dosen nötig, um überhaupt noch zu können! So entsteht ein Teufelskreis. Chronische Verstopfung ist nicht nur lästig und unangenehm. Sie führt auch zu Beschwerden, die Sie vielleicht gar nicht damit in Verbindung bringen.

Medizinisch wird von Verstopfung gesprochen, wenn seltener als einmal in drei Tagen Stuhl entleert wird. Aus meiner Sicht ist täglicher Stuhlgang aber ein ganz wichtiger Beitrag zur Gesunderhaltung. Wenn nämlich der Kot zu lange im Darm verweilt, nimmt der Dickdarm Giftstoffe wieder auf, statt sie loszuwerden. Das führt zu Müdigkeit, Abgeschlagenheit, Konzentrationsproblemen, Kopfschmerzen, Hautunreinheiten. Wenn die Verstopfung sehr lange anhält, können ernsthafte Krankheiten entstehen: chronische Darmentzündungen, Divertikulose und Darmkrebs. 95 Prozent aller Dickdarmtumore befinden sich im absteigenden und im S-förmigen Dickdarm. Das ist der letzte Teil des Dickdarms vor dem Enddarm. Hier hockt der Stuhl und belastet die Schleimhaut mit Giftstoffen, wenn er nicht täglich ausgeschieden wird. Andere Krankheiten wie Herz-Kreislauf-Erkrankungen, Diabetes, Leberzirrhose, Gelenkerkrankungen, Krankheiten des rheumatischen Formenkreises, Neurodermitis, Schuppenflechte und Krebserkrankungen werden durch chronische Verstopfung verschlimmert. Es lohnt sich also, alles dafür zu tun, wenigstens einmal täglich Kot zu entleeren. Öfter als einmal täglich Stuhlgang zu haben, ist übrigens kein Grund zur Sorge – im Gegenteil! Wichtig ist nur, dass der Kot in seiner Beschaffenheit in Ordnung ist, also geformt, nicht breiig oder wässrig und leicht zu entleeren.

Die häufigsten Ursachen für Verstopfung:

- **Mangel an Ballaststoffen:** Diese Pflanzenfasern binden Wasser an sich und quellen dadurch auf. Auf diese Weise füllen sie den Darm. Das wiederum ist für den Darm das Zeichen, sich mehr zu bewegen und seinen Inhalt in Richtung Ausgang zu transportieren. (=> 2.4)
- **Mangel an Wasser:** Unser Dickdarm holt jeden Tag etwa acht Liter Wasser in den Körper zurück! Wenn nicht genügend Wasser im Körper vorhanden ist, quetscht der Dickdarm, bildlich gesprochen, jeden Tropfen Wasser aus dem Kot heraus. Dieser trockene, harte Stuhl lässt sich natürlich nicht mehr so gut transportieren und entleeren.
- **Mangel an Bewegung**
- **Manche Medikamente können Verstopfung verursachen,** z. B. bestimmte entzündungshemmende und blutdrucksenkende Medikamente, Eisenpräparate, Schmerzmittel und Psychopharmaka. Wenn Sie den Eindruck haben, Ihre Verstopfung könnte mit der Einnahme eines Medikamentes zusammenhängen, sprechen Sie mit Ihrem Arzt.

- Darüber hinaus kann chronische Verstopfung durch **zahlreiche andere Ursachen** ausgelöst werden, die zu besprechen den Rahmen dieses Buches sprengen würden.

So bringen Sie Ihren Darm in Schwung:

Essen Sie täglich **Vollkorn**! Es enthält die meisten Ballaststoffe. Gute Lieferanten sind auch **Gemüse, Hülsenfrüchte** und **Obst**.
Besonders zu empfehlen sind **Erdmandelflocken** (Naturkostladen und Reformhaus). Erdmandeln sind die unterirdisch wachsenden Knöllchen des Erdmandelgrases. Diese Pflanze stammt aus dem Mittelmeergebiet und wird auch in Afrika, Ostindien und Amerika angebaut. Die Knöllchen schmecken ein wenig wie Mandeln, angenehm nussig. Daher der Name, sie sind nicht mit Mandeln verwandt. Erdmandelflocken haben einen sehr hohen Ballaststoffanteil, nämlich 30 Prozent. Deshalb bringen sie den Darm in Schwung und wirken einer Verstopfung entgegen. Darüber hinaus sind sie reich an Vitamin E, Magnesium und wertvollen ungesättigten Fettsäuren. Täglich zwei Esslöffel Erdmandelflocken fördern die Verdauung. Sie können die Erdmandelflocken ins Müsli oder in einen Obstsalat geben, in Joghurt einrühren oder in Suppen und Soßen. Erdmandelflocken können Sie auch zum Backen verwenden. Ersetzen Sie damit Nüsse und Mandeln. Dadurch erhöht sich der Ballaststoffanteil und der Fettanteil verringert sich.

Weichen Sie morgens fünf **getrocknete Pflaumen oder Feigen** ein. Am Abend trinken Sie das Einweichwasser und essen die Früchte. Sie können die Früchte auch über Nacht einweichen und morgens alles in Ihr Müsli geben.

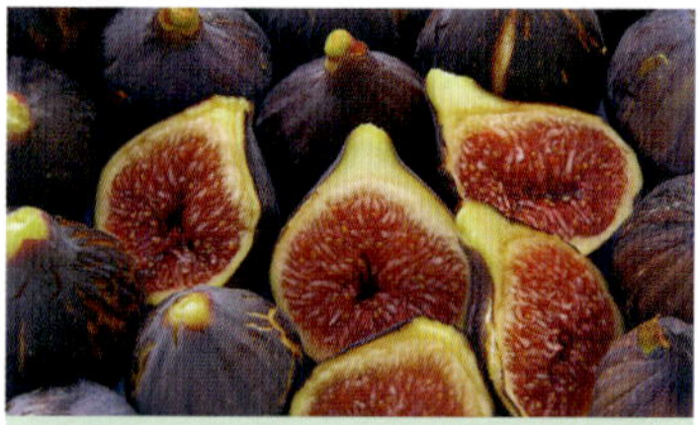
Feigen bringen den Darm in Schwung!

Essen Sie 1 Esslöffel **Tamarinden-Mus** (Apotheke) am Abend oder über den Tag verteilt 3mal 2 Teelöffel voll. Der Tamarindenbaum wächst in Südafrika. Das Mus ist das Innere seiner Früchte.
Führen Sie sich ganz gezielt Ballaststoffe zu. Geeignet sind z. B. die **Schalen des Indischen Flohsamens (Wegerichart), Weizenkleie, Leinsamen, Apfelpektin, Inulin und Oligofruktose**. Ganz wichtig: Nehmen Sie diese isolierten Ballaststoffe nur zusammen mit reichlich Wasser ein. Beachten Sie die entsprechenden Angaben auf der Packung sehr genau. Bei Flohsamenschalen geben Sie einen Teelöffel davon in ein Viertel-Liter-Glas, gießen 200 ml Wasser dazu, rühren um und trinken diese Mischung (wird schnell glibberig!) und sofort danach noch einmal 200 ml Wasser. Die Ballaststoffe saugen alles verfügbare Wasser auf. Wenn zu wenig da ist, entstehen harte Knollen, die schlimmstenfalls zu einem Darmverschluss führen können. Dann landen Sie als Notfall auf dem Operationstisch!

Denken Sie daran, mit den Ballaststoffen versorgen Sie die nützlichen Mikroorganismen mit gutem Futter. Dadurch können sie gut gedeihen, sich vermehren und hindern die entbehrlichen Mikroorganismen daran, sich auszubreiten und Ihnen Beschwerden zu bereiten.

Trinken Sie über den Tag verteilt **mindestens 1 ½ bis 2 Liter Wasser!**

Gehen Sie jeden Tag wenigstens eine halbe Stunde lang spazieren, so flott Sie können. Das Gehen regt Ihren Stoffwechsel an und aktiviert Ihren Darm. Radfahren, schwimmen, Skilanglauf, grundsätzlich **alle Ausdauersportarten** helfen, den Darm auf Trab zu bringen.

Eine Bewegung empfehle ich Ihnen ganz besonders: **tiefe Atmung.** Wenn wir tief ein- und ausatmen, hebt und senkt sich das Zwerchfell deutlich und gibt damit unseren inneren Organen mit jedem Atemzug eine kleine Massage. Außerdem versorgen Sie Ihren Körper auf diese Weise mit mehr Sauerstoff. Und ganz beiläufig entspannen Sie sich auch noch durch die tiefe Atmung. Das erhöht Ihr Wohlbefinden weiter.

Divertikel

Divertikel sind kleine, birnen- oder sackförmige Ausstülpungen der Darmwand, die durch Schwachstellen in der Wandmuskulatur dringen. Die Zahl der Menschen, die daran erkranken, nimmt in den westlichen Industrieländern immer mehr zu. Fachleute schätzen, dass bei den über 60jährigen fast jeder Zweite davon betroffen ist, bei den über 70jährigen 70 %. Die genauen Ursachen sind wissenschaftlich noch nicht genügend erforscht. Es fällt aber auf, dass Divertikel am häufigsten im S-förmigen Dickdarm zu finden sind, dem allerletzten Abschnitt vor dem Enddarm. Deshalb liegt die Vermutung nahe, dass langanhaltende Verstopfung ihre Entstehung begünstigt. Der dabei erhöhte Druck im Darm und die nicht ausgeschiedenen Giftstoffe schädigen die Darmwand. Sicherlich spielt hier der Mangel an Ballaststoffen in der üblichen westlichen Ernährung eine Rolle. Bemerkenswert ist auch, dass Vegetarier seltener Divertikel entwickeln als Menschen, die Fleisch essen. Sie nehmen viel mehr Ballaststoffe zu sich.

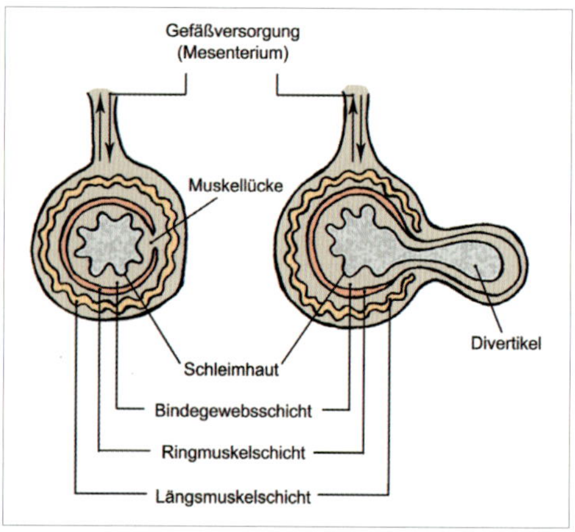

Divertikel an sich verursachen keine Beschwerden. Deshalb wissen Betroffene oft gar nichts davon. Nur wenn sich Divertikel entzünden, verursachen sie starke Schmerzen, meistens im linken Unterbauch. Diese Entzündung wird Divertikulitis genannt. Sie geht meist mit Übelkeit und Fieber einher und kann gefährliche Komplikationen nach sich ziehen.
Um der Entstehung von Divertikeln bzw. einer Entzündung **vorzubeugen**, empfehle ich Ihnen, Ihrem Darm zu helfen, **sich jeden Tag gründlich zu entleeren**, wie ich das oben beim Thema Verstopfung beschrieben habe.

Wenn sich Divertikel entzünden, braucht der Darm in erster Linie Schonung. Am besten gelingt das, wenn Sie einen Tag lang fasten, also nur Wasser, Kräutertee oder eine selbst zubereitete Gemüsebrühe trinken (ohne blähende Gemüse). An den folgenden Tagen können Sie Dinkelschleim essen und dann mit Reis-, Kartoffel- und Gemüsetagen allmählich zu einer Schonkost übergehen. Für die Behandlung der Entzündung wenden Sie sich bitte an Ihren Arzt oder Heilpraktiker.

6.4 Schönheit kommt von innen

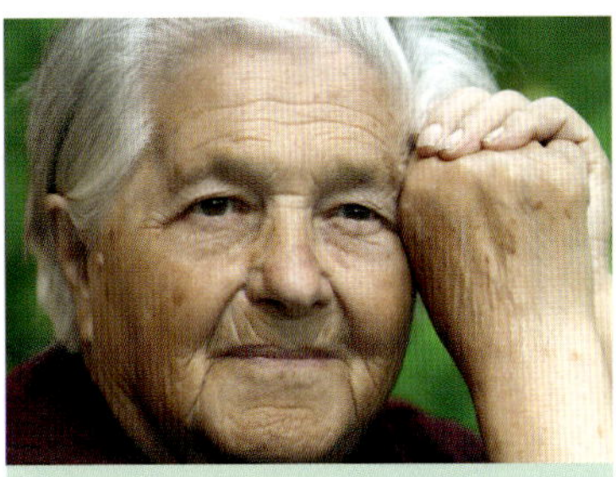
Schönheit des Alters

Stehen Sie manchmal morgens vor dem Spiegel und prüfen, ob sich eine neue Falte oder ein graues Haar eingeschlichen hat? Ja, unser Äußeres verändert sich im Laufe des Lebens. Wir sehen mit 70 Jahren anders aus als mit 30. Und mit 30 anders als mit 10. Und mit 10 anders als kurz nach der Geburt – und das ist gut so! Nehmen Sie Ihre Falten und Ihre grauen Haare als Zeichen Ihrer Lebenserfahrung und Einzigartigkeit und akzeptieren Sie einfach den Lauf der Dinge! Es ist nun einmal so, dass sich die Haut im Alter verändert, trockener und empfindlicher wird und Falten entstehen. Was soll's? Ich will Ihnen ein Geheimnis verraten – aber vielleicht wissen Sie es schon: Die beste Kosmetik ist Lebensfreude! Dennoch will ich Ihnen ein paar Tipps geben, wie Sie mithilfe der Ernährung Ihre Haut unterstützen können. Wenn Ihre Haut schön und gesund sein soll, dann müssen Ihre Leber, Nieren, Darm und die Lungen gut arbeiten. Denn was diese Organe nicht entgiften und ausscheiden, muss schließlich über die Haut hinausgeschafft werden. Und das belastet sie und ist ihr auch anzusehen. Wenn Sie jemals in Ihrem Leben eine Zeitlang gefastet haben, dann wissen Sie, dass sich dabei schon nach wenigen Tagen die Haut klärt, glatter und rosiger wird. Damit bestätigt sich die alte Erfahrung, dass bei Hautproblemen die innere Reinigung am allerwichtigsten ist. Machen Sie deshalb am besten in jedem Frühjahr und jedem Herbst einen **Großputz von innen**. Im 5. Kapitel finden Sie eine Reihe von Anregungen dazu.

Das ernährt Ihre Haut optimal:

Qualitativ **hochwertiges Eiweiß** ist der Baustoff, aus dem Ihr Körper neue Zellen macht.

Eine **basenüberschüssige Ernährung** mit viel frischem Obst, Gemüse und Salaten versorgt Ihren Körper ganz nebenbei wunderbar mit Vitaminen und Mineralstoffen. Ihre Haut wird langsamer altern.

Vor allem **Obst und Gemüse** sorgen für eine straffe Haut und einen strahlendes Aussehen. Sie schützen Ihre Haut vor den Angriffen der freien Radikale und damit vor Falten.

Zitrusfrüchte, Beeren, Sanddorn, Paprika, Kohl und **Kartoffeln** liefern Ihnen viel **Vitamin C**. Das kräftigt das Bindegewebe, regelt den Feuchtigkeitsgehalt der Haut und regt das Wachstum der Haare an. **OPC** (=> 6.1) kann die Kollagenfasern reparieren und stärken. Kollagen bildet das Stützgerüst des Bindegewebes. Deshalb hilft OPC, Falten zu glätten und die Haut wieder jugendlicher aussehen zu lassen. Diesen Vitalstoff gibt es als Nahrungsergänzungsmittel oder als Bestandteil von Hautpflegemitteln.

Fette Fische wie Lachs und Makrele enthalten nicht nur die wichtigen **Omega-3-Fettsäuren**, sondern auch **Vitamin A**. Das schützt die Haut, hält sie feucht und ist für die Erneuerung der Hautzellen unerlässlich. **Eigelb** enthält ebenfalls viel Vitamin A.

Möhren, Aprikosen, Hokkaido-Kürbis, Tomaten – alle tiefgelb bis orange-rot gefärbten Früchte und Gemüse, aber auch die dunkelgrünen wie Spinat, Brokkoli, Grünkohl usw. enthalten sehr viel **Beta-Carotin.** Das schützt die Haut vor den schädlichen Wirkungen des Sonnenlichts. Übrigens, der Körper kann aus Beta-Carotin Vitamin A herstellen.

Vitamin E schützt vor Altersflecken und Falten und hilft, Entzündungen zu heilen. Es stärkt das Bindegewebe. **Pflanzenöle, Nüsse** und **Getreide** sind gute Quellen dafür.

Vollkorn versorgt die Haut gut mit den **B-Vitaminen**, die allesamt wichtig für die Haut sind. Daneben enthält es noch reichlich Ballaststoffe für einen geregelten Stuhlgang und liefert **Zink** und **Magnesium**. Zink fördert die Wundheilung und ist unentbehrlich fürs Immunsystem. Magnesium hält die Zellwände stabil und dennoch durchlässig.

Bierhefe [22] ist ebenfalls eine reiche Quelle für alle B-Vitamine.

Weizenkeime sind ganz besonders kostbare Helfer. Sie enthalten viele ungesättigte Fettsäuren, B-Vitamine und zahlreiche Mineralstoffe und stärken so Ihre Haut und Haare. Streuen Sie sich täglich einen Löffel dieser Keime über Ihr Müsli. Weizenkeime erhalten Sie im Reformhaus und im Naturkostladen.

Silizium (Kieselsäure) ist wichtig für den Aufbau des Bindegewebes, der Haut, Haare und Nägel. Dieses Spurenelement sorgt für Festigkeit und Elastizität. **Hirse** liefert reichlich Kieselsäure und ist leicht verdaulich und vielseitig verwendbar. Außerdem sind **Vollkornreis, Hafer, Gerste** und **Kartoffelschalen** gute Quellen für Kieselsäure. Essen Sie möglichst oft Bio-Kartoffeln mit der Schale, allerdings nur, solange keine grünen Stellen oder Keime vorhanden sind.

Ackerschachtelhalm und **Hohlzahn** sind Heilpflanzen mit einem hohen Gehalt an Kieselsäure. Die Zusammensetzung der Mineralstoffe im Hohlzahn kommt der unseres Blutes sehr nahe. Hohlzahn muss längere Zeit angewendet werden, bis seine Wirkung spürbar wird. Ursel Bühring, die bekannte Heilpflanzenexpertin aus Freiburg, empfiehlt, zweimal im Jahr für drei Monate eine Teekur damit: Zwei gehäufte Teelöffel Hohlzahnkraut mit ¼ Liter kochendem Wasser übergießen, 20 Minuten ziehen lassen (wegen der Kieselsäure), abgießen und 2-3 Tassen täglich genießen. Übrigens, mineralische Kieselerde bzw. Kieselsäurepräparate sind nicht zu empfehlen. Hiervon kann der Darm nur etwa ein Prozent Kieselsäure aufnehmen. Die Kieselsäure aus Ackerschachtelhalm- und Hohlzahntee dagegen kann er fast vollständig verwerten.

---

22 Bierhefe bekommen Sie als Nahrungsergänzungsmittel in flüssiger Form oder als Tabletten im Reformhaus.

Nachtkerzenöl hält die Haut geschmeidig und schützt sie vor Feuchtigkeitsverlust. Trockene und gerötete Haut, Juckreiz und Schuppung werden durch die Einnahme von 2 bis 3 g Nachtkerzenöl pro Tag merklich gelindert. Es empfiehlt sich eine Kur von wenigstens vier bis acht Wochen. Nachtkerzenöl kann auch äußerlich aufgetragen werden und ist Bestandteil vieler Salben.

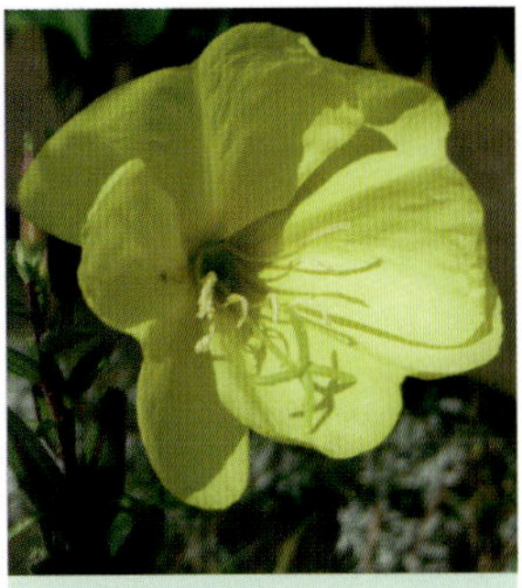

Nachtkerzenblüte

Trinken, trinken, trinken! Sie wissen schon: wenigstens eineinhalb bis zwei Liter am Tag, Kräutertees eingerechnet. Das ist für die Entgiftung des Körpers wichtig und füllt Ihre Hautzellen auf. Sie werden es Ihnen mit einem frischen Aussehen danken.

Das hilft Ihrer Haut zusätzlich:

Maßvolle Körperpflege: Waschen mit klarem Wasser reicht völlig aus! Es belastet die Haut zu sehr, wenn sie täglich mit Seife, Duschmitteln oder Badezusätzen gereinigt wird. Dadurch trocknet sie nur noch mehr aus. Deshalb duschen und baden Sie nicht so häufig und bevorzugen Sie kaltes bis lauwarmes Wasser.

Nehmen Sie die Hilfe der **Effektiven Mikroorganismen** in Anspruch! (=> 3) Besprühen oder betupfen Sie Ihre Haut regelmäßig mit EM oder dem aktivierten EMa. Das hilft Ihrer Haut, sich zu regenerieren. Gönnen Sie sich ein Vollbad mit EM! Dazu geben Sie 1 bis 4 Liter EMa in eine Wanne und / oder legen Sie einen Beutel EM-Keramikpipes ins Wasser. Wenn Ihre Hände dazu neigen, rau und rissig zu werden, reiben Sie die Haut mit EM ein. Das hilft oft schon in ganz kurzer Zeit.

Probieren Sie EM einmal als Deodorant aus, denn die Mikroben nehmen unangenehme Gerüche von Achsel- oder Fußschweiß. Für diesen Fall verdünnen Sie EM im Verhältnis 1:1000. Sie können auch Schuhschränke und Schuhe regelmäßig mit EM aussprühen.

Die Sonne im Schatten genießen! Wenn Sie Ihre Haut der prallen Sonne aussetzen, wird sie früher altern. Jeder Sonnenbrand schädigt die Haut und ist einer zu viel. Wir brauchen zwar das Sonnenlicht, aber auch bei der Sonne entscheidet die Dosis, ob sie Gift ist oder Arznei. Sonnenschutzmittel schützen nur begrenzt vor der Sonne. Darum ist der Aufenthalt im Schatten immer der prallen Sonne vorzuziehen.

Verzichten Sie aufs Rauchen! Jede Zelle Ihres Körpers wird erleichtert aufatmen! Der Tabakrauch belastet mit seinen unzähligen Giftstoffen den ganzen Körper. Er verschlechtert die Durchblutung und lässt die Haut schneller altern.

Schlafen Sie genug! Über Nacht sorgen Wachstumshormone für die Erneuerung der Zellen. Geben Sie Ihnen genug Zeit für ihre Arbeit.

6.5 Klare Sicht bis ins hohe Alter

Unsere Augen sind wahre Wunderwerke der Natur. Gleichzeitig gehören sie zu den empfindlichsten Organen unseres Körpers. Lesen, autofahren, fernsehen, all das fordert Hochleistung von unseren Augen und strapaziert sie. Auch das Sonnenlicht setzt ihnen zu, weil es zusammen mit Sauerstoff die Bildung freier Radikale fördert. Diese und die blauen Anteile des Sonnenlichtes werden für verschiedene Erkrankungen des Auges im Alter verantwortlich gemacht.

Grauer Star

Beim Grauen Star wird die Augenlinse trüb. Dadurch kommt es zu einer langsamen Verschlechterung des Sehvermögens. Die Betroffenen sehen verschwommen und empfinden Helligkeit als unangenehm blendend. Kontraste und Farben verblassen. Im fortgeschrittenen Stadium sehen die erkrankten Menschen wie durch einen immer dichter werdenden Schleier. Weltweit ist der Graue Star die häufigste Ursache für eine Erblindung. 90 Prozent der Erkrankungen treten im Alter über 60 Jahre auf. Heute wird die getrübte Linse operativ durch eine Kunststofflinse ersetzt. In Deutschland werden jedes Jahr etwa 600.000 dieser Operationen ambulant durchgeführt. Sie ist damit einer der häufigsten operativen Eingriffe überhaupt.

Die genauen **Ursachen** des Grauen Stars sind unbekannt. Wiederum wird das Alter dafür verantwortlich gemacht. Vermutlich begünstigen diese Faktoren die Erkrankung:

- UV-Strahlen der Sonne
- Auswirkung der freien Radikale
- Vitalstoffmangel
- Rauchen
- Diabetes
- Kortisonbehandlungen

Wie gefährlich die UV-Strahlung tatsächlich ist, lässt sich daran erkennen, dass bei Völkern, die im Himalaya leben, Grauer Star oft schon im Alter von 10 bis 15 Jahren auftritt. In der großen Höhe trifft die UV-Strahlung weniger gefiltert auf die Augenlinse. Deshalb sind wiederum die Antioxidantien so wichtig, die uns vor den Angriffen der UV-Strahlen und der freien Radikalen schützen können. (=> 6.1)

Altersabhängige Makuladegeneration (AMD)

Die Makuladegeneration ist eine sehr ernste Augenerkrankung. In Deutschland leiden etwa zwei Millionen Menschen daran. Schätzungen zufolge ist jeder fünfte Mensch über 65 Jahren davon betroffen und rund ein Drittel der über 75jährigen. Die Makula lutea, der Punkt des schärfsten Sehens auf der Netzhaut, wird auch Gelber Fleck genannt. Die Degeneration beginnt meist nach dem 50. Lebensjahr. Dabei sterben immer mehr Zellen der Makula ab, wodurch die Sehschärfe beeinträchtigt wird. Die Folgen sind:

- Gerade Linien werden gekrümmt, als geschlängelte Linien wahrgenommen, z. B. die Fliesen im Bad, Fensterrahmen.
- Die Mitte des Gesichtsfeldes erscheint verschwommen und verzerrt oder verschleiert bzw. leer oder als grauer Fleck. Das seitliche Sehvermögen des Auges wird durch die Makuladegeneration nicht verschlechtert. Das bedeutet, man kann z. B. die Umrisse einer Uhr erkennen, aber nicht die Uhrzeit ablesen.

Makuladegeneration tritt in zwei unterschiedlichen Formen auf:
Trockene Makuladegeneration: Das ist die häufigste Form. Hier kommt es durch das Absterben der Netzhautzellen zu einem allmählichen Sehverlust.
Feuchte Makuladegeneration: Diese Form betrifft etwa zehn bis fünfzehn Prozent der Erkrankten. Hier entsteht der Sehverlust dadurch, dass sich im Bereich der Aderhaut krankhafte neue Blutgefäße bilden. Aus diesen Blutgefäßen sickert Flüssigkeit oder Blut unter und in die Netzhaut des Sehzentrums. Der Sehverlust schreitet sehr viel schneller voran als bei der trockenen Form.
Die AMD führt nicht zur Erblindung. Die zentrale Sehschärfe kann zwar völlig verloren gehen. Für die Orientierung im täglichen Leben

kann man mit dem Sehen am Rande des Gesichtsfeldes zur Not so weit auskommen, dass man sich noch selbst versorgen kann. Dennoch können Betroffene evtl. Blindenhilfe beanspruchen. Weil die AMD mit zunehmendem Alter häufiger auftritt, wird sie als Teil des natürlichen Alterungsprozesses gesehen. Sie gilt als unheilbar, kann allerdings auch von selbst zum Stillstand kommen oder sich sogar spontan bessern.
Sie wissen inzwischen: Für mich sind die meisten Anzeichen eines „natürlichen Alterungsprozesses" Folgen der Lebensweise. So auch hier!

Mögliche Risikofaktoren sind:

- Rauchen
- Hohe Belastung des Auges mit UV-Strahlen
- Verminderte Durchblutung durch Verschlackung, Übersäuerung des Körpers
- Mangel an Antioxidantien
- Mangel an Omega-3-Fettsäuren

Der Berliner Augenarzt Dr. Lierow schreibt auf seiner Internetseite dazu: „Die Ursachen für die AMD sind noch nicht eindeutig geklärt. Offensichtlich spielen dabei mit dem Alter zunehmende Ablagerungen, die sich in einer Gewebeschicht unterhalb der Netzhaut im Laufe des Lebens ansammeln, sowie Stoffwechselstörungen in bestimmten Netzhautschichten eine Rolle." [23] Wissenschaftliche Studien legen die Vermutung nahe, dass die AMD über die Ernährung zu beeinflussen ist. In einer Studie mit knapp 3000 Teilnehmern mit AMD sollten die Menschen zweimal in der Woche fette Fische essen. Mit dieser vermehrten Aufnahme von Omega-3-Fettsäuren konnten die Teilnehmer den Krankheitsverlauf deutlich verlangsamen. Das Risiko, an AMD zu erkranken, verringern die Omega-3-Fettsäuren um ein Drittel.

23 http://www.augenarzt-lierow.de/20.html

Lutein und Zeaxanthin sind zwei Carotinoide, die für die Augen absolut lebenswichtig sind. In der Makula des Auges kommen diese beiden als einzige Carotinoide vor. Der Ernährungswissenschaftler Prof. Dr. med. Hans-Konrad Biesalski verweist in einem Interview auf Studien, die belegen, dass das Risiko für die Entwicklung einer altersabhängigen Makuladegeneration (AMD) durch eine hohe Aufnahme von Carotinoiden wie Lutein um bis zu 50 Prozent gesenkt werden kann. Dunkelgrüne Gemüse sind gute Quellen dafür, je dunkler desto besser: Spinat, Mangold, Grünkohl, Rosenkohl, Lauch, Brokkoli, Zucchini, Sellerie, grüne Erbsen, Rucola, Feldsalat, Kresse, Petersilie, Weizengrassaft. Auch gelbe Sorten wie Mais, Kürbis, Paprika, Pfirsich oder Papaya enthalten viel Lutein.

Amerikanische Wissenschaftler zeigten in einer Studie mit 3.600 Menschen, die schon an ersten Anzeichen für AMD litten, dass Antioxidantien das Risiko für ein Voranschreiten der Erkrankung um ca. ein Drittel verringern können. Sie gaben den Erkrankten über sechs Jahre hinweg folgende Mischung:

Vitamin C	**500 mg**
Vitamin E	**400 I.E.**
Beta-Carotin	**15 mg**
Zink	**80 mg**
Kupfer	**2 mg**

Diese Mischung ist nur eine Möglichkeit von vielen, nicht unbedingt die wirksamste! Mir selbst erscheint z. B. das Vitamin C eher niedrig dosiert. Denken Sie außerdem an Alpha-Liponsäure, jenen kraftvollen Radikalenfänger. (=> 6.1)

So unterstützen Sie die Sehkraft Ihrer Augen bis ins hohe Alter:

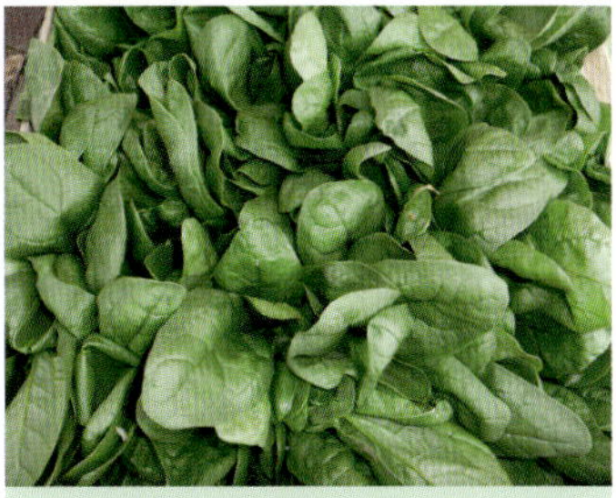

Spinat hilft den Augen

- Essen Sie jeden Tag Möhren, Aprikosen, Hokkaido-Kürbis, Tomaten, Spinat, Brokkoli, Grünkohl, Rosenkohl oder andere **Früchte** und **Gemüse**, die reichlich **Beta-Carotin** liefern. Trinken Sie Gemüsesäfte! Die schmecken nicht nur gut, sondern liefern außerdem viele wichtige Pflanzenstoffe.
- Essen Sie immer wieder reichlich Spinat, Grünkohl, Lauch, Brokkoli, Sellerie, Erbsen, grünes Blattgemüse, Chicorée, Kürbis und Mais. Sie sind gute Quellen für die so wichtigen Carotinoide **Lutein** und **Zeaxanthin.**
- Geben Sie an Ihre Salatsoßen oder über das Gemüse **kaltgepresste Pflanzenöle**. Weizenkeimöl, Sonnenblumenöl, Distelöl, Mandelöl, Maiskeimöl, Traubenkernöl, Sojaöl, Olivenöl und Rotes Palmöl sind gute Quellen für **Vitamin E**. Essen Sie täglich vier bis fünf Esslöffel **Weizenkeime.**
- Versorgen Sie Ihre Augen reichlich mit **Vitamin C**. Denken Sie auch an Sanddorn und die Acerolakirsche.
- Ergänzen Sie Ihre Nahrung mit den beiden kraftvollsten Antioxidantien **Alpha-Liponsäure** und **OPC**. (=> 6.1)
- Verzehren Sie zwei- bis dreimal in der Woche Makrele oder andere **fette Fische** oder nehmen Sie Fischöl-Kapseln ein. Seefisch ist außerdem reich an Zink.
- Leber, Fleisch, Vollkorn, Linsen und Erbsen liefern ebenfalls **Zink.**
- Führen Sie zweimal im Jahr einen **Großputz von innen** durch (=> 5).
- Ernähren Sie sich bewusst **basenüberschüssig.**

6.6 So bleiben Ihre Gelenke beweglich

Arthrose ist eine Volkskrankheit. Die Kniegelenksarthrose ist weltweit die häufigste Gelenkerkrankung. Es wird geschätzt, dass etwa jeder 10. bis 20. Deutsche zwischen 50 und 60 Jahren unter Arthroseschmerzen in Knien oder Hüfte leidet. Bei älteren Menschen ist diese Erkrankung noch häufiger. Grundsätzlich können alle Gelenke betroffen sein. Am häufigsten kommt es in den Hüft-, Knie-, Hand-, Fuß- oder Wirbelgelenken zu arthrotischen Veränderungen. Üblicherweise werden diese als Verschleiß- und Abnutzungserscheinung verstanden und damit als typische Folge des Alterungsprozesses.

Was geschieht bei Arthrose?

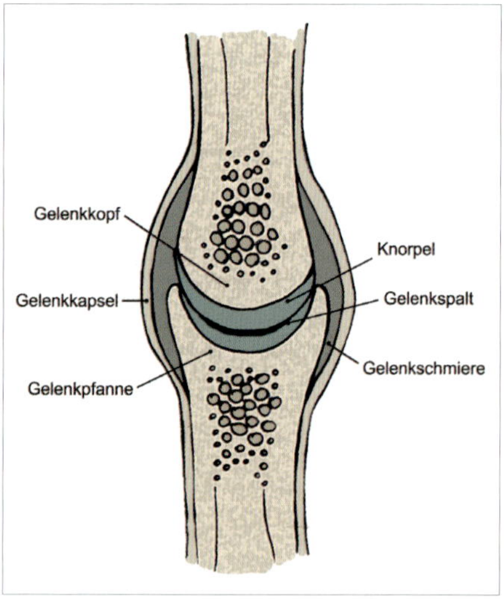

Die Gelenke werden von einer dünnen Knorpelschicht überzogen. Dieses glatte Gewebe verhindert, dass die Gelenkknochen aneinander reiben. Es fängt den Druck bei Bewegungen wie ein Stoßdämpfer ab. Bei Arthrose nimmt diese schützende Schicht immer weiter ab. Der Knorpel wird rau und fasert auf. Es kommt zu Entzündungen, die letztlich für die Schwellungen der Gelenke und die Schmerzen verantwortlich sind. Ärzte sprechen dann von einer aktivierten Arthrose. Schließlich geht die ganze Knorpelschicht zugrunde und die Knochen reiben ungeschützt aneinander.

Typisch für Arthrose ist der sog. Anlaufschmerz: Am Anfang tut die Bewegung weh, z. B. das Gehen nach dem Aufstehen. Mit fortgesetzter Bewegung lässt der Schmerz allmählich nach. Durch längere Belastung können die Gelenke wieder schmerzen. Mit dem Fortschreiten der Krankheit werden bestimmte Bewegungen eingeschränkt. Dann fällt z. B. das Aussteigen aus dem Auto schwer oder man kann die Strümpfe nicht mehr so gut anziehen. Später treten Schmerzen selbst in Ruhe auf. Je länger die Arthrose aktiv ist, desto mehr wird das Gelenk zerstört. Schließlich kann es ganz versteifen. Die Schulmedizin kennt zur Behandlung nur Schmerzmittel, entzündungshemmende Medikamente und am Ende des schmerzhaften Leidensweges bei Knie- und Hüftgelenksarthrose den Ersatz durch ein künstliches Gelenk. Arthrose wird als unheilbar angesehen.

Als Risikofaktoren gelten:

- angeborene Fehlstellungen des Skeletts (O-Beine, X-Beine, Hüftgelenksdysplasie)
- jahrelange Überlastung der Gelenke, z. B. durch Leistungssport, schwere körperliche Arbeit, Übergewicht
- erbliche Belastung (vor allem bei der Fingergelenks-Arthrose)

Ich sehe Arthrose, ihre Ursachen und Heilungschancen, etwas anders. Unser Körper ist ein lebendiger Organismus, der sich ständig erneuert. Die Knorpelschicht, die unsere Gelenkoberflächen überzieht, ist nicht wie ein Autoreifen, der nach einer bestimmten Laufleistung einfach abgefahren ist. Wenn sich der Knorpel nicht mehr genügend regeneriert und verschlissen wird, dann hat das Ursachen, die in unserer Lebensweise liegen. Und wenn diese aus der Welt geschafft sind, fängt der Körper an zu heilen – und zwar sofort, so wie er das immer tut!

Ursachen der Arthrose:

- Übersäuerung
- zu viel tierisches Eiweiß in der Nahrung
- Wassermangel
- Bewegungsmangel

Arthrose als Folge von überfüllten Eiweißspeichern und Übersäuerung: Das Besondere am Knorpelgewebe ist, dass es keine eigenen Blutgefäße hat, über die es mit Sauerstoff und Nährstoffen versorgt wird. Es wird durch die Gelenkschmiere ernährt, die ihre Nährstoffe wiederum von den Blutgefäßen der Gelenkinnenhaut bezieht. Wenn in den Haargefäßen der Gelenkinnenhaut übermäßig Eiweiß abgelagert ist, wird der Stoffaustausch behindert. Ein zusätzlicher Faktor ist die Übersäuerung, die ebenfalls durch eine Ernährung mit zu viel tierischem Eiweiß gefördert wird. Die Gelenkschmiere wird zu sauer und es mangelt ihr an basischen Mineralstoffen. Dadurch kommt es zur Eindickung der Gelenkschmiere. In Verbindung mit abgelagerten Kristallen ergibt sich eine schmirgelartige Masse, die bei jeder Bewegung den Knorpel schädigt. All das führt dazu, dass die Knorpelzellen schließlich zugrundegehen. (=> 2.1 und 4)

Wenn Sie an Arthrose leiden, möchte ich Ihnen Mut machen. Es kann Ihnen gelingen, sich von Schmerzen zu befreien und wieder beweglicher zu werden, wenn Sie Ihre Ernährungsweise ändern! Lassen Sie es wenigstens auf einen Versuch ankommen! Streichen Sie für einen bis drei Monate alle tierischen Eiweiße aus Ihrem Speiseplan! Also nicht nur Fleisch und Wurst, sondern auch Fisch, Eier, Milch und Milchprodukte. Verzichten Sie in dieser Zeit ebenfalls auf alle Hülsenfrüchte, einschließlich Soja. Und essen Sie nur ganz wenige Nüsse. Ernähren Sie sich stattdessen vor allem von frischem Gemüse und

Obst. Frisch heißt nicht unbedingt roh! Denn allzu viel Rohkost kann säuernd wirken, wenn Ihr Verdauungsapparat nicht kräftig genug ist, das Rohe gut zu verdauen. Wenn Ihnen diese Probezeit Erleichterung verschafft hat, werden Sie vermutlich gerne noch länger durchhalten. Es gibt viele Menschen, die auf diesem Wege tatsächlich wieder schmerzfrei geworden sind und so beweglich wie vor der Erkrankung! Ich habe das selbst erlebt.[24]

Arthrose als Folge von Wassermangel: Wenn der Körper nicht genügend Wasser zur Verfügung hat, werden die zum Überleben notwendigen Organe bevorzugt mit Wasser versorgt, wie z. B. das Gehirn. Die anderen Organe und Gewebe müssen zurückstehen. Zu diesen gehört der Gelenkknorpel. Die Knorpelzellen werden trocken und spröde und gehen schneller zugrunde als wassergefüllte. Wenn Sie also Arthrose vorbeugen oder heilen wollen, müssen Sie jeden Tag reichlich Wasser trinken, mindestens 1,5 bis 2 Liter. (=>2.7)

Arthrose als Folge von Bewegungsmangel: Wer rastet, der rostet! Moderate Bewegung ist ein Jungbrunnen für den gesamten Körper, besonders für die Gelenke! Bewegung fördert die Durchblutung der Gelenke. Der Knorpel und das umliegende Bindegewebe werden besser mit Nährstoffen versorgt. Gehen und walken auf weichem Boden, z. B. im Wald, Rad fahren, schwimmen, grundsätzlich alle Ausdauersportarten sind geeignet, ebenfalls Tai Chi und Chi Gong. Wenn Sie schon unter Hüft- oder Kniegelenksarthrose leiden, fangen Sie am besten mit Bewegungsarten an, bei denen diese Gelenke nicht das ganze Körpergewicht tragen müssen, z. B. Radfahren, schwimmen,

24 Sie können eine ganze Reihe solcher Erfahrungsberichte nachlesen, entweder im Internet unter http://www.arthroseselbsthilfe.de/9.html oder in dem sehr empfehlenswerten Buch „Arthrose – Der Weg zur Selbstheilung" von Eckhard K. Fisseler.

Wassergymnastik, Aquajoggen usw. Je konsequenter Sie Ihre Ernährung umstellen, desto schneller werden die Schmerzen zurückgehen und Sie können sich wieder mit Freude bewegen. Nur Mut!

Im Zusammenhang mit Arthrose möchte ich Ihnen die Hirse ans Herz legen (=> 6.7) **Hirse** ist das mineralstoffreichste Getreide überhaupt. Sie enthält viel Silizium, jenes Spurenelement, das gerade für den Knorpel so wichtig ist. Es macht ihn fest und elastisch zugleich. Ich empfehle Ihnen besonders die **Braunhirse**, die im Gegensatz zur Goldhirse nicht geschält werden muss. Hier bleiben die wertvollen Inhaltsstoffe der Randschicht erhalten. **Klinoptilolith-Zeolith** ist ebenfalls eine gute Siliziumquelle. (=> 5)

Nahrungsergänzungsmittel, die bei Arthrose helfen können:

Vitamin E (mindestens 400 I.E. täglich) hilft, die Entzündung zu heilen.

Die **Grünlippmuschel** (lat. Perna canaliculus) gehört zur traditionellen Ernährung der Maori, den neuseeländischen Ureinwohnern. Sie wird heute vor allem an den Küsten Neuseelands gezüchtet und als Delikatesse in die ganze Welt exportiert. 10 % der Ernte werden für Arznei- und Nahrungsergänzungsmittel gefriergetrocknet und in Kapsel- oder Tablettenform angeboten. Das Muschelfleisch enthält neben vielen Mineralstoffen die wichtigen Glukosaminoglykane (GAG) in hoher Konzentration. Gerade diese Stoffe sind für unsere Gelenke sehr wichtig.

Die **Hagebutte** wird seit altersher erfolgreich als Heilmittel eingesetzt. Sie ist reich an Vitaminen (C, A, B1 und B2), Flavonoiden, Galaktolipiden, Mineralstoffen und Spurenelementen. Forschungen in der

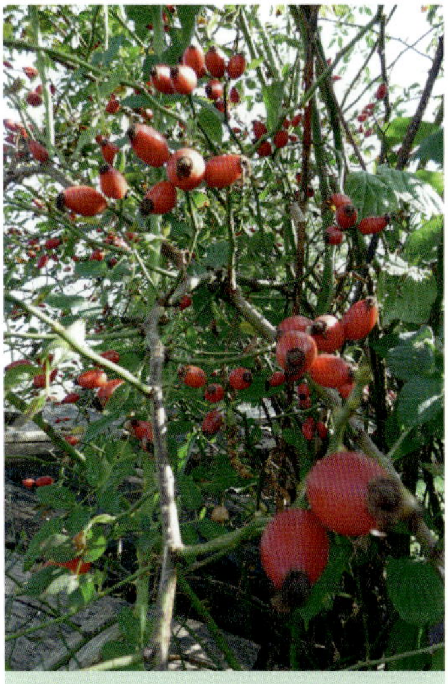
Hilfe für geschundene Gelenke

jüngeren Zeit belegen, dass diese heimische Frucht ebenfalls bei Arthrose helfen kann. Verantwortlich dafür sind die enthaltenen Galaktolipide. In einer Studie führte die Einnahme von 5 Gramm Hagebuttenpulver täglich schon nach drei Wochen zu einer deutlichen Verringerung der Schmerzen. Die typische Morgensteifigkeit der Gelenke nahm ebenfalls ab. Diese Galaktolipide verlieren ihre Wirksamkeit, wenn sie über 40 °C erhitzt werden. Deshalb hat Hagebuttentee nicht diese wohltuende Wirkung bei Arthrose. Sie bekommen Hagebutte als Nahrungsergänzungsmittel als Pulver oder Kapseln im Reformhaus bzw. der Apotheke.

6.7 So bleiben Ihre Knochen stark

Osteoporose ist die häufigste Knochenerkrankung im Alter. Das Risiko, an Osteoporose zu erkranken nimmt statistisch gesehen ab 55 Jahren zu. Nach Schätzungen leiden in Deutschland 8 – 10 Millionen Menschen daran. Im Jahr 2002 wurden ca. 150.000 Menschen wegen eines Oberschenkelhalsbruchs in einem Krankenhaus behandelt. Die Tendenz ist steigend.

Bei Osteoporose werden die Knochen porös und die Knochenstruktur verschlechtert sich. Das führt zu starken Schmerzen. Die Knochen brechen leichter, oft schon aus geringem Anlass. Am häufigsten brechen der Oberschenkelhals, die Wirbel und die Handgelenke. Unsere

Knochen sind in einem ständigen Auf- und Abbau begriffen. Bis zu einem Lebensalter von etwa Mitte 30 überwiegt der Knochenaufbau. Mit zunehmendem Lebensalter nimmt der Knochenaufbau stetig leicht ab. Bei Osteoporose ist der Knochenabbau jedoch krankhaft erhöht bzw. der Knochenaufbau zu gering. Frauen nach den Wechseljahren sind stärker davon betroffen als Männer. Das war wohl mit ein Grund, die Osteoporose mit der hormonellen Umstellung der Frauen in den Wechseljahren in Zusammenhang zu bringen. Viele Jahre lang wurde Frauen die Hormonersatztherapie empfohlen, auch mit dem Argument, auf diese Weise Osteoporose vorzubeugen. Das hat sich geändert, seit Studien belegten, dass diese Hormonbehandlungen das Risiko für die Entstehung von Brustkrebs und Herz-Kreislauf-Erkrankungen erhöhen.

Ich denke, dass Osteoporose andere Ursachen hat. Sie ist eine Zivilisationserkrankung und hängt sehr stark mit unserer Lebensweise zusammen. Dr. Mary C. Martin, eine Ärztin aus San Francisco, untersuchte Maya-Indianerinnen auf der mexikanischen Halbinsel Yucatan. Sie stellte fest, dass bei diesen Frauen die Hormonproduktion mit dem Älterwerden genauso abnimmt wie bei uns. Die Knochen verlieren bei ihnen ebenfalls an Dichte. Dennoch entwickelt sich keine Osteoporose. Das heißt, diese Frauen haben keine Beschwerden, also keine Schmerzen und keine Knochenbrüche. Übrigens kennen diese Indianerinnen auch keine anderen Wechseljahrsbeschwerden wie z. B. Hitzewallungen.
Die Frage ist, woher diese Unterschiede kommen. Hängen sie mit der härteren körperlichen Arbeit zusammen, die die mexikanischen Indianerinnen leisten? Mit der anderen Ernährung? Mit der Zahl der Kinder, die die Frauen auf die Welt gebracht haben? Deutlich erkennbar ist auf jeden Fall, dass die Abnahme der Knochendichte nicht von der Natur so vorgesehen ist. Sie wird nicht durch die Verringerung der Hormone

ausgelöst. Sie muss etwas mit der heutigen Lebensweise zu tun haben. Aber weshalb verlieren die Knochen ihre Dichte?

Ich sehe vor allem diese Ursachen:

- Bewegungsmangel
- Ernährung

Bewegungsmangel: Unser Körper ist ein sehr energiesparendes Modell. Alles, was nicht gebraucht wird, wird abgebaut. Seit die ersten Raumfahrer ins All geschickt wurden, wissen wir, dass die Knochen in der Schwerelosigkeit an Dichte verlieren. Denn dort sind starke Knochen nicht so notwendig wie unter dem Einfluss der Schwerkraft hier auf der Erde. Vor 100 Jahren gingen die Menschen im Durchschnitt täglich ungefähr 20 Kilometer zu Fuß, in Worten: zwanzig! Unvorstellbar für uns! Heute sind es noch ganze 700 Meter! Damals verbrachten die Menschen 90 Prozent ihres Tages mit irgendeiner körperlichen Aktivität. Heute nehmen uns Autos, Busse und Bahn das Gehen ab. Wir benützen Rolltreppen und Aufzüge statt Treppen. Haushaltsgeräte und Maschinen ersparen uns viel körperliche Arbeit. Das alles erleichtert uns auf der einen Seite das Leben, führt aber gleichzeitig dazu, dass wir uns kaum noch bewegen. Unser Körper ist jedoch für Bewegung geschaffen! Und wenn er sie nicht bekommt, wird er krank. Viele der heute immer mehr um sich greifenden Krankheiten hängen mit der Bewegungsarmut zusammen. Körperliche Bewegung hilft nachweislich, den altersbedingten Leistungseinbußen von Herz, Kreislauf, Atmung, Stoffwechsel, Bewegungsapparat und Nervensystem entgegenzuwirken.
Der zweite bedeutende Faktor bei der Entstehung der Osteoporose ist die **Ernährung** bzw. die **Übersäuerung des Körpers** (=> 2.1 und 4). Schon 1997 meldete das medizinische Fachblatt „Ärztliche Praxis“, dass immer mehr Kinder wegen Osteoporose behandelt werden müssen!

Ursachen seien gravierende Ernährungsmängel. Die beliebten Softdrinks wie Cola-Getränke und Limonade seien reine Kalzium-Räuber. Das jüngste Osteoporose-Opfer war damals ein elfjähriges Kind. Es hatte sich überwiegend von Limonade und Gebäck ernährt. Die Folge waren Knochenbrüche. Wenn der Körper mit der Ernährung nicht genügend basische Mineralstoffe bekommt, dann holt er sich diese aus den Knochen. Das sind die größten Mineralstofflager, die er zur Verfügung hat. Warum aber sind Frauen mehr von Osteoporose betroffen als Männer? Dafür sprechen diese Gründe:

- Frauen haben einen zarteren Knochenbau. Wo weniger vorhanden ist, macht sich schneller bemerkbar, wenn etwas weggenommen wird.
- Frauen leben, statistisch gesehen, immer noch länger als Männer. (Derzeit liegt die Lebenserwartung bei 82 Jahren für Frauen und bei 77 Jahren für Männer.) Wer länger lebt, hat mehr Chancen, die Auswirkungen der Lebensweise zu erfahren.
- Bei Frauen wird siebenmal häufiger die Knochendichte gemessen als bei Männern. Und je älter die Patienten sind, desto seltener ordnen Ärzte die Knochendichtemessung an, besonders bei Männern. So bleibt die Osteoporose bei Männern länger unentdeckt.

Baumaterial für starke Knochen

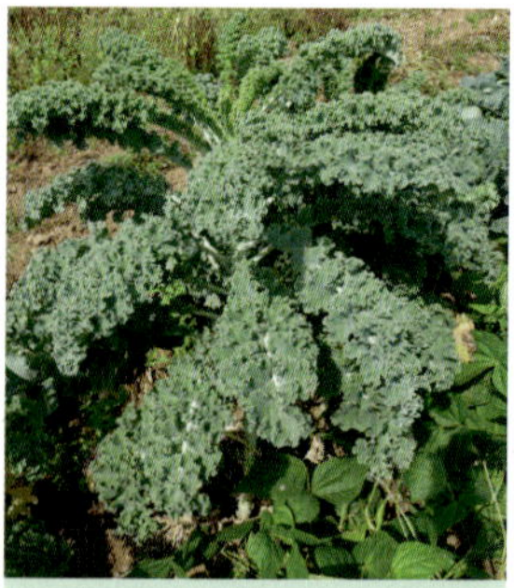
Grünkohl enthält viel Kalzium

Kalzium ist der wichtigste Baustoff für die Knochen. Die Deutsche Gesellschaft für Ernährung empfiehlt täglich 1000 - 1500 mg Kalzium. Bis zu 2000 mg haben keine negativen Folgen, wenn mindestens zwei Liter Wasser täglich getrunken werden. Üblicherweise wird empfohlen, diesen Bedarf vor allem über Milch und Milchprodukte zu decken. Bei einem hohen Eiweißanteil in der Nahrung steigen allerdings die Kalziumverluste. Das häufige Verzehren von tierischem Eiweiß ist nicht zuletzt ein wesentlicher Beitrag zur Übersäuerung des Körpers. Deshalb ist es zu bezweifeln, dass es wirklich zuträglich ist, diese hochgelobten Kalziumquellen reichlich zu genießen. Es ist bemerkenswert, dass zur traditionellen chinesischen Ernährung keine Milchprodukte gehören und die dort lebenden Menschen weniger mit Osteoporose belastet sind als wir. Gute Kalziumquellen sind grüne Gemüse, je dunkler grün, desto besser (Grünkohl, Brokkoli). Sie liefern nicht nur den begehrten Mineralstoff. Sie wirken zudem basisch.

Je 100 g verzehrbarer Anteil	**->**	**Kalziumgehalt in mg**			
Emmentaler, 45 % Fett	->	1100	Kuhmilch, 3,5 % Fett	->	120
Sesam	->	783	Joghurt, 3,5 % Fett	->	120
Ölsardinen	->	330	Bohnen, weiß	->	113
Mandeln	->	252	Fenchel, roh	->	109
Petersilienblatt, roh	->	245	Brokkoli, roh	->	105
Haselnuss	->	225	Meerrettich, roh	->	105
Grünkohl, roh	->	212	Lauch	->	75
Sojabohnen	->	201	Kohlrabi	->	70
Johannisbeeren	->	200	Aprikosen, getrocknet	->	82
Leinsamen, ungeschält	->	198	Datteln, getrocknet	->	61
Feigen, getrocknet	->	190	Bohnen, grün	->	57
Brennnessel	->	190	Brombeeren	->	45
Brunnenkresse, roh	->	180	Kiwi	->	40
Schnittlauch, roh,	->	129	Himbeeren	->	40
Kichererbsen	->	124	Orange	->	40
Kuhmilch, 1,5 % Fett	->	123			

Quelle: Elfmada, I. / Aign, W. / Muskat, E. / Fritsche, D. (1999), Die große GU Nährwert-Kalorien-Tabelle – München (Gräfe und Unzer Verlag GmbH) und Ludwig-Maximilians-Universität München

Die besten Nährstoffe nützen wenig, wenn der Körper sie nicht aufnehmen kann oder wenn er zu viel wieder ausscheidet. Deshalb beachten Sie bitte diese Hinweise:

- Essen Sie möglichst wenig tierisches Eiweiß, denn es ist zu konzentriert und trägt so zur Überfüllung der Eiweißspeicher bei. (=> 2.1) Außerdem verstärkt es die Übersäuerung und erhöht die Kalzium-Ausscheidung.
- Das Natrium im Salz regt die Kalzium-Ausscheidung ebenfalls an. Verwenden Sie es sparsam und würzen Sie lieber mit frischen Kräutern und anderen Gewürzen.
- Phosphat bremst die Aufnahme von Kalzium (siehe Abschnitt unten „Phosphor")
- Gallensekretionsstörungen, Darmerkrankungen, z. B. Zöliakie und Colitis ulcerosa, und Störungen der Darmbakterienbesiedlung behindern die Kalziumaufnahme ebenfalls. (=> 3).
- Bifidobakterien erhöhen die Kalziumaufnahme.
- Wenn Sie viel Kaffee trinken und/oder unter Stress stehen, brauchen Sie mehr Kalzium.
- Medikamente gegen Sodbrennen, Abführ- und Entwässerungsmittel (Diuretika) erhöhen den Kalzium-Bedarf ebenfalls. Wenn Sie Magensäureblocker einnehmen und sich zusätzlich Kalzium über Tabletten oder Pulver zuführen wollen, wählen Sie Kalziumcitrat oder Kalziumcitratmalat. Kalziumcarbonat, eine Kalziumverbindung, die in vielen Präparaten enthalten ist, kann vom Körper nur dann aufgeschlossen werden, wenn genügend Magensäure vorhanden ist.
- Oxalsäure bindet das Kalzium, sodass es für die Knochen nicht mehr zur Verfügung steht. Spinat, Mangold, Sauerampfer, Petersilie, Rote Rüben, Rhabarber, Sternfrüchte enthalten viel Oxalsäure. Durch Kochen wird sie zum Teil zerstört. Deshalb ist es empfehlenswert, diese Lebensmittel nicht in größeren Mengen roh zu essen.

- Das Phytin im Frischgetreide bindet ebenfalls Mineralstoffe wie Kalzium, Magnesium, Eisen und Zink. Dieser Stoff wird durch Einweichen oder Ankeimen des Getreides abgebaut. Deshalb sollte man Getreide für Müsli oder andere Gerichte immer mehrere Stunden einweichen. Hafer bildet hier eine Ausnahme. Denn dieses Getreide wird bitter, wenn es nach dem Mahlen längere Zeit steht. Phytin wird auch abgebaut, wenn Sauerteig über viele Stunden geht. Gründliches Kauen bewirkt dies ebenfalls. Also noch ein Argument, sich gutes Kauen anzugewöhnen! Phytase, der Stoff, der diesen Umbau beim Einweichen bewirkt, wird durch Erhitzen zerstört. Deshalb ist er in den gekauften Getreideflocken und Fertigmüslis nicht mehr enthalten.
- Die Kalziumverwertung kann durch Bewegung verbessert werden.
- Alkohol hemmt die knochenaufbauenden Zellen (Osteoblasten).

Immer wieder wird auch für Mineralwasser als Mineralstoffquelle geworben. Wie gut diese anorganischen Mineralstoffverbindungen tatsächlich vom Körper verwertet werden können, darüber sind sich die Fachleute nicht einig. Ich selbst empfehle, eher mineralarmes Wasser zu trinken. (=> 2.7) und die Mineralstoffe aus der Nahrung zu beziehen. Wenn Sie Kalzium als Nahrungsergänzung einnehmen wollen, dann bevorzugen Sie bitte die organischen Kalziumverbindungen, wie z. B. Kalziumcitrat. Dieses Kalzium wird vom Körper besser verwertet.

Silizium (Kieselsäure) ist wichtig für den Aufbau des Bindegewebes, der Haut, Haare, Nägel und Knochen. Dieses Spurenelement macht das Knochengerüst elastisch und fest zugleich. Um den Knochen hart und belastbar zu machen, werden in dieses Gerüst Kalziumapatit-Kristalle eingelagert. Vergleichbar ist das mit einem Fachwerk. Die Balken werden von Silizium gebildet und das Füllmaterial ist Kalziumapatit.

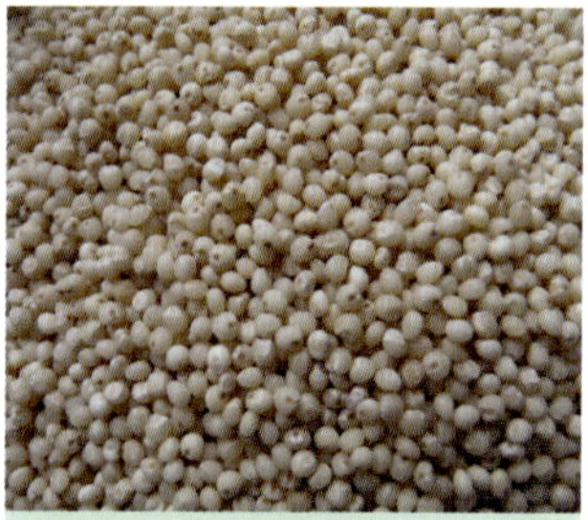

Hirse ist reich an Silizium

Wenn die Balken dünner werden, dann bröckelt auch das Füllmaterial. Silizium ist wichtig für die Festigkeit der Knochen und für die Neubildung von Knochengewebe. Deshalb ist es bei Osteoporose und ihrer Vorbeugung ganz wichtig, den Körper gut mit Silizium zu versorgen. Dies wird durch eine Untersuchung bestätigt, die mit Frauen, die an Osteoporose litten, durchgeführt wurde. Bei ihnen nahm die Dichte der Oberschenkelknochen zu, nachdem sie Siliziumverbindungen eingenommen hatten. Kieselerde enthält viel Silizium. Daher ist es naheliegend, diese als Nahrungsergänzung einzunehmen. Ich rate Ihnen allerdings davon ab, weil das darin enthaltene anorganische Silizium vom Körper nur zu einem ganz geringen Prozentsatz aufgenommen wird. Sehr viel besser ist es, dieses Spurenelement in organischer Form über die Nahrung aufzunehmen. **Braunhirse** (aus dem Reformhaus oder Naturkostladen) ist eine der besten Quellen. Täglich drei bis sechs Teelöffel Braunhirsemehl sind eine gute Dosis. Sie können das Mehl ins Müsli geben, in Suppen, Soßen usw. **Buchweizen** und **Buchweizenkraut** (als Tee) enthalten ebenfalls sehr viel Silizium. Außerdem möchte ich Ihnen noch zwei Heilpflanzen ans Herz legen, die vor Silizium nur so strotzen: **Ackerschachtelhalm** und **Hohlzahn.**

So bereiten Sie sich einen Tee aus Ackerschachtelhalm oder Hohlzahn zu: Nehmen Sie 2 Teelöffel auf ¼ Liter kochendes Wasser und lassen Sie diesen Tee 20 Minuten lang ziehen, damit sich das Silizium gut löst. Trinken Sie davon täglich zwei bis drei Tassen über eine lange Zeit, mindestens zwei bis drei Monate, um Beschwerden zu bessern.

Klinoptilolith-Zeolith ist ebenfalls eine gute Silizium-Quelle. (=> 5)

Phosphor ist der wichtigste Baustein lebender Zellen und bildet zusammen mit Kalzium die Grundsubstanz für Knochen und Zähne im menschlichen Körper. An Phosphor mangelt es uns selten, weil die meisten eiweißreichen Lebensmittel reich an Phosphor sind: Eigelb, Milch- und Milchprodukte, Innereien, Hülsenfrüchte, Vollkornprodukte und Lecithin. Die Gefahr steckt eher in einem Überangebot, weil Lebensmittel oft phosphathaltige Zusatzstoffe enthalten. Diese Zusatzstoffe verstecken sich hinter folgenden Namen: Phosphorsäure, Mono-, Di-, Tri- und Polyphosphate oder hinter folgenden E-Nummern: E338 bis E341 und E450 bis E456. Wenn über längere Zeit zu viel Phosphat und gleichzeitig zu wenig Kalzium aufgenommen wird, gerät der Knochenstoffwechsel durcheinander. Denn Phosphate können die Kalziumaufnahme behindern und außerdem die Produktion der Hormone der Nebenschilddrüsen, die den Kalzium- und Phosphorspiegel im Blut regulieren, beeinflussen. Zu viel Phosphor schädigt die Knochen und kann sie auf Dauer brüchig machen.

Außer diesen Mineralstoffen ist noch **Vitamin D**, das Knochenvitamin, zur Vorbeugung von Osteoporose unerlässlich. Es bewirkt zum einen, dass Kalzium im Darm aus der Nahrung aufgenommen wird. Zum anderen kann nur mit seiner Hilfe das Kalzium in die Knochen und Zähne eingebaut werden. Der Körper bildet unter dem Einfluss der UV-Strahlen des Sonnenlichts in den oberen Hautschichten dieses Vitamin selbst. Der Grundbaustoff dafür ist übrigens Cholesterin, jener Stoff, vor dem zu Unrecht immer wieder gewarnt wird (=> 2.2). Wenn wir zu wenig Sonne tanken, fehlt Vitamin D und in der Folge auch das Kalzium. Wir müssen uns deshalb nicht der prallen Sonne aussetzen. Selbst bei bewölktem Himmel reicht die vorhandene Sonneneinstrah-

lung für die Vitamin-D-Produktion aus. Im Winter genügt es sogar, nur Gesicht, Hände und Unterarme der Sonne auszusetzen. Wichtig ist, möglichst jeden Tag eine Zeitlang ins Freie zu gehen. Wie lange? Das kann niemand so genau sagen. Denn wie viel Vitamin D durch die Sonneneinstrahlung produziert wird, hängt nicht nur von der Intensität der Strahlung ab, sondern auch von der Hautfarbe. Je dunkler die Haut, desto geringer fällt die Vitamin-D-Produktion aus. Das ist kein Nachteil, sondern ein Schutz! So wichtig dieses Vitamin ist, so gefährlich ist es im Übermaß. Es genügen winzige Mengen für ein gutes Funktionieren des Körpers. In hohen Dosen ist es so giftig, dass es zur Bekämpfung von Mäusen und Ratten eingesetzt werden kann. Aber keine Sorge! Unserer Körper ist durch eine Reihe von Regelmechanismen vor einer Überproduktion geschützt. Eine Überdosierung ist eigentlich nur über die Zufuhr in Form von Tabletten möglich.
Wir können das Vitamin D auch über die Nahrung aufnehmen. Fischleber (Lebertran) ist die reichste Quelle für Vitamin D, allerdings wegen der Schadstoffbelastung der Fischlebern heute nicht mehr ohne Weiteres zu empfehlen. Fette Fische, wie Hering, Aal, Makrele und Lachs, Butter, Eigelb, Leber und Pilze enthalten dieses Vitamin ebenfalls. Damit es für die Knochen aktiv wird, müssen Leber und Nieren es jedoch zuerst umwandeln. Dieser Umbauprozess wird durch die Sonneneinstrahlung vereinfacht. Die Ernährungswissenschaftlerin Ulrike Gonder schreibt: „Wie wichtig die Eigenversorgung in puncto Vitamin D im Vergleich zur Nahrung ist, zeigten Beobachtungen an britischen Matrosen, die monatelang in U-Booten auf Tauchstation gehen müssen. Obwohl ihre Nahrung Vitamin D enthielt, kam es mangels Sonnenlichts zum Abbau von Knochensubstanz und zu Störungen im Kalziumhaushalt: Bereits nach 5 Wochen war in ihrem Blut kein Vitamin D mehr zu entdecken.“ [25]

25 http://www.optipage.de/fruehling.html

In verschiedenen Studien stellte sich heraus, dass die überwiegende Mehrheit der Osteoporose-Patienten ungenügend mit Vitamin D versorgt war. Wie kommt das? Die meisten Menschen, vor allem ältere, sind Stubenhocker! Außerdem spielt das Fett in der Nahrung eine Rolle. Vitamin D gehört zu den fettlöslichen Vitaminen. Damit es vom Körper verwertet werden kann, ist also Fett nötig. Vor Butter und Eiern wird wegen der Kalorien sowie des enthaltenen Cholesterins immer noch gewarnt. Möglicherweise ist der schlechte Ruf des Fettes und des Cholesterins mit dafür verantwortlich, dass die Menschen heute oft nicht ausreichend mit Vitamin D versorgt sind.

Spannend finde ich, dass Vitamin D auch die Muskelkraft stärkt und zugleich die Umsetzung der Nervenimpulse auf den Muskel fördert. Dadurch wird das Gehen sicherer. Die Folge sind weniger Stürze. Mehrere Studien zeigten in den letzten Jahren eindrucksvoll, dass Patientinnen, die regelmäßig Kalzium und Vitamin D eingenommen hatten, weniger oft gestürzt sind. Und Stürze wiederum sind die häufigsten Ursachen von Knochenbrüchen.

Milchzucker (Laktose) ist ebenfalls in der Lage, Kalzium zu transportieren. Allerdings vertragen manche Menschen den Milchzucker nicht und reagieren mit Blähungen und Durchfall darauf. Für sie ist es noch wichtiger, Sonne zu tanken, um Vitamin D zu produzieren.

Vitamin K wird für den Aufbau von Osteocalcin benötigt. Dieses Eiweiß ist für die Bildung, den Umbau und die Reparatur des Knochens, z. B. nach Brüchen, wichtig. Größere Mengen Vitamin K helfen, die Knochenbildung zu beschleunigen. Vitamin K ist vor allem in Gemüse enthalten, besonders viel in Brunnen- oder Gartenkresse, Sauerkraut, grünen Gemüsen wie Spinat oder Rosenkohl und Innereien. Wenn

Sie an Blutgerinnungsstörungen leiden oder Marcumar einnehmen, lassen Sie sich bitte von Ihrem Arzt oder Ihrer Ärztin beraten. Denn Vitamin K spielt auch bei der Blutgerinnung eine wichtige Rolle.

Vitamin B6 (Pyridoxin) ist ebenfalls wichtig für den Knochenstoffwechsel. In Tierversuchen entwickelten Ratten bei einem Mangel an diesem Vitamin Osteoporose. Vitamin B6 ist vor allem in Leber, Fisch, Hefe, grünen Bohnen, Kartoffeln, Avocado, Bananen, Honigmelonen und Weizenkeimen enthalten.

Bei einer Reihe von biochemischen Reaktionen im Knochen spielt **Magnesium** eine Rolle. Es ist wohl auch dafür nötig, dass Vitamin D in seine aktive Form umgewandelt werden kann. In einer amerikanischen Studie nahm die Knochendichte um ein Prozent zu, wenn die Teilnehmerinnen täglich zusätzlich 100 Milligramm Magnesium einnahmen. Die typische Ernährung liefert häufig zu wenig von diesem Mineralstoff. Er ist vor allem in Milch, Milchprodukten, Fleisch, Leber, Fisch, Gemüse, Obst und Vollkornprodukten wie Roggenkeimflocken, Hirse, Vollkornteigwaren, Weizenkleie und Reis enthalten. Der Tagesbedarf beträgt beim Erwachsenen ca. 300 - 600mg täglich.

Mangan ist nach neueren Erkenntnissen ebenfalls sehr wichtig, um Osteoporose vorzubeugen oder zu heilen. Noch haben die Forscher nicht herausgefunden, wie hoch die optimale Zufuhr ist. In unserer typischen Ernährung geht viel Mangan verloren. So enthält das raffinierte Mehl etwa nur noch die Hälfte dieses wertvollen Spurenelementes im Vergleich zum Vollkorn. Gute Quellen für Mangan sind Vollkornprodukte wie Buchweizen, Grünkern, Hafer, Reis, Weizen, sowie dicke Bohnen, Kichererbsen, Blattspinat, Brunnenkresse und grüne Erbsen.

Bor ist ein weiteres Spurenelement, dessen Bedeutung man für die menschliche Ernährung erst allmählich entdeckt. Es ist wohl vor allem für die Knochengesundheit wichtig. Bei Frauen nach den Wechseljahren, die zusätzlich zu ihrer Ernährung täglich 3mg Bor erhielten, verminderte es die Kalziumausscheidung und erhöhte die Konzentration von Östrogen im Blut. Bor steckt vor allem in Früchten, Gemüsen und Nüssen.

6.8 Ihrem Herzen und Ihren Gefäßen zuliebe

Unser Herz ist es ein sehr faszinierendes Organ. Es hat die Aufgabe, das Blut in den Kreislauf zu pumpen, damit alle Zellen mit Sauerstoff versorgt werden. Auf dem Rückweg pumpt es das Blut in die Lungen, wo es wieder mit Sauerstoff angereichert wird. Unser Herz ist relativ klein, nur etwa so groß wie eine Faust, und wiegt kaum ein Pfund. Dennoch stellt es jede von Menschen je erschaffene Pumpe weit in den Schatten. Es vollbringt eine unglaubliche Leistung. Unablässig schlägt es – in einer Minute 60- bis 80mal. Das sind jeden Tag über 100.000 Schläge, in einem Jahr etwa 36 Millionen und in 70 Jahren etwa drei Milliarden! Und das alles ohne Pause, ohne Urlaub! Mit jedem Herzschlag wirft es etwa eine halbe Tasse Blut in den Kreislauf. In der Minute sind das in Ruhe etwa fünf Liter und pro Tag die Füllung eines Tankwagens! Bei großer Anstrengung kann es seine Leistung auf 20 bis 30 Liter in der Minute erhöhen. In einem 70jährigen Leben sind das etwa 250 Millionen Liter Blut. Ist das nicht unglaublich? Alle unsere Blutgefäße zusammengerechnet ergeben schätzungsweise eine Strecke von 100.000 Kilometern. Das ist mehr als der doppelte Erdumfang! Unsere roten Blutkörperchen, die den Sauerstoff zu den Zellen bringen und das Kohlendioxid wieder abholen, sind so klein, dass man sie nur unter dem Mikroskop sehen kann. Wenn man nun alle diese Winzlinge, die in unseren Blutbahnen kreisen, übereinanderstapeln würde, was glauben Sie, wie hoch würde der Turm werden? Ich konnte es selbst kaum glauben, als ich die Zahl hörte: 50.000 Kilometer hoch! Dazu muss man wissen, dass die meisten Satelliten in einer Höhe von 36.000 Kilometern die Erde umkreisen. Geht es Ihnen wie mir? Ich habe großen Respekt vor der Leistung meines Herzens. Es ist fantastisch, wie es ohne Unterlass fortwährend das Blut durch die Adern treibt. Möchten Sie auch gerne Ihrem Herzen das Leben erleichtern, so gut es geht? Dann sind ein normaler Blutdruck und gesunde Blutgefäße wichtig.

Glatte, elastische Blutgefäße sind gut für das Herz …

… denn sie erleichtern Ihrem Herzen die Arbeit sehr. Umgekehrt, bei Arteriosklerose, d. h., wenn die Blutgefäßwände verengt und verhärtet sind, hat es Ihr Herz viel schwerer. Wie entsteht Arteriosklerose? Üblicherweise werden diese Risikofaktoren genannt: Bluthochdruck, Zuckerkrankheit, Rauchen, erhöhte Blutfettwerte und Cholesterin. (=> 2.2). Es gibt aber noch andere Theorien, die zu erklären versuchen, wodurch Arteriosklerose entstehen kann:

Dr. Lothar Wendt (1907 – 1989) verstand die Arteriosklerose, Herzinfarkt und Schlaganfall als **Eiweißspeicherkrankheiten**. Er ging davon aus, dass der Körper überschüssiges Eiweiß für Notzeiten im Bindegewebe und in den Gefäßwänden speichert. Wenn zu viel tierisches Eiweiß gegessen wird, sind diese Speicher schnell gefüllt und werden zum Problem, weil sie die Ver- und Entsorgung der Zellen behindern. Dadurch sammeln sich saure Rückstände im Gewebe und führen so zu einer unterschwelligen Übersäuerung und schließlich zu Herzinfarkt und Schlaganfall. (=> 2.1)

Für Dr. Berthold Kern (1911 – 1995) war der Herzinfarkt die Folge einer örtlichen **Übersäuerung** des Herzmuskelgewebes, ähnlich wie beim Muskelkater. Das Problem ist, dass die Herzmuskulatur unter bestimmten Bedingungen die Milchsäure nicht schnell genug abbauen kann. Dadurch sterben Herzmuskelzellen ab und es kommt zum Herzinfarkt. Die Verstopfung der Herzkranzgefäße ist demnach nicht die Ursache, sondern die Folge des Infarkts.

Dr. Matthias Rath macht einen unterschwelligen **Vitamin-C-Mangel** für die Entstehung von Arteriosklerose verantwortlich. Sie haben vielleicht schon einmal von Skorbut gehört, jener Krankheit, die Seefahrern in früheren Zeiten oft das Leben gekostet hat. Skorbut wird durch Vitamin-C-Mangel verursacht. Er führt dazu, dass die Blutgefäße durchlässig und brüchig werden. Die Seefahrer der früheren Jahrhunderte sind dadurch innerlich verblutet. So weit kommt es heute glücklicherweise nicht mehr. Wenn allerdings der Körper nicht ausreichend mit Vitamin C versorgt wird, entstehen Millionen kleinster Risse in den Arterienwänden. Die werden vom Körper notdürftig geflickt, wobei die Wände dann nicht mehr so glatt und elastisch sind wie zuvor. Das kennen wir ja auch von Narbengewebe an anderen Stellen des Körpers.

Typisch für eine Arteriosklerose sind **chronische Entzündungen in der Gefäßwand.** Die Frage ist, wodurch diese Entzündungen verursacht werden. Hier kommt wieder der Darm ins Spiel. Eine gesunde Darmschleimhaut und eine intakte Darmflora verhindern, dass Bakterien ins Blut gelangen und dort Entzündungen hervorrufen. Deshalb ist es wichtig, Ihre Heinzelmännchen im Darm durch gutes Futter und liebevolle Pflege zu unterstützen (=> 3).

Homocystein ist ein Stoff, der beim Abbau des Eiweißbausteins Methionin in unserem Körper entsteht. Normalerweise ist das kein Problem, weil Homocystein rasch abgebaut und ausgeschieden wird. Wenn der Körper allerdings zu wenig Vitamin B6, B12 und Folsäure zur Verfügung hat, ist dieser Abbau behindert. Durch erhöhtes Homocystein können die Blutgefäße angegriffen und arteriosklerotisch verändert werden. Eine Ernährung mit zu viel tierischem Eiweiß kann ebenfalls zu einer Erhöhung des Homocysteinspiegels beitragen.

Wenn Sie Ihre Blutgefäße gesund erhalten, beugen Sie Schlaganfall, Herzinfarkt und anderen Herz-Kreislauf-Erkrankungen vor.

Den Blutdruck ins Lot bringen

Wenn der Blutdruck nicht zu hoch ist, muss sich das Herz nicht unnötig anstrengen. Was können Sie tun, um Bluthochdruck vorzubeugen bzw. einen erhöhten Blutdruck zu senken?

Das treibt den Blutdruck in die Höhe:

Stress: Damit sind nicht nur Hektik und Arbeitsdruck gemeint, sondern alles, was uns körperlich und seelisch belastet. Innere Antreiber, wie z. B. „Beeil dich!" oder „Sei perfekt!" sind sehr kraftvolle Stressauslöser. Ein paar Ideen, wie Sie die seelischen Belastungen verringern können, finden Sie im Kapitel 6.10.
Bewegungsmangel: Nützen Sie in Ihrem Alltag jede Gelegenheit zur Bewegung. Steigen Sie Treppen, statt Aufzug oder Rolltreppe zu benutzen. Parken Sie Ihr Auto ein Stück weiter weg. Gehen Sie täglich eine halbe Stunde flott spazieren.
Übergewicht: Entsäuern Sie ihren Körper und gönnen Sie sich wenigstens einmal im Jahr eine Leberreinigungskur wie ich sie im 5. Kapitel

beschrieben habe. Das wird Ihren Stoffwechsel verbessern und Ihnen helfen, Übergewicht abzubauen.

Kaliumarme Kost: Kalium hilft, den Blutdruck zu senken. Durch die Verarbeitung der Lebensmittel geht viel Kalium verloren. Hinweise für eine kaliumreiche Kost finden Sie weiter unten.

Wassermangel: Diesen Zusammenhang beschreibe ich ebenfalls weiter unten.

Alkohol: Bei Männern reicht es aus, einen Liter Bier oder einen halben Liter Wein täglich zu trinken, um den Blutdruck dauerhaft zu erhöhen. Bei Frauen genügt schon die Hälfte, denn Frauen reagieren empfindlicher auf Alkohol als Männer.

Nikotin bewirkt, dass sich die Blutgefäße zusammenziehen, und fördert die Entstehung von Arteriosklerose. Außerdem begünstigt es die Verklumpung der Blutplättchen.

Medikamente, z. B. manche Nasen- oder Augentropfen, die gefäßverengende Stoffe enthalten, manche Medikamente gegen Rheuma, Depressionen, Migräne, Antibiotika, Kortison, Schilddrüsenhormone. Lesen Sie den Beipackzettel oder fragen Sie Ihren Arzt oder Apotheker!

Erbanlagen: Ich kann nicht einschätzen, wie viel tatsächlich den Erbanlagen zugeordnet werden kann. Denn nicht alles, was „in der Familie liegt", wird durch die Gene weitergegeben. Wie wir mit uns selbst und der Welt umgehen, lernen wir in unserer Familie. Und manches davon kann sehr wohl den Blutdruck in die Höhe treiben.

Und was können Sie tun, um Ihrem Herzen das Leben leichter zu machen? Welche Ernährung unterstützt das Herz am besten?

Über diese Ernährung freut sich Ihr Herz

Die **mediterrane Küche** bekommt dem Herzen wohl besonders gut. Rund ums Mittelmeer, vor allem auf Kreta, haben die Menschen weniger Herz- und Kreislaufkrankheiten als in den nördlicheren Regionen Europas. Deshalb interessierten sich die Forscher für das Geheimnis dieser Menschen und vermuteten, es in der Ernährung zu finden. Das ist naheliegend, denn schon die alten Chinesen waren überzeugt: Ganz egal, wer der Vater einer Krankheit ist, die Mutter ist immer die Ernährung.

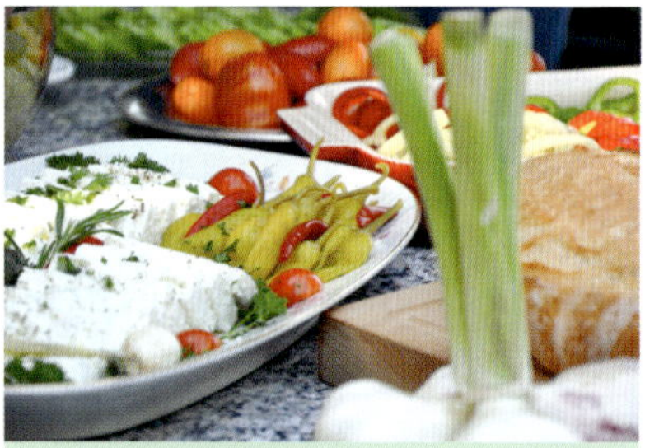
Da lacht das Herz!

Die kretische Ernährung ist im Grunde eine recht einfache Kost. Obst, Gemüse, Hülsenfrüchte, Getreide, Oliven und Olivenöl, Würzpflanzen wie Knoblauch und Kräuter sind die Grundlage. Obst wird etwa drei- bis viermal so viel gegessen wie bei uns. Hinzu kommt noch etwas Joghurt und Schafskäse, sehr wenig Fleisch und Fisch. Der Unterschied zu der bei uns üblichen Ernährung ist deutlich: Statt industriell vorgefertigter, kalorienreicher Kost kommt viel Obst und Gemüse auf den Tisch, das reif geerntet und frisch zubereitet wird. Dadurch ist der Vitalstoffgehalt sehr viel höher, als wenn die Früchte und das Gemüse relativ unreif für den Transport geerntet werden und dann durch die Lagerung noch weiter an Gehalt verlieren. Zum Kochen wird kein industriell gefertigtes Bratfett, sondern reines Olivenöl verwendet. Und als Getränk gibt es Wasser oder Wein, vor allem Rotwein.

Ich bin überzeugt, dass die kretische Art der Ernährung tatsächlich eine sehr gute ist und sie zu Recht als Vorbild empfohlen wird. Dennoch ist sie sicher nicht allein ausschlaggebend für die Gesundheit der Kreter. Hinzu kommt noch, dass diese Menschen traditionell mehr-

mals im Jahr aus religiösen Gründen ihre Ernährung weiter einschränken. In der siebenwöchigen Fastenzeit vor Ostern verzichten sie völlig auf Milchprodukte und Fleisch, auch Olivenöl wird gemieden. Am 15. November beginnt eine weitere Fastenzeit bis Weihnachten. In dieser Zeit sind nur frisches Gemüse und Hülsenfrüchte zulässig. Ist Ihnen bewusst, dass auch bei uns die Adventszeit eigentlich eine Fastenzeit ist? Wir haben das weitgehend vergessen und die Sitte geradezu ins Gegenteil verkehrt!
Ein Gesichtspunkt kommt mir beim Blick nach Kreta aber viel zu kurz, wenn man nur die Ernährungsweise erforscht. Wer schon einmal in südlichen Ländern war, weiß, dass die Menschen dort einen anderen Lebensstil pflegen als wir. Sie tun ihre Arbeit in Ruhe, nehmen sich Zeit, gönnen sich Pausen für ein Schwätzchen. Sie hetzen nicht so durchs Leben, wie wir das tun! Das mit Faulheit gleichzusetzen, tut diesen Menschen bitter unrecht, denn sie müssen wirklich hart arbeiten, um ihren Lebensunterhalt zu bestreiten. Bei ihrer Lebensweise spielt noch etwas eine große Rolle: Im Süden Europas halten sich die Menschen viel mehr im Freien auf, als wir das tun. Auch das fördert die Gesundheit. Wir Menschen sind nicht als Stubenhocker gedacht. Wir brauchen frische Luft und Sonne, um gesund zu bleiben. Denken Sie daran: Mithilfe des Sonnenlichtes stellt z. B. unser Körper das so wichtige Vitamin D her. Dieses Vitamin schützt auch das Herz. Es hemmt Entzündungen, die zu Herzmuskelschwäche führen können.
Und noch etwas kennzeichnet die Lebensart in südlichen Ländern: Die Familie und die Gemeinschaft haben einen hohen Stellenwert. Das hat Vor- und Nachteile. Aber was die Auswirkungen auf die Gesundheit angeht, überwiegen wohl die Vorteile. Die Gemeinschaft mit anderen wirkt sich positiv auf die Gesundheit aus. Das zeigt nicht nur die Erfahrung, sondern ist durch wissenschaftliche Untersuchungen längst bestätigt.

Bausteine einer herzgesunden Kost

Ernähren Sie sich **basenüberschüssig** und entlasten Sie Ihren Körper ein- bis zweimal im Jahr durch eine **Basenfastenkur**. (=> 5) Ist Ihnen aufgefallen, dass die kretische Ernährung sehr basenbetont ist? Viel Obst, Gemüse und Salat, wenig tierisches Eiweiß. Die Erfahrung vieler Menschen bestätigt, dass eine basenüberschüssige Ernährung und die Entsäuerung des Körpers dem Herzen und den Blutgefäßen sehr gut tun. Essen Sie jeden Tag **reichlich frisches Obst und Gemüse**, möglichst bunt wegen der sekundären Pflanzenstoffe. 800 Gramm jeden Tag sind eine angemessene Menge.

Hafer beruhigt das Herz. Der ballaststoffreiche Vollkornhafer hilft, einen erhöhten Blutdruck zu senken, und unterstützt Ihre Blutgefäße. Sie können den Hafer als Vollkornflocken, Frischkornmüsli oder gekochte Haferkörner essen – je nach Geschmack. Es gibt sehr leckere Rezepte. Wichtig ist nur, dass Sie wirklich das ganze Korn essen.

Ballaststoffe aus Vollkornprodukten schützen nicht nur Ihren Darm, sondern auch Ihr Herz.

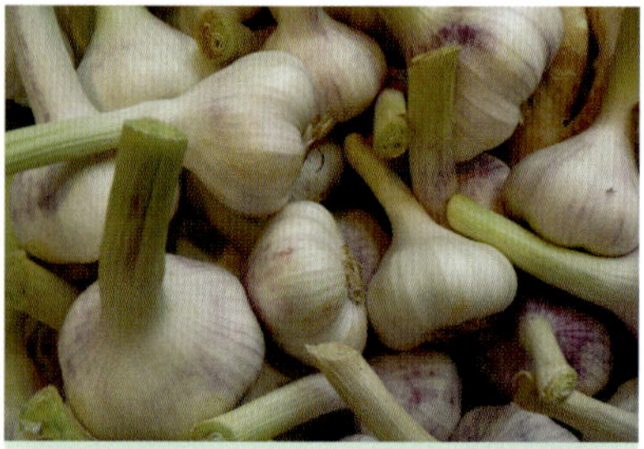

Ein starker Helfer fürs Herz und die Gefäße

Knoblauch hilft, leicht bis mittelstark erhöhten Blutdruck zu normalisieren. Er verbessert die Durchblutung und die Herzmuskeltätigkeit und wirkt Arteriosklerose entgegen. Am einfachsten ist es, den Knoblauch roh als Gewürz für Salate, Rohkost, Quark, Butter usw. zu verwenden. Tagesdosis: 1 – 3 Zehen. Manche Knoblauchpillen sind so hergestellt, dass der unangenehme Körpergeruch nicht auftritt. Am besten wäre es, wenn alle Menschen Knoblauch essen würden. Dann wäre dieses Problem gelöst.

Ähnlich wie Knoblauch wirkt **Bärlauch,** ohne den typischen Körpergeruch zu verursachen. Verwendet werden die frischen Blätter und Zwiebeln.

Auch die **Zwiebel** wirkt ähnlich gut wie Knoblauch auf das Herz-Gefäß-System. Hoher Blutdruck wird schonend normalisiert und die Herztätigkeit mild angeregt.

Essen Sie **ein bis zwei Fischmahlzeiten in der Woche,** z. B. Hering, Makrele, Lachs, Sardine, Forelle. Die darin enthaltenen Omega-3-Fettsäuren tun Ihren Blutgefäßen und Ihrem Herzen gut. Oder nehmen Sie Fischölkapseln ein.

Täglich ein halber Teelöffel **Leinöl** liefert Ihnen die wichtige Alpha-Linolensäure. Perillaöl, Hanf-, Walnuss- und Rapsöl enthalten ebenfalls diese hilfreiche Fettsäure, ebenso Portulak, das herzförmige grüne Blattgemüse, das es bei uns vor allem im Frühjahr gibt. Außerdem enthält es noch Vitamin E und Beta-Carotin.

Nehmen Sie **kaltgepresstes Olivenöl**. Die guten Begleitstoffe, die Polyphenole, die das Herz schützen, stecken nur im kaltgepressten Öl. Sie brauchen mit diesem Öl auch nicht zu knausern. Wenn Sie schon einmal auf Kreta oder sonst irgendwo in Griechenland waren, dann wissen Sie, dass dort mit Olivenöl nicht gespart wird.

Genießen Sie ab und zu ein Gläschen **Rotwein**. Die vor allem in den Schalen der blauen Trauben enthaltenen Polyphenole, besonders das Resveratrol, wirken der Verklebung von Blutplättchen entgegen und halten die feinen Haargefäße frei. Der Alkohol selbst tut dem Herzen gut, wenn er in kleinen Mengen genossen wird, weil er die Bildung eines körpereigenen Hormons anregt, welches das Herz schützt. Die Betonung liegt allerdings auf kleinen Mengen. Für Frauen bedeutet das höchstens ein kleines Glas Wein am Tag (125 ml), für Männer maximal 250 ml. Traubensaft enthält ebenfalls Resveratrol, wenn auch in geringeren Mengen. Außerdem ist dieser Stoff noch in Himbeeren, Maulbeeren und Erdnüssen enthalten. Inzwischen gibt es Resveratrol auch als Nahrungsergänzungsmittel in Kapselform.

Gute Nachricht für alle Naschkatzen: Eine kleine Ecke **dunkle Schokolade**, höchstens eine halbe Tafel in der Woche, hat ebenfalls eine herzschützende Wirkung. Bei größeren Mengen wird diese allerdings wieder aufgehoben. Die Dosis macht's halt auch hier!
Bitterschokolade (mindestens 70 % Kakao) senkt den Blutdruck. Wirksame Substanzen: Polyphenole und Flavonoide. Weitere Wirkungen: Hemmung der Blutgerinnung, Hemmung der Cholesterin-Oxidation, Entspannung der Blutgefäße.

Ackerschachtelhalm enthält viel Kieselsäure (Silizium) und beeinflusst deshalb die Elastizität der Gefäßwände günstig. So hilft er, Arteriosklerose vorzubeugen oder auch zu bessern. Auf diese Weise wird der Blutdruck desgleichen positiv beeinflusst. **Hirse** ist ebenfalls reich an Kieselsäure.

Für das Herz sind **Magnesium, Kalzium** und **Kalium** wichtige Mineralstoffe. Hülsenfrüchte enthalten alle drei in einer hohen Konzentration. Frisches Obst und Gemüse sind gute Quellen für Kalium und Magnesium. Für Magnesium sind es noch Vollkornprodukte. Viel Kalzium befindet sich in Milchprodukten, in allen dunkelgrünen Gemüsen, in Sesam, Mandeln, Haselnüssen und Leinsamen. Vorsicht: Bei Niereninsuffizienz müssen Sie Kalium einschränken.

Vitamin C hält die Blutgefäße stabil und schützt das Herz auf unterschiedlichen Wegen. Achtung: ASS oder Aspirin, das viele Menschen zur Blutverdünnung einnehmen, kann die Ausscheidung von Vitamin C verdreifachen! Die Orange ist ein guter Vitamin-C-Lieferant, zudem eine der folsäurereichsten Früchte. In den weißen Schutzhäutchen steckt außerdem Hesperidin, ein weiterer Radikalenfänger.

Vitamin E ist wie Vitamin C ein Antioxidans und wirkt der Arteriosklerose entgegen. Außerdem hemmt es die Verklumpung der Blutplättchen und hilft so, die Bildung der gefährlichen Blutgerinnsel zu verhindern, die Blutgefäße verstopfen können.

Schützen Sie Ihre Blutgefäße mit den beiden kraftvollsten Radikalenfängern, die wir kennen: **Alpha-Liponsäure** und **OPC**. **Beta-Karotin** und **Selen** sind weitere wichtige Antioxidantien. (=> 6.1)
Folsäure, Vitamin B6 und B12 senken einen erhöhten Homocysteinspiegel und schützen so vor Arteriosklerose.

Arginin ist ein Eiweißbaustein (=> 2.1), den der Körper selbst zusammensetzen kann und den wir außerdem über die Nahrung aufnehmen. Diese Aminosäure hat viele gute Einflüsse auf die Blutgefäße: Sie senkt den Blutdruck, verringert die Gefahr der Bildung von Blutgerinnseln und schützt vor Arteriosklerose. Übrigens ist Arginin eine natürliche und so gut wie nebenwirkungsfreie Alternative zu Viagra! Denn durch die erweiterten Blutgefäße kann mehr Blut in den Penis fließen. Allerdings stellt sich die Wirkung erst nach ein paar Tagen regelmäßiger Einnahme ein. Hier die besten Quellen für Arginin: Erdnüsse, Weizenkeime, Sojabohnen, Haselnüsse, Garnelen, Hammelfleisch, Hühnerfleisch, Thunfisch, Walnüsse, Haferflocken, Hühnerei. Arginin gibt es auch als Nahrungsergänzungsmittel.

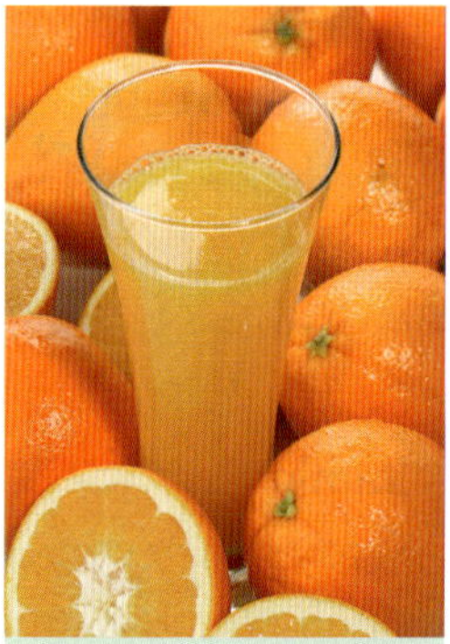
Nicht nur fürs Herz gut

Ihr Herz wird sich auch sehr darüber freuen, wenn Sie jeden Tag reichlich **Wasser** trinken. Das kann ihm seine Arbeit nämlich sehr erleichtern. In Zeiten der Dürre wird das Wasser nicht gleichmäßig im Körper verteilt, sondern in einer gewissen Rangfolge: Die zum Überleben notwendigen Organe werden bevorzugt bedient. Und wie geht das? Die Wasserzufuhr zu den anderen Organen und Geweben, wie z. B. Muskeln, Knochen, Haut, wird gedrosselt, indem die Blutgefäße, die dorthin führen, enger gestellt werden. Damit das Blut dennoch durchfließen kann, muss der Druck erhöht werden. Nun ist aber wasserarmes Blut dicker und fließt zäher, sodass noch höherer Druck erforderlich ist. Das aber bedeutet, dass das Herz mehr Kraft aufwenden muss, um das Blut trotz dieses Widerstandes in Umlauf zu halten. Dieser höhere Druck strapaziert auch Ihre Blutgefäße. Wenn Sie mehr Wasser trinken, wird das Blut wieder dünnflüssiger und fließt leichter. Sobald genug Wasser vorhanden ist, kann die Rationierung wieder aufgehoben werden. Die zuvor enggestellten Blutgefäße erweitern sich. Der Blutdruck sinkt und Ihr Herz muss weniger hart arbeiten.

Ist der Darm gesund, freut sich das Herz

Helfen Sie ihrem Herzen, indem Sie Ihren Darm unterstützen! Warum? Nun, wenn Ihre Verdauung nicht gut funktioniert und sich in Ihrem Darm Gase bilden, stauen sich diese vor allem im querverlaufenden Dickdarm auf der linken Seite unter dem Rippenbogen. Der Darm wird regelrecht aufgeblasen und drückt dann von unten gegen das Herz und engt es ein. Deshalb muss es schneller schlagen, um die

gleiche Blutmenge auszuwerfen. Möglicherweise kommt es dabei aus seinem Rhythmus und schmerzt. Mediziner nennen dies das „Roemheld-Syndrom". Die Ursache dieser Herzbeschwerden liegt also im Darm und muss dort behandelt werden.
Wenn der Darm nicht gesund ist, kann er möglicherweise die Mineralstoffe aus der Nahrung nicht richtig aufnehmen und verwerten. Das wiederum kann dem Herzen zu schaffen machen. Denn Magnesium, Kalzium, Kalium und Natrium haben einen besonderen Einfluss auf das Herz und ein Mangel dieser Mineralstoffe kann zu Herzproblemen führen.

6.9 Neuer Schwung für graue Zellen

Kennen Sie das: Sie sind auf dem Weg zur Küche und wissen auf einmal nicht mehr, was Sie dort eigentlich wollten? Wandern Sie manchmal durch Ihre Wohnung auf der Suche nach Ihrer Brille oder den Autoschlüsseln? Standen Sie schon einmal ohne Einkaufszettel vor dem Kühlregal im Supermarkt und wussten nicht mehr, was Sie brauchen? Fällt Ihnen manchmal partout nicht mehr ein, wie der nette Mensch heißt, der Sie soeben freundlich gegrüßt hat? Und haben Sie sich dann schon einmal gefragt, ob das die ersten Anzeichen von Alzheimer sind? Ich kann Sie trösten: Solche Pannen kennt vermutlich jeder. Mit sehr großer Wahrscheinlichkeit handelt es sich um ganz normale Schusseligkeit und Vergesslichkeit.

Die häufigsten Ursachen für solche Aussetzer sind diese:

- **Sie sind mit Ihren Gedanken ganz woanders gewesen.** Sie haben nicht darauf geachtet, wohin Sie Ihre Brille oder Ihren Autoschlüssel gelegt haben. Deshalb hat Ihr Gehirn diese Information nicht abgespeichert. Üben Sie sich darin, ganz bewusst im Hier und Jetzt zu leben und nicht mit Ihren Gedanken abzuschweifen. Wenn Sie sich duschen, dann duschen Sie sich. Wenn Sie essen, dann essen Sie. Wenn Sie Geschirr spülen, dann spülen Sie Geschirr. Konzentrieren Sie sich mit Ihrer ganzen Aufmerksamkeit auf das, was Sie im Augenblick tun oder erleben. So leben Sie sehr viel bewusster und intensiver, und Ihr Leben rauscht nicht nur an Ihnen vorbei.

- **Sie sind im Stress.** Mit Stress meine ich hier alles, was Sie in irgendeiner Weise sehr belastet. Das können seelische Probleme sein wie z. B. Konflikte in der Familie, Einsamkeit, Gefühl von Sinnlosigkeit usw. Möglicherweise sind es aber auch körperliche Probleme wie z. B. Schmerzen, Operationen usw. Alle diese Situationen erleben wir unbewusst als eine Art von Gefahr. Und wenn wir in Gefahr sind, läuft in unserem Körper ein Programm ab, das seit Urzeiten unverändert ist: Es werden alle Körperfunktionen aktiviert, die nötig sind, um schnell aus der Gefahrenzone wegzulaufen oder zu kämpfen. Alle Funktionen, die in dieser Situation nicht gebraucht werden, fährt der Körper herunter. Und das Denken ist bei Gefahr viel zu langsam. Deshalb wird es abgeschaltet zugunsten reflex artigen Handelns. In diesem Fall gilt es also, entweder den Stress abzubauen oder die eigene Reaktion auf den Stressauslöser zu verändern, sich eine andere Sicht der Dinge anzueignen, gelassener zu werden. Ein paar Ideen dazu finden Sie im Kapitel 6.10.
- **Sie schlafen zu wenig.** Schlafmangel vermindert die Leistungsfähigkeit unseres Gehirns. Wie Sie Ihren Schlaf fördern können, lesen Sie im Kapitel 6.11.
- **Sie trinken zu wenig Wasser.** Unser Gehirn besteht zu 85 Prozent aus Wasser. Die Gehirnzellen reagieren deshalb sehr empfindlich auf Wassermangel. Ihre Funktion wird schon durch geringfügige Veränderungen ihres Wassergehaltes sehr beeinträchtigt.

Wenn unser Gehirn nicht genügend mit Wasser versorgt wird, macht sich eine bleierne Müdigkeit breit. Wir können nicht mehr klar denken. Es fällt uns sehr schwer, uns zu konzentrieren und die Merkfähigkeit schwindet. Wir lassen den Kopf hängen wie eine Zimmerpflanze, die am Verdursten ist. Mehr Informationen über dieses Thema finden Sie im Kapitel 2.7.

- **Sie füttern Ihr Gehirn nicht richtig.** Was das richtige Futter ist, erfahren Sie auf den nächsten Seiten.

Unser Gehirn hat einen großen Hunger nach Energie. Es wiegt zwar nur etwa zwei Prozent unseres Körpergewichtes, verbraucht aber fast ein Viertel des gesamten Energiebedarfs. Das ist leicht zu verstehen, wenn man sich bewusst macht, was es alles leistet. Mit seiner Hilfe bewegen wir uns, denken, sprechen und fühlen wir. Es ist unsere Steuerzentrale für so lebenswichtige Funktionen wie Herzschlag und Atmung aber auch Sexualität, Gedächtnis und Stimmung. Es ist ständig beschäftigt, selbst wenn wir schlafen, denn es empfängt und verarbeitet andauernd Sinneseindrücke und Informationen, die von innen und von der Umwelt kommen. Es trifft Entscheidungen und steuert entsprechende Aktionen. Unser Gehirn kennt keine Pause und keinen Urlaub.

Der wichtigste Brennstoff für unser Gehirn ist Traubenzucker (Glukose). Damit dieser in Energie umgewandelt werden kann, ist Sauerstoff notwendig. Außerdem braucht das Gehirn Nährstoffe, um Zellen zu erneuern und chemische Stoffe herzustellen, z. B. die Botenstoffe, die für die Informationsübertragung zwischen den Nervenzellen zuständig sind. Früher glaubte man, dass das Gehirn und das Nervensystem sich durch die Ernährung nicht direkt beeinflussen lassen. Heute weiß man dagegen, dass für kein anderes Organ unseres Körpers die Ernährung so entscheidend ist wie für das Gehirn.

Wie leistungsfähig Ihr Gehirn ist, hängt sehr davon ab, was Sie essen, wie viel Wasser Sie trinken, wie viel frische Luft Sie atmen, wie viel Sie schlafen und wie Sie Ihr Gehirn benutzen. Zum letzten Punkt hier nur ein ganz kurzer Hinweis: Unser Gehirn ist wie ein Muskel. Wenn es nicht benutzt wird, nimmt seine Funktionsfähigkeit ab. Und noch etwas: Unser Denkapparat ist vor allem dazu geschaffen, Probleme zu lösen, nicht um auswendig zu lernen! Lassen Sie sich also immer wieder auf neue Herausforderungen ein. Damit trainieren Sie Ihr Gehirn am besten.

Kraftfutter fürs Gehirn

Das Gehirn kann nur aus Traubenzucker (Glukose) Energie gewinnen. Ohne Glukose versagt das Gehirn. Dennoch ist es nicht sinnvoll, reinen Traubenzucker oder anderen puren Zucker zu essen, um das Gehirn mit Brennstoff zu versorgen. Warum das so ist, will ich Ihnen gerne erklären. Die Gehirnzellen sind von einem normalen, also ausgeglichenen Blutzuckerspiegel abhängig, denn Zucker ist gleichzeitig Kraftfutter und Gift für das Gehirn! Wenn es zu wenig Traubenzucker bekommt oder ihn nicht richtig verwenden kann, brennen die „Öfen" weniger intensiv. Die Folge ist eine Energiekrise mit Gedächtnisstörungen, Konzentrationsproblemen, Stimmungsschwankungen und anderen Funktionsstörungen. Auch zu hohe Blutzuckerwerte sind schädlich für das Gehirn und stören seine Funktionsfähigkeit.

Das wichtigste Geheimnis für eine gute Gehirnfunktion ist, sich so zu ernähren, dass die Gehirnzellen gleichmäßig mit den wünschenswerten Blutzuckermengen versorgt werden.

Bei **Vollkornbrot, Frischkornbrei, Vollkornnudeln, Naturreis** werden die Kohlenhydrate im Verdauungstrakt nur langsam aufgeschlossen. Dadurch strömt der Zucker gleichmäßig und langsam ins Blut und versorgt so das Gehirn anhaltend mit dem wichtigen Treibstoff. Essen Sie also bevorzugt Vollkornprodukte und meiden Sie sog. Weißmehl und raffinierten Zucker, dann wird Ihr Gehirn gleichmäßig mit Energie versorgt. Um den Tag über geistig fit zu bleiben, essen Sie lieber mehrere kleine Mahlzeiten über den Tag verteilt. Ein voller Bauch verbraucht zu viel Energie für die Verdauung, die dann Ihrem Gehirn fehlt. Wenn Sie Getreide wie Weizen, Dinkel, Hafer usw. keimen lassen, werden diese Lebensmittel noch wertvoller. Durch den Keimvorgang steigt der Vitamingehalt sprunghaft an. Zudem sind Sprossen eine gute Quelle für Mineralstoffe. Mit den B-Vitaminen, Magnesium, Eisen und Zink erhöhen Sie Ihre Konzentrationsfähigkeit.

Weizenkeime (aus dem Reformhaus) sind reich an **Folsäure** und **Vitamin E**, das unser Gehirn vor den Schädigungen durch freie Radikale schützt. Ein Folsäuremangel kann zu Gedächtnisstörungen führen. Außerdem steigt das Risiko, im Alter dement zu werden, um das Dreifache. Die eiweißhaltigen Lebensmittel liefern den Baustoff für die Gehirnzellen und die Botenstoffe des Nervensystems. (=> 2.1) Der Eiweißbaustein **Tyrosin** spielt eine Rolle bei der Produktion von Noradrenalin, Dopamin, Adrenalin und den beiden Schilddrüsenhormonen Trijodthyronin und Thyroxin. Alle diese Stoffe sind notwendig, um körperlich und geistig frisch zu sein. Fleisch, Geflügel, Fisch, Käse, Eier, Hülsenfrüchte (besonders Erbsen und Sojabohnen) und Nüsse (besonders Erdnüsse) sind gute Lieferanten für Tyrosin.

Rotes Fleisch, z. B. vom **Rind** oder **Lamm**, liefert dem Körper außer Eiweiß auch Eisen in einer Form, die er gut verwerten kann. Dieser Mineralstoff ist ein unverzichtbarer Bestandteil des roten Blutfarbstoffes

Hämoglobin, der den Sauerstoff transportiert, auf den das Gehirn so sehr angewiesen ist. Einige Enzyme, die Botenstoffe für das Gehirn produzieren, benötigen ebenfalls Eisen. Vitamin C fördert übrigens die Eisenaufnahme.

Eine weitere gute Quelle für Eiweiß ist die **Sojabohne**. Diese Hülsenfrucht liefert alle essenziellen Aminosäuren und enthält zudem wertvolle Fettsäuren, Vitamin E und Lecithin, einen fettähnlichen Stoff, der für die Funktion unseres Gehirns unverzichtbar ist. Es ist ein wichtiger Baustein der Zellhüllen und der Nervenzellen und sorgt für eine reibungslose Weitergabe von Nervenimpulsen. Lecithin wird zudem in Nerven und Gehirn zu Acetylcholin umgewandelt, dem bedeutendsten Botenstoffe des Nervensystems. Gute Lecithinquellen sind außer Soja noch Walnüsse, Eier, Mais, Erbsen und Buttermilch.

Die **fetten Kaltwasserfische** sind reich an **Omega-3-Fettsäuren** (=> 2.2), die unverzichtbar für die Hüllen unserer Gehirnzellen und für die Datenübertragung im Nervensystem sind. In Studien konnten Senioren die Denksportaufgaben besser lösen, wenn sie täglich mindestens zehn Gramm Fisch aßen. Ein Forscherteam aus Pittsburgh in den USA fand heraus, dass Omega-3-Fettsäuren die Intelligenz fördern. Eine englische Studie zeigt, dass Kinder, die mehr Omega-3-Fettsäuren zu sich nahmen, besser lernten und seltener Verhaltensstörungen zeigten als die Kinder der Vergleichsgruppe. Diese Fettsäuren wirken zudem Entzündungen entgegen. Nervenzellen sterben meistens durch eine Art von Entzündung ab. Omega-3-Fettsäuren schützen unser Gehirn ganz direkt vor dieser Gefahr.

Nüsse mit ihrem hohen Gehalt an B-Vitaminen, Vitamin E, Eiweiß und mehrfach ungesättigten Fettsäuren sind eine wunderbare Nervennahrung. Sie stärken das Gedächtnis und die Konzentrationsfähigkeit. Walnüsse sind reich an Omega-3-Fettsäuren. Außerdem enthalten Nüsse **Folsäure**. Das beliebte Studentenfutter aus Nüssen und Rosinen ist tatsächlich Kraftfutter fürs Gehirn.

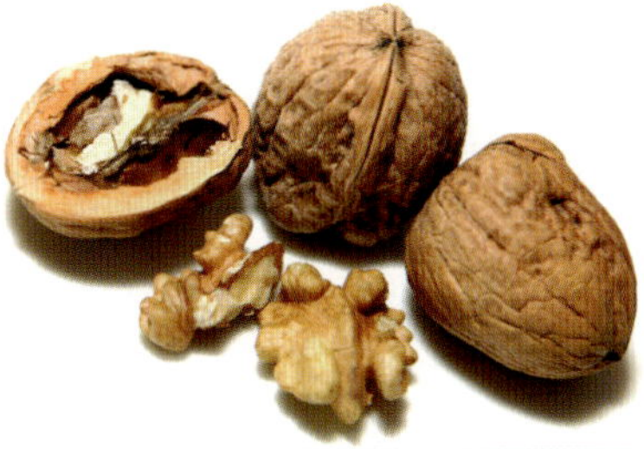

Echte Nervennahrung

Kaltgepresste pflanzliche Öle unterstützen das Gehirn mit wertvollen ungesättigten Fettsäuren, Vitamin E und Lecithin. Lein-, Hanf-, Walnuss-, Raps-, Sojaöl sind gute Quellen für die Omega-3-Fettsäure Alpha-Linolensäure. Denken Sie bitte daran, dass diese Öle durch Hitze zerstört werden. Sie sind nur geeignet für kalte Gerichte und Salatsoßen. Bei Gemüse geben Sie die Öle nach dem Garen darüber.

Unser Gehirn ist wegen seines hohen Energiebedarfs besonders durch freie Radikale gefährdet. Deshalb sind **Antioxidantien**, die diese aggressiven Sauerstoffmoleküle neutralisieren, für das Gehirn äußerst wichtig. (=> 6.1) Unser Immunsystem kann die freien Radikale unschädlich machen, wenn es die entsprechenden Stoffe zur Verfügung hat. **Früchte und Gemüse** sind voll von Antioxidantien. **Cistus-Tee** ist einer der stärksten Radikalenfänger überhaupt, den uns die Natur bietet. Er ist dreimal so kraftvoll wie Grüner Tee und zwanzigmal stärker als frisch gepresster Zitronensaft. Nützen Sie auch die Kraft der Effektiven Mikroorganismen mit **den antioxidativ wirkenden EM-fermentierten Getränken und Nahrungsergänzungsmitteln** (=> 3).

Diese Antioxidantien sind für das Gehirn besonders wichtig:

- die Vitamine A, C, E und die Spurenelemente Zink und Selen
- sekundäre Pflanzenstoffe: Flavonoide, Carotinoide, Lykopin, Lutein und Zeaxanthin
- OPC (in Kapselform)
- Alpha-Liponsäure (in Kapselform und als Bestandteil von Bierhefe)

Neue Forschungen ergaben, dass **Vitamin D** ebenfalls für eine gute Denkleistung wichtig ist. Aufmerksamkeit, Merkfähigkeit und Verarbeitungsgeschwindigkeit hängen mit einer guten Vitamin-D-Versorgung zusammen. Unser Körper erzeugt den größten Anteil dieses Vitamins in der Haut mithilfe der Sonnenstrahlen selbst. Deshalb ist es so wichtig, möglichst jeden Tag eine Zeitlang im Freien zu verbringen. Selbst bei bewölktem Himmel und im Schatten kommen genügend Strahlen durch. Im Winter reicht es aus, wenn Gesicht, Unterarme und Hände der Sonne ausgesetzt werden. Fette Fische wie Lachs und Sardinen, Eier und Milchprodukte enthalten Vitamin D. Allerdings muss der Körper dieses ebenfalls mithilfe des Sonnenlichtes noch in die aktive Form umwandeln.

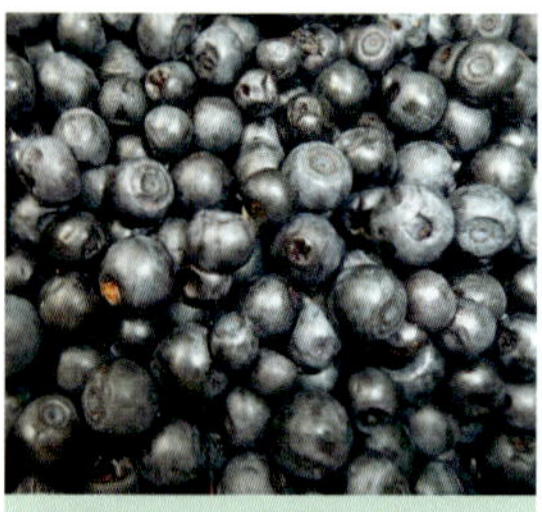
Heidelbeeren helfen dem Gedächtnis auf die Sprünge

Besonders wertvolle Helfer, die vor Demenz schützen, sind die **Anthocyane.** Das sind sekundäre Pflanzenstoffe, die für die lila-blaue Färbung der Pflanzen verantwortlich sind. Sie wirken entzündungshemmend, bekämpfen freie Radikale und stärken das Immunsystem. Außerdem sind sie am Gehirnstoffwechsel beteiligt und helfen so, der Parkinson-Erkrankung, Depressionen und Angststörungen vorzubeugen. **Heidelbeeren, Schwarze Johannisbeeren, blaue Trauben** sowie

Rotkohl sind gute Quellen. Eine halbe Tasse Heidelbeeren täglich genossen können die Leistung Ihres Gehirns stärken. In einem Versuch hat man Mäusen im fortgeschrittenen Alter (vergleichbar mit einem Lebensalter von 65 bis 70 Jahren beim Menschen) einige Monate lang gefriergetrocknetes Heidelbeerpulver unters Futter gemischt. Danach schnitten sie bei einem entsprechenden Labyrinth-Test wesentlich besser ab als zuvor. In einem anderen Versuch wurden Nervenzellen giftigen Substanzen ausgesetzt, die Schäden durch freie Radikale hervorrufen. Die verheerend geschädigten Zellen wurden mit Heidelbeerextrakt übergossen. Daraufhin verschwand die demenzauslösende Wirkung der giftigen Substanzen vollkommen. Auch mit blauen Weintrauben können Sie Ihre Gehirnfunktion unterstützen. Es gibt Versuche mit Senioren, die erste Anzeichen von Vergesslichkeit zeigten. Ihr Gedächtnis verbesserte sich mit einer Traubensaftkur.

Vor diesen Stoffen sollten Sie Ihr Gehirn schützen:

Das Leichtmetall **Aluminium** ist Gift für unser Gehirn. Es steht im Verdacht, die Alzheimer- und die Parkinsonkrankheit zu fördern. Es verstärkt die nervenschädigende Wirkung von Blei. Außerdem hemmt es die Wirkung der Antioxidantien. Wir nehmen das Aluminium über die Nahrung auf. Es ist Bestandteil von etlichen Lebensmittelzusatzstoffen: als silbriger Farbstoff zur Dekoration von Backwaren, Kuchen, Zuckerguss, Überzug von Medikamenten-Dragees (E 173); als Festigungsmittel für Eiklar, kandierte oder glasierte Früchte und Gemüse, in Medikamenten (E 520 – E 523); als Backtriebmittel; es ist als Mehlzusatz jedoch nur für spezielles, englisches Gebäck (Scones) und eine Art Biskuitgebäck zugelassen (E 541); als Trennmittel für Soßenpulver und Tütensuppen, als Trockenpulver, damit abgepackte Käsescheiben nicht aneinander kleben (E 559). Außerdem können wir das Metall auch über Konservendosen, Medikamente und Laugengebäck, das auf Alublechen gebacken wurde, aufnehmen. Säurehaltige Lebensmittel oder Getränke können das Aluminium aus der Dosenwand lösen. Selbst aus beschichteten Dosen gelangt das Aluminium in die Getränke. Manche Medikamente gegen Sodbrennen enthalten Aluminium. Jeder, der häufig industriell gefertigte Nahrungsmittel isst oder Getränke trinkt, schluckt vermutlich ein Vielfaches der akzeptablen Dosis dieses Leichtmetalls.

Wenn es um Aluminium geht, spielt noch ein anderer Zusatzstoff eine unheilvolle Rolle: die **Zitronensäure**. Eigentlich ist sie ein ganz harmloser Stoff aus der Natur. Sie kommt in Zitronen, Orangen und Äpfeln vor. In unserem Körper ist sie ein Zwischenprodukt des Energiestoffwechsels in jeder Zelle. Für die Lebensmittelindustrie wird sie mit Hilfe von Mikroorganismen, vor allem von Schimmelpilzen, hergestellt. Es werden auch gentechnisch veränderte Organismen verwendet. Im Jahr 2005 wurden weltweit 1,4 Millionen Tonnen davon produziert. Das ist mehr als elfmal so viel Säure wie die gesamte Zitronenernte weltweit an Säure enthält!

Zitronensäure gilt als harmlos. Das wäre sie vermutlich, wenn sie nicht so allgegenwärtig wäre. Auch hier ist es eben wieder einmal die Dosis, die darüber entscheidet, ob etwas Gift ist oder nicht. Zitronensäure ist in vielen Nahrungsmitteln aus dem Supermarkt enthalten. Schauen Sie doch einmal die Zutatenlisten genau an. Sie werden staunen, wo überall Zitronensäure (E 330) enthalten ist: in Erfrischungsgetränken, Fruchtsäften, Süßwaren, Marmelade, Speiseeis, Desserts, geschnittenem, verpackten Gemüse, Obst und in geschälten Kartoffeln, in Käse- und Fleischprodukten, Fertiggerichten und Tütensuppen. Dass Zitronensäure ätzend wirkt, liegt auf der Hand. Schließlich ist sie ein wesentlicher Bestandteil vieler WC-Reiniger und anderer Haushaltsmittel, mit denen man Kalkränder entfernen kann. Die Säure greift die Zähne an, nicht nur bei Kindern. Sie erleichtert die Aufnahme von Blei, das zu Hirnschäden führen kann. Sie trägt dazu bei, das Aluminium wie ein trojanisches Pferd direkt ins Gehirn zu transportieren, wie es der Heidelberger Alzheimer-Experte Konrad Beyreuther formuliert.

Quecksilber ist eines der giftigsten Elemente auf der Erde und ein Nervengift wie andere Schwermetalle auch. Der häufigste Ort, wo es im Körper abgelagert wird, sind die Nerven, das Rückenmark und das Gehirn. Es gibt eine Studie über die Alzheimererkrankung, bei der man die Gehirne von Menschen untersucht hat, die etwa im gleichen Alter verstorben waren. Eine Gruppe waren Alzheimer-Patienten, die Vergleichsgruppe Menschen, die an anderen Erkrankungen gestorben sind. Die Forscher stellten fest, dass die Gehirne der Alzheimer-Patienten viermal so viel Quecksilber enthielten wie die Gehirne der anderen Verstorbenen. Quecksilber kann über die Nahrung aufgenommen werden. Vor allem Fische sind häufig mit diesem Schwermetall belastet, das wir Menschen im Unverstand ins Wasser gekippt haben. Leider ist Quecksilber nicht abbaubar. Deshalb sammelt es sich in den Fischen an, die kleinere Fische fressen, die wiederum kleinere Fische fressen usw. Im Wald gesammelte Pilze sind ebenfalls mit Schwermetallen belastet, mehr als Zuchtpilze. Viele Medikamente sind quecksilberhaltig, z. B. Arzneimittel gegen Bluthochdruck und Impfstoffe. Die Hauptquelle für eine Quecksilberbelastung sind die Amalgamfüllungen in den Zähnen. Amalgam ist ein Gemisch aus verschiedenen Metallen. Etwa die Hälfte davon ist Quecksilber. Der Rest ist Kupfer, Silber und Zinn. Zinn ist ein Metall, das ab einer bestimmten Dosis ebenfalls sehr giftig für unseren Körper ist, und zwar hundertmal so giftig wie Quecksilber. Durch das Kauen entstehen

Quecksilberdämpfe, die eingeatmet werden. Diese Dämpfe sind viel gefährlicher als Quecksilber aus der Nahrung, denn 82 % des Quecksilbers in den Dämpfen werden vom Körper aufgenommen und im Nervensystem abgelagert. Vom Quecksilber in der Nahrung werden nur 7 % aufgenommen. Der größte Teil ist so stark an die Nahrung gebunden, dass er den Verdauungstrakt durchwandert und am anderen Ende wieder ausgeschieden wird. Menschen, die Amalgamfüllungen in ihren Zähnen haben oder hatten, lagern in ihren Organen bis zu zehnmal mehr Quecksilber ab als Menschen, die noch nie Amalgamfüllungen hatten. Und die Menge an Quecksilber, die man im Gehirn von Amalgamträgern findet, ist meist höher als die Menge, die bei Tier- und Zellversuchen Schäden auslösten.

Beschwerden und Krankheiten, die mit einer chronischen Quecksilbervergiftung einhergehen: Muskelschmerzen, Chronische Gelenkbeschwerden, Verstopfung, Colitis ulcerosa, Morbus Crohn, Darmpilze, Infektanfälligkeit durch Schwächung des Abwehrsystems, Neurodermitis, Asthma, Gedächtnisstörungen, Konzentrationsprobleme, Lernstörungen, Augenstörungen, Ohrenstörungen, Schlaflosigkeit, leichte Depressionen, Multiple Sklerose, Amyotrophische Lateralsklerose, Alzheimer, Parkinson, Knochenmarkserkrankungen, Leukämie und Tumore. Menschen, die an diesen Beschwerden und Krankheiten leiden, kann geholfen werden, wenn das Quecksilber konsequent ausgeleitet wird. Es ist sinnvoll, das nur in Begleitung eines auf diesem Gebiet erfahrenen Arztes oder Heilpraktikers anzugehen.

Blei gehört ebenfalls zu den Schwermetallen, die für unseren Körper sehr gefährlich sind. Kleinste Mengen können für eine Blutarmut verantwortlich sein. In größeren Mengen wirkt es schädigend auf unser Nervensystem. Das kann sich z. B. als Verhaltensauffälligkeit zeigen.

Bleibelastungen können zu Herz-Kreislauf-Erkrankungen führen, z. B. Bluthochdruck. Benzin enthält heute kein Blei mehr. Dennoch sind Bleibelastungen noch nicht Vergangenheit. Dieses Schwermetall wird vermutlich noch über Jahrzehnte in unserer Umwelt zu finden sein, wenn auch in kleinen Mengen. Wir können es über das Trinkwasser (Vorsicht bei alten Wasserrohren!), über die Nahrung (besonders Waldpilze) und Staub aufnehmen.

Glutamat ist ein Geschmacksverstärker, der wichtigste Zusatzstoff der Lebensmittelindustrie überhaupt (E 620 bis 625). Der weltweite Absatz hat sich in den letzten 30 Jahren fast verachtfacht. Glutamat schmeckt intensiv würzig. Die Japaner sagen „umami“, was „köstlich“ bedeutet. Es peppt den Geschmack von Tütensuppen, Brühwürfeln, Instantbrühen, Pizza, Chips und asiatischem Essen auf und macht so deren Herstellung billiger. Es ist in vielen Schinken und Salami enthalten, in Leberwurst und Fleischsalat. In Bio-Lebensmitteln ist der Stoff möglicherweise als Hefeextrakt getarnt. Glutamat kommt ebenfalls in der Natur vor, z. B. in Parmesankäse, Hühnerfleisch, Rindfleisch, Bohnen, Möhren, Tomaten, Mais, Makrelen, Lachs und Kabeljau. Unser Körper stellt Glutamat als anregenden Botenstoff im Gehirn auch selbst her. Ist der Stoff also ganz harmlos?

Ob und wie schädlich Glutamat ist, darüber streiten die Fachleute noch. Vermutlich entscheidet hier ebenfalls wieder einmal die aufgenommene Menge darüber, ob es schädlich ist oder nicht. Eines ist aber gewiss: Glutamat trägt dazu bei, dass das natürliche Geschmacksempfinden gestört wird, weil die Menschen sich an den intensiven Geschmack gewöhnen und dann den natürlichen Geschmack einer Speise als zu lasch empfinden. Unbestritten ist, dass Glutamat bei empfindlichen Menschen eine Reihe von Beschwerden hervorrufen kann, die als „China-Restaurant-Syndrom" bekannt sind: Kribbeln und Taubheitsgefühl im Nacken und in den Armen, Schmerzen in der Brust und im Nacken, Kopfschmerzen, Herzrasen, Schwindelgefühl, Schweißausbrüche, Muskelkrämpfe, Übelkeit, Erbrechen, Bauchkrämpfe, Durchfall und ein allgemeines Schwächegefühl. Glutamat stört auch bestimmte Abläufe im Gehirn, die für die Regulierung des Appetits und der Sättigung zuständig sind. Glutamat ist ein Gefräßigmacher und kann zu Übergewicht führen. In Tierversuchen wurden die mit dem Geschmacksverstärker gefütterten Tiere extrem dick. Und die Menschen? Man kann weltweit beobachten, dass die Menschen immer dicker werden. Der Glutamatverbrauch wächst ebenfalls!

Glutamat schädigt die Nerven- und Gehirnzellen. Wenn die Forscher neue Medikamente zum Schutz von Nerven entwickeln, testen sie diese, indem sie die Nervenzellen mit Glutamat schädigen und dann ausprobieren, ob und inwieweit das neue Medikament diese Wirkung verhindern kann. Glutamat wird deshalb auch in einen Zusammenhang mit neurologischen Erkrankungen wie Alzheimer, Parkinson, Multipler Sklerose, Depressionen und Angststörungen gebracht. Zu viel Glutamat fördert zudem Unruhe und Hyperaktivität. Möglicherweise führt es überdies zu Darmstörungen. Der Darm wird von 100 Millionen Nervenzellen umhüllt, die vom gleichen Typ sind wie unsere Gehirnzellen. Deshalb spricht man auch vom Bauchhirn.

Über den Süßstoff **Aspartam** können Sie sich ausführlich im Kapitel 2.3 informieren. Hier nur so viel zur Erinnerung: Aspartam steht im Verdacht, u. a. zu chronischer Müdigkeit, Depression und Demenz zu führen. Es ermöglicht dem Aluminium, das wir mit der Nahrung aufnehmen, die Blut-Hirn-Schranke zu überwinden und ins Gehirn einzudringen und dort unheilvoll zu wirken (siehe oben).

Fazit:

- **Versorgen Sie Ihr Gehirn mit einem stetigen Strom von Energie:** Essen Sie Kohlenhydrate, die langsam aufgeschlossen werden und deren Zucker gleichmäßig über längere Zeit ins Blut strömt: Vollkornbrot, Frischkornbrei, Vollkornflocken, Vollkornnudeln, Naturreis, Obst, Hülsenfrüchte (Linsen, Erbsen, Bohnen usw.), Kartoffeln, Karotten, Rote Beete und Süßkartoffeln. Vermeiden Sie Blutzuckerschwankungen und Unterzuckerungen durch schnell ins Blut schießende Kohlenhydrate wie Süßigkeiten, Marmelade, Kuchen, Süßspeisen mit Zucker usw.
- Bevorzugen Sie **mehrere kleinere Mahlzeiten über den Tag verteilt.** Auf diese Weise wird Ihr Gehirn gleichmäßiger mit Energie versorgt und die Verdauung zieht nicht so viel Energie vom Gehirn ab.
- Ein wichtiger Faktor für die Energieversorgung des Gehirns ist ein **gutes Frühstück**. Optimal ist die Kombination aus Vollkorn und Milchprodukten, also z. B. Müsli aus Vollkornschrot oder Vollkornflocken mit Joghurt oder Quark, dazu Früchte, gerne Beeren, die das Gehirn so liebt! Die herzhafte Variante könnte Vollkornbrot mit Käse sein oder einem Ei, dazu etwas Gemüse wie z. B. Tomaten, Gurke, Radieschen, Paprika, Kohlrabi, Möhren … Das beliebte Marmeladebrötchen am Morgen ist kein Kraftfutter fürs Gehirn!
- Wenn Sie **nach dem Mittagessen frisch** sein wollen, dann essen sie wenig und nur leicht verdauliche eiweißreiche Nahrung, z. B. Fisch und dazu einen Salat. Der Eiweißbaustein Tyrosin wird Sie wach und aktiv sein lassen.
- Sollten Sie einmal **Ihr Gehirn rasch mit Energie versorgen** wollen, greifen Sie zu getrockneten Datteln. Auch ein Teelöffelchen Honig hilft Ihrem Gehirn schnell auf die Sprünge.
- Essen Sie **hochwertiges Eiweiß**, um Ihren Körper gut mit den Bausteinen für die verschiedenen Botenstoffe des Nervensystems aus-

zustatten. Denken Sie an die Kombination von verschiedenen Eiweißquellen, mit denen Sie die biologische Wertigkeit verbessern können, wie z. B. Kartoffeln und Quark (=> 2.1).

- Versorgen Sie Ihr Gehirn und Ihre Nervenzellen gut mit **Omega-3-Fettsäuren** aus Fischen und Leinöl. Verwenden Sie vor allem kaltgepresste Pflanzenöle, aber erhitzen Sie diese nicht.
- Essen Sie **reichlich Obst und Gemüse** (ca. 800 Gramm / Tag), möglichst bunt, um Ihr Gehirn mit den wichtigen Vitaminen und sekundären Pflanzenstoffen vor Angriffen der freien Radikale zu schützen.
- Besonders wertvolle Helfer sind die **blau-violetten Beeren:** Holunder, Heidelbeeren, Schwarze Johannisbeeren, Kirschen und blaue Trauben.
- **Bereiten Sie Ihr Essen so oft wie möglich selbst frisch zu.** Damit versorgen Sie Ihr Gehirn am besten mit allen Vitalstoffen und vermeiden belastende Zusatzstoffe.
- Trinken Sie, möglichst gleichmäßig über den Tag verteilt, **reichlich Wasser**, d. h. eineinhalb bis zwei Liter.
- **Vermeiden Sie**, wo immer möglich, Ihr Gehirn mit **Aluminium, Schwermetallen, Glutamat** und **Aspartam** zu belasten.

6.10 Wenn ein Grauschleier auf der Seele liegt

Kennen Sie solche Zeiten, wo alles trostlos grau in grau erscheint? Sie fühlen sich müde und erschöpft und müssen sich zu allem aufraffen. Am liebsten würden Sie nur noch im Bett bleiben, die Decke über den Kopf ziehen und nichts mehr hören und sehen. Der ganze Schwung ist hin und Freude ist ein Fremdwort. Manchmal dauert so ein Tief nur kurze Zeit, einen Tag vielleicht oder auch ein paar Tage. Manchmal fühlt es sich aber auch so an, als wolle die Sonne nie mehr scheinen. Jeder Mensch durchwandert auf seinem Lebensweg immer wieder verschiedene Landschaften. Manchmal gehen wir angenehm durchwärmt von der Sonne über bunte Blumenwiesen und sanfte, grüne Hügel, auf denen kräftige Bäume wachsen. Wir wandern auf verschlungenen Wegen, die von einem leise glucksenden Bach begleitet werden, durch kühle Wälder, die vor allzu heißer Sonne schützen. Und dann gibt es aber wieder Strecken, da gehen wir auf steinigen Wegen über karge Gebirge, an Abgründen entlang, durch Nebel, Schnee und Eis, vielleicht durch tiefe, dunkle Täler oder ausgetrocknete, lebensfeindliche Wüstenstriche.

Das Alter erscheint manchen Menschen als ein Stück des Lebensweges, das durch besonders unwirtliches Gelände führt. Ich kann das gut verstehen. Dennoch möchte ich Sie anregen, es einmal anders zu betrachten: Das Alter ist eine Lebensphase, die ihre ganz eigenen besonderen Herausforderungen bereithält, so wie jede andere Lebensphase auch. Vermutlich ist für die meisten Menschen das Loslassen, das Abschiednehmen eine der größten Herausforderungen in diesem Lebensabschnitt. Das fällt vielen Menschen sehr schwer. Sie wehren sich dagegen, hadern mit dem Schicksal, wollen festhalten, was nicht festzuhalten ist. Es ist traurig und tut weh, Abschied nehmen zu müssen: Abschied von einem erfüllenden Beruf, von einem geliebten Menschen, von einer vertrauten Umgebung, von guter Gesundheit und Leistungskraft, Abschied von Vorstellungen, die wir uns von uns selbst und der Welt gemacht haben, z. B., dass man nur wertvoll ist, wenn man Leistung bringt. Ich kenne selbst diesen Schmerz, und dennoch möchte ich Sie fragen: Spüren Sie, wie viel Energie Sie dieser Widerstand kostet? Wie müde Sie davon werden? Wie Ihnen die Lebensfreude abhandenkommt? Und: Möchten Sie das gerne verändern? Möchten Sie wieder mehr Freude in Ihr Leben holen? Ja?

Dann gebe ich Ihnen hier gerne ein paar Ideen dazu weiter. Eine ausgiebige Antwort auf diese Frage ist Stoff für ein eigenes Buch. Hier also in aller Kürze ein paar Denkanstöße:

Wie Sie sich fühlen, hängt davon ab, was Sie denken! Je nachdem, welche Bedeutung Sie einer Erfahrung, einem Erlebnis geben, werden Sie sich fühlen. Ich erinnere mich z. B. noch gut an einen Fernsehbericht nach dem Tsunami im Dezember 2004 in Südostasien. Ein Reporter fragte Menschen, die gerade dabei waren, die letzten Reste ihrer Habseligkeiten zusammenzutragen, weshalb sie dabei so fröhlich seien. Ein Mann antwortete: „Wir leben und darüber freuen wir uns jeden Tag." Ich werde diese Szene nie vergessen. Dieser Mann ist ein großartiger Lehrer für mich geworden.

Nehmen Sie das Leben wie Schweizer Käse! Niemand stört sich an den Löchern im Käse. Die gehören einfach dazu. Genießen Sie den Käse, der um die Löcher herum ist. Konzentrieren Sie sich auf das Gute, das Erfreuliche, das Schöne, das es immer auch gibt.

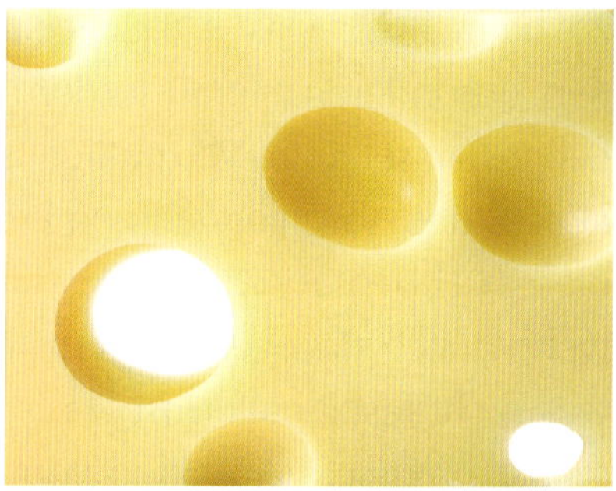

Ich verrate Ihnen an dieser Stelle noch ein Geheimnis: Der Weg aus dem Tal der Tränen ist die **Entspannung.** Wir Menschen können Gefühle wie Ärger, Angst, Traurigkeit usw. nur dann empfinden, wenn wir unsere Muskeln in einem gewissen Maße anspannen. Anders ausgedrückt: Wenn wir ganz entspannt sind, können wir weder Ärger empfinden, noch Angst, noch Traurigkeit, noch irgendein anderes belastendes Gefühl. Jetzt müssen Sie nur noch herausfinden, auf welche

Weise Sie sich am leichtesten entspannen. **Tiefe Atmung** ist einer der schnellsten Wege zu diesem Ziel. Probieren Sie das doch gleich einmal aus! Nehmen Sie zuerst wahr, wie angespannt Sie im Augenblick sind. Ordnen Sie das auf einer Skala von 0 bis 10 ein. 0 bedeutet völlig entspannt, 10 das höchste Maß an Anspannung, das Sie kennen. Wenn Sie jetzt feststellen, dass Sie zumindest ein wenig angespannt sind, lohnt sich dieses kleine Experiment: Atmen Sie zehnmal ruhig und tief ein und aus. Anschließend spüren Sie nach, ob sich an Ihrer Anspannung etwas verändert hat. Mit großer Wahrscheinlichkeit sind Sie jetzt zumindest etwas entspannter als vorher. Machen Sie es sich zur Gewohnheit, immer wieder im Laufe des Tages zehnmal tief durchzuatmen. Sie werden sich dadurch nicht nur besser fühlen. Sie versorgen auf diese Weise auch Ihren Körper mit mehr Sauerstoff. Er wird es Ihnen danken, indem er besser funktioniert.
Ein anderer Weg, um Ihre Gefühle sehr schnell zu beeinflussen, ist Ihre **Körperhaltung**. Setzen oder stellen Sie sich einmal so hin, dass Sie sich gut und kraftvoll fühlen. Probieren Sie ruhig verschiedene Positionen aus, bis es sich genau richtig für Sie anfühlt. Merken Sie sich diese Haltung. Wann immer Sie sich besser fühlen wollen, nehmen Sie diese Haltung wieder ein. Im Handumdrehen werden Sie die Veränderung spüren.

Sie können Ihre Stimmung auch über die Ernährung aufhellen!

Sie fragen sich, ob das wirklich möglich ist? Nun, wir können alle unsere Gefühle nur durch unseren Körper wahrnehmen. Deshalb ist unsere Körperchemie je nach Gefühlslage unterschiedlich. Damit wir guter Laune und glücklich sein können, braucht unser Körper bestimmte Stoffe. Wenn diese nicht genügend gebildet werden, weil z. B. der passende Baustoff fehlt, fühlen wir uns niedergeschlagen und unglücklich.

Um ausgeglichen und guter Stimmung zu sein, benötigt Ihr Körper eine gewisse Menge an Serotonin, dem „Glückshormon". Dieser Botenstoff ermöglicht es uns, gelassen zu sein, ausgeglichen und zufrieden. Mit genügend Serotonin im Gehirn sind wir guter Laune und es fällt ganz leicht, positiv zu denken. Serotonin dämpft verschiedene Gefühlszustände wie Aggression, Angst, Kummer und Sorgen, Niedergeschlagenheit und deprimierte Stimmung und beeinflusst außerdem etliche Körperfunktionen: Es dämpft das Hungergefühl, hat Einfluss auf unseren Schlafrhythmus, unser Sexualverhalten und die Körpertemperatur. Um das Serotonin herzustellen, braucht unser Körper den Eiweißbaustein Tryptophan. Eine ungesunde, unausgewogene Ernährung oder Stress können zu einem Mangel an diesem Stoff führen. Dadurch wird weniger Serotonin ausgeschüttet. Wenn dieser Zustand längere Zeit anhält, kann das sogar zu Angstzuständen und Depression führen. Sie können dem vorbeugen, indem Sie sich ausgewogen ernähren und sich viel an der frischen Luft bewegen. Man hat festgestellt, dass regelmäßige Bewegung in der freien Natur ähnlich gut wirkt wie Medikamente gegen Depressionen!

Essen Sie Eiweiß, z. B. Fleisch, Fisch, Ei, Quark oder Käse. Diese Lebensmittel enthalten viel Tryptophan. Damit diese Aminosäure tatsächlich ins Gehirn gelangt, braucht sie einen Türöffner. Diese Aufgabe übernehmen Kohlenhydrate. Essen Sie also das Eiweiß immer zusammen mit Kohlenhydraten, z. B. Kartoffeln, Nudeln, Reis, Hirse o. ä. Was halten Sie von einer leckeren Portion Pellkartoffeln mit Kräuterquark? Das altbewährte Hausmittel für einen guten Schlaf, die Tasse warme Milch mit Honig, beruht ebenfalls auf dieser wirksamen Kombination. Übrigens enthält kein anderes Lebensmittel so viel Tryptophan wie Cashewnüsse. In Paranüssen, Amaranth, Dinkel, Weizenkeimen und Sojabohnen finden Sie diesen Glücklichmacher ebenfalls.

Bananen, Ananas, frische Feigen, Papaya und Avocados enthalten das Serotonin direkt. Allerdings gehen manche Wissenschaftler davon aus, dass dieses mit der Nahrung aufgenommene Serotonin gar nicht ins Gehirn gelangt. Das bedeutet, der Körper muss es wirklich selbst aus Tryptophan herstellen. Bei Menschen, die an Fruktoseintoleranz leiden, kommt der Fruchtzucker unverdaut im Dickdarm an. Das führt zu Blähungen, Krämpfen und Durchfall. Dadurch kann der Körper oftmals das Tryptophan nicht richtig verwerten und es kommt zu einem Mangel an Serotonin. Außerdem fehlen dann häufig auch Zink, Folsäure und Vitamin C. Das kann ebenfalls die Entwicklung einer Depression begünstigen.

Und noch ein Stoff spielt bei der Produktion von Serotonin eine Rolle: der Eiweißbaustein Homocystein. Ein zu hoher Homocystein-Wert senkt den Serotonin-Spiegel und kann so zu einer depressiven Verstimmung führen. **Folsäure** und die **Vitamine B6 und B12** sind die Gegenspieler des Homocysteins. Sie bauen es rasch ab. Wenn Sie sich also gezielt diese Vitamine zuführen, können Sie Depressionen vorbeugen.

Ein anderer wichtiger Botenstoff, um Glück zu empfinden, ist **Dopamin**. Es regt uns an, lässt uns aktiv sein, gibt uns Antrieb. Es macht uns wach und fit, lässt uns schärfer denken, lenkt unsere Aufmerksamkeit auf das Positive und vor allem, es macht Lust auf mehr: mehr Aktion, mehr Bewegung, mehr Arbeit, mehr Sex, mehr Spaß. Umgekehrt: Ein Mangel an Dopamin macht uns lustlos, lässt die Freude schwinden, raubt uns das Interesse und den Antrieb. Wenn Sie sich Dopamin selbst herstellen wollen, dann essen Sie Eiweiß und Obst und versorgen sich zusätzlich mit reichlich Vitamin C (1 – 3 g/Tag) und Magnesium (300 – 600 mg/Tag). Wer fit sein möchte, kann fleißig Hasel- und Erdnüsse knabbern - die etwas kalorienärmere Variante sind Vollkornreis und Erbsen.

Vitamin C regt in der Nebenniere die Ausschüttung von Noradrenalin an. Wenn dieses Vitamin fehlt, hat das einen Mangel an Noradrenalin zur Folge. Dann fühlen wir uns müde, unkonzentriert und lustlos.

Ein Mangel an der Aminosäure **Methionin** kann ebenfalls Lethargie und Depression hervorrufen. Besonders reich an Methionin sind Lachs, Garnele, Putenbrust, Sojabohnen und Rinderfilet.

Diese **Vitamine** sind wichtige Helfer, um guter Dinge zu sein: Vitamin B1 (Thiamin), Vitamin B2 (Riboflavin), Vitamin B3 (Niacin), Vitamin B6, Folsäure, Pantothensäure, Vitamin C. Versorgen Sie sich außerdem gut mit diesen **Mineralstoffen**: Magnesium, Kalzium, Zink.

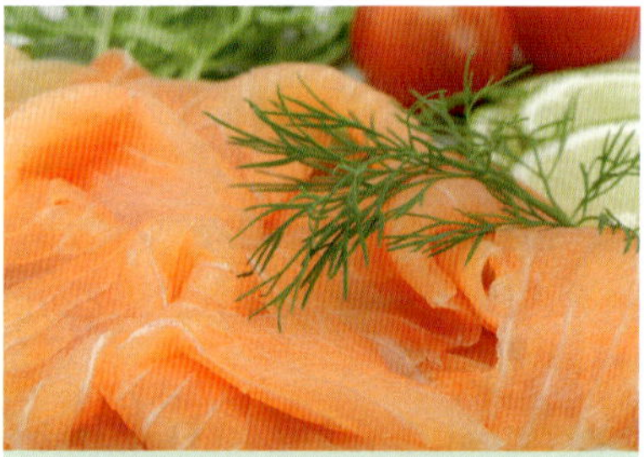
Fischöl vertreibt den Grauschleier

Es gibt noch einen Nährstoff, den ich Ihnen sehr ans Herz legen möchte: die **Omega-3-Fettsäuren** oder Fischöle, wie man sie kurzerhand oft nennt. Im Kapitel über die Fette habe ich sie ausführlich beschrieben. Sie sind u. a. ganz wichtig für ein gut funktionierendes Nervensystem, besonders für die Hüllen der Nervenzellen. Studien kamen zu einem interessanten Ergebnis: Überall dort auf der Welt, wo die Menschen viel Fisch essen, erkranken weniger Menschen an Depressionen als in Regionen, in denen wenig Fisch gegessen wird. Ist das nicht interessant? Es gibt Berichte, nach denen Menschen von ihren Depressionen nur durch die tägliche Gabe von mehreren Gramm reinem Fischöl geheilt wurden. Leider hat sich das noch nicht zu allen Fachärzten herumgesprochen! Nehmen Sie also unbedingt die fetten Kaltwasserfische in Ihren Speiseplan auf: Hering, Lachs,

Makrele, Thunfisch, Forelle. Wissenschaftler empfehlen zwei bis drei Fischmahlzeiten in der Woche. Wenn Sie nicht so gerne Fisch essen, können Sie diese Öle in Kapselform einnehmen.

Nicht zuletzt ist es für eine ausgeglichene Stimmungslage wichtig, unser Gehirn gleichmäßig mit Traubenzucker zu versorgen. Das gelingt am besten mit diesen Lebensmitteln: Vollkornbrot, Frischkornmüsli, Vollkornflocken, Vollkornnudeln, Naturreis, Obst, Hülsenfrüchte, Kartoffeln, Karotten, Rote Beete und Süßkartoffeln.

Es gibt einige Nahrungsmittel, die eine besonders stimmungsaufhellende Wirkung haben. Wie Sie sicher aus eigener Erfahrung wissen, ist die Schokolade die Nr.1 unter den Seelentröstern. Woran liegt das? Vor allem die dunklen Sorten heben unsere Laune. Sie enthalten nämlich viel Kakaopulver. Dieses enthält die koffeinähnliche Substanz Theobromin. Dieser Stoff macht nicht nur wach, sondern auch fröhlich.
Übrigens, kleine Mengen an Koffein können die Stimmung anheben. Aber chronisch hoher Kaffee- oder Schwarzteekonsum kann Depressionen und Angstzustände verstärken.

Depressive Stimmung kann daneben Ausdruck einer Übersäuerung Ihres Körpers sein oder einer Überladung mit Giftstoffen. Deshalb empfehle ich Ihnen unbedingt, sich in regelmäßigen Abständen eine innere Reinigungskur zu gönnen. (=> 4 und 5)

Fazit:

- Essen Sie **hochwertiges Eiweiß**, um Ihren Körper gut mit den Bausteinen für die verschiedenen Botenstoffe des Nervensystems auszustatten.
- Mit den **fetten Kaltwasserfischen** schlagen Sie zwei Fliegen mit

einer Klappe: Sie liefern Ihnen gutes, leicht verdauliches Eiweiß und die wertvollen Omega-3-Fettsäuren.

- Die **komplexen Kohlenhydrate** versorgen Ihr Gehirn in einem gleichmäßigen Strom mit Energie. Vollkorn lege ich Ihnen besonders ans Herz, denn es ist außerdem eine gute Quelle für die verschiedenen B-Vitamine, Magnesium und Zink.
- Essen Sie **reichlich frisches Obst und Gemüse**. Beides liefert Ihnen Vitamin C und sekundäre Pflanzenstoffe, die Ihr Gehirn vor den Angriffen der freien Radikale schützen. Außerdem wirken sie der Übersäuerung entgegen und helfen Ihrem Körper bei der Entgiftung.
- Genießen Sie hin und wieder **etwas dunkle Schokolade** (mindestens 70 % Kakaoanteil) und ein **Tässchen Kaffee**, wenn Sie mögen.
- Und nicht zuletzt: Trinken Sie **täglich eineinhalb bis zwei Liter Wasser!**

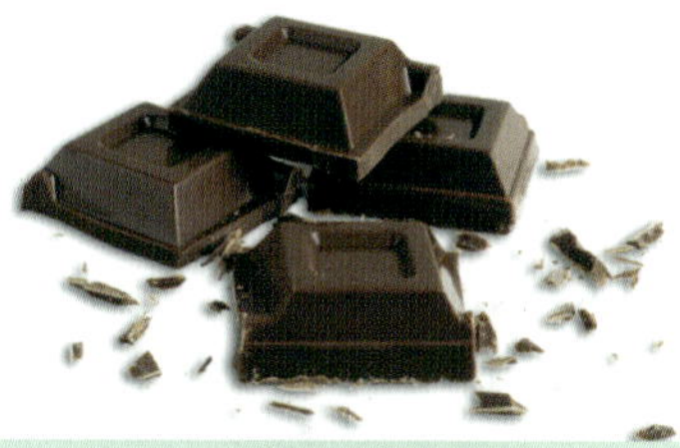
Gute Laune kann man essen

6.11 Schlafen wie ein Murmeltier

Kennen Sie das? Sie wälzen sich wach in Ihrem Bett von einer Seite zur andern. Hören immer wieder den Glockenschlag einer Kirchturmuhr und fragen sich verzweifelt, warum sie nicht schlafen können? Sie machen sich Sorgen, wie Sie den nächsten Tag überstehen sollen, wenn die Nacht zu Ende ist und Sie kein Auge zugetan haben? Trösten Sie sich; auch wenn Sie nur im Bett liegen und nicht schlafen, erholt sich der Körper in einem gewissen Maße. Und oft denken wir nur, wir hätten überhaupt nicht geschlafen, weil wir das leichte Dösen gar nicht als solches wahrnehmen. Schlafforscher haben zudem festgestellt, dass wir jede Nacht etwa 28mal aufwachen. Nur erinnern wir uns meistens nicht mehr daran. Also allein die Tatsache, dass Sie vielleicht mehrmals in der Nacht aufwachen, ist kein Grund zur Beunruhigung. Schwierig wird es erst, wenn Sie Probleme haben, wieder einzuschlafen. Aber die entstehen manchmal erst durch die Vorstellung, dass wir Menschen nachts einfach durchschlafen sollten, ohne aufzuwachen. Und wenn wir das nicht tun, dann sei etwas nicht in Ordnung. Deshalb betone ich das so deutlich: Wir wachen alle mehrmals in der Nacht auf!

Wie viel Schlaf braucht der Mensch überhaupt? Die meisten Menschen sind nach sieben bis acht Stunden ausgeschlafen und leistungsfähig. Aber wir Menschen sind sehr verschieden. So gibt es Glückliche, die sich bereits nach vier bis fünf Stunden erholt und frisch fühlen, während Langschläfer dafür neun bis zehn Stunden Schlaf benötigen. Ob Sie genügend schlafen, hängt also nicht so sehr davon ab, wie gut oder wie lange Sie in der Nacht schlafen, sondern wie wach bzw. müde Sie sich tagsüber fühlen. Viele ältere Menschen schlafen nachts im Allgemeinen weniger, neigen aber dazu, tagsüber ein Nickerchen einzulegen. Das ist sehr sinnvoll, denn das Mittagsschläfchen hilft auch jüngeren Menschen, den Rest des Tages besser zu bewältigen und leistungsfähig zu bleiben.

So können Sie einen guten Schlaf fördern:

Niemand kann den Schlaf herbeizwingen! Wir können ihn nur freundlich einladen. Dann kommt er meistens ganz freiwillig. Wie so oft im Leben bewirken Druck und Zwang eher das Gegenteil. Die grundlegende Voraussetzung für das Schlafen ist, entspannt zu sein. Druck und Zwang führen aber zu Anspannung und sind deshalb hinderlich.

Es hilft am besten, sich zu entspannen und nichts zu tun, was zu Anspannung führt. Leichter gesagt als getan, denken Sie? Dann schauen Sie doch einmal im Kapitel 6.10 nach. Dort finden Sie ein paar Ideen, die Ihnen dabei helfen können. Speziell fürs Einschlafen hier noch weitere Anregungen:

- Fahren Sie Ihre Aktivitäten frühzeitig herunter. Arbeiten Sie nicht bis in die Nacht hinein, vor allem nicht am PC. Und schauen Sie sich am späten Abend keine aufregenden Diskussionen und Fernsehprogramme mehr an. Etwa vier Stunden, bevor Sie ins Bett gehen möchten, sollten Sie sich körperlich nicht mehr anstrengen.
- Schalten Sie etwa eine halbe Stunde, bevor Sie ins Bett gehen wollen, um auf Nachtruhe! Lassen Sie den Tag ruhig ausklingen! Dazu gehört auch, dass Sie nicht mehr ans Telefon gehen. Hören Sie sich ruhige Musik an oder lesen Sie etwas Entspannendes oder machen Sie einen kleinen Abendspaziergang. Auch Yoga, Tai Chi, Qi Gong, Autogenes Training o. ä. können helfen.
- Wenn Sie mögen, können Sie sich unmittelbar vor dem Schlafengehen lauwarm duschen oder ein kurzes Bad nehmen (nicht wärmer als 38 °C, 10 bis 15 Minuten). Wenn Sie mögen, verstärken Sie die Entspannung mit Badezusätzen wie Lavendel, Zitronenmelisse, Baldrian oder Heublumen. Wenn Sie an Herzschwäche, Bluthochdruck oder einer Venenerkrankung leiden, fragen Sie bitte Ihren Arzt oder Heilpraktiker, ob solche Bäder für Sie in Ordnung sind.
- Wenn Sie zu kalten Füßen neigen, nehmen Sie noch ein warmes Fußbad und gönnen sich anschließend eine Fußmassage mit einem wärmenden Öl, z. B. Sesamöl. Massieren Sie besonders um die Innen- und Außenknöchel herum. Dort liegen Akupunkturpunkte, die den Schlaf fördern. Damit die Füße nicht gleich wieder kalt werden, ziehen Sie kuschelige Bettsocken an. Eine Wärmflasche am Fußende hilft zusätzlich.

- Eine Tasse warme Milch mit Honig oder schwarzer Melasse gesüßt ist ein bewährtes Hausmittel für einen guten Schlaf. Milch enthält den Eiweißbaustein Tryptophan, aus dem unser Körper das Glückshormon Serotonin und das Schlafhormon Melatonin herstellt. Der Zucker hilft dem Tryptophan, überhaupt ins Gehirn zu gelangen.
- Wenn sie keine Milch mögen, trinken Sie eine Tasse beruhigenden Tee. Geeignete Pflanzen sind Baldrianwurzeln, Orangenblüten, Passionsblumenkraut, Zitronenmelisseblätter. Sie können die Pflanzen einzeln verwenden oder mischen. Übergießen Sie einen Teelöffel davon mit einem Viertelliter kochendem Wasser und lassen den Tee zehn Minuten ziehen. Für Baldriantee nehmen Sie bitte zwei Teelöffel Wurzeln auf einen Viertelliter Wasser, denn Baldrian wirkt anregend, wenn er zu niedrig dosiert ist.
- Wenn bei älteren Menschen die üblichen Heilpflanzen nicht helfen, lohnt es sich, einen Versuch mit Ginkgo zu machen. Es könnte sein, dass das Gehirn und damit auch das Schlafzentrum nicht genügend durchblutet wird und es deshalb zu Schlafstörungen kommt. Ginkgo fördert die Durchblutung.
- Menschen, die einen zu niederen Blutdruck haben, können manchmal den Schlaf fördern, indem sie direkt vor dem Zubettgehen etwas Koffeinhaltiges zu sich nehmen, eine Tasse Kaffee oder Schwarztee.
- Auch Düfte können beruhigend wirken und den Schlaf fördern. Für ein Kräuterkissen nehmen Sie: Baldrianwurzeln, Hopfenzapfen, Lavendelblüten, Passionsblumenkraut, Pomeranzenschalen, Thymian, Zitronenmelisseblätter. Sie können auch je 10 Tropfen eines dieser ätherischen Öle auf einen Duftstein auf Ihrem Nachttisch geben: Jasmin, Lavendel, Melissen, Neroli, Römische Kamille, Rose, Sandelholz

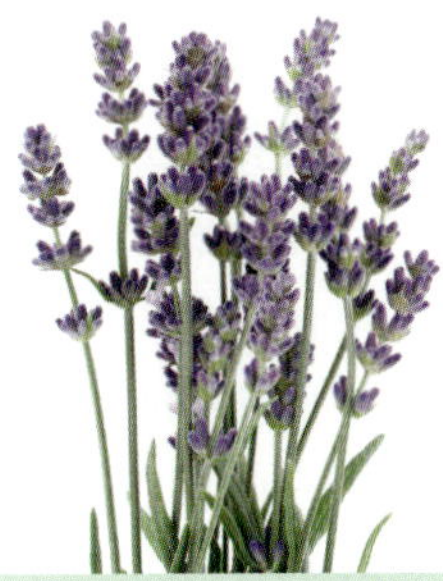
Lavendel für guten Schlaf

- Wenn Sie sehr empfindlich auf Geräusche oder Lichtreize reagieren, verwenden sie Ohrstöpsel und/oder eine Schlafbrille.
- Verzichten Sie aufs Rauchen! Zigaretten stören grundsätzlich den Schlaf, d. h. nicht nur die Zigaretten, die Sie abends rauchen. Das Nikotin verlängert die leichten Schlafphasen und verkürzt die erholsamen Tiefschlafphasen.

Für die Ernährung gibt es ein paar einfache Regeln, die zu beachten sich lohnt:

- Verzichten Sie mindestens vier Stunden vor dem Zubettgehen auf koffeinhaltige Getränke. Wer wirklich unter Schlafstörungen leidet, sollte ab 14 Uhr kein Koffein mehr zu sich nehmen, d. h. keinen Kaffee, keinen Schwarztee, Cola u. ä. Ausnahme: Wer sehr niedrigen Blutdruck hat, dem kann Koffein direkt vor dem Zubettgehen evtl. helfen.
- Vitamin C macht wach. Achten Sie also darauf, dass Sie sich abends keinen Vitamin-C-Stoß zuführen, z. B. mit Zitrusfrüchten.
- Nehmen Sie eine leichte Abendmahlzeit spätestens zwei Stunden vor dem Zubettgehen ein oder verzichten Sie ganz auf das Abendessen. Allerdings sollten Sie nicht hungrig ins Bett gehen, sonst hindert Sie der Hunger am Einschlafen.
- Zu den schwer verdaulichen Essen am Abend gehören auch Rohkost und grüner Salat!
- Verzichten Sie abends auf diese Genüsse: Schokolade – Kakao enthält Theobromin, einen Stoff, der mild anregt. Chilischoten wirken stimulierend auf die Nerven, regen den Kreislauf an und enthalten viel Vitamin C. Ingwer regt den Kreislauf an. Chips, Fleischsalat, Tütensuppen und andere würzige Fertigprodukte enthalten allesamt mit hoher Wahrscheinlichkeit Glutamat. Dieser Stoff regt an und macht wach (=> 6.9).

- Das wirkt beruhigend:
  - Cashewkerne, Paranüsse, Amaranth, Dinkel, Quark, Käse, Weizenkeime und Produkte aus Sojabohnen sind reich an Tryptophan, der Vorstufe des Schlafhormons Melatonin.
  - Datteln enthalten viele B-Vitamine, Magnesium und Kalzium, alles beruhigend wirkende Stoffe. Es heißt, dass Araber kurz vor dem Schlafengehen 5 Datteln essen, um in einen tiefen Schlaf zu versinken.
  - Dill fördert den Schlaf.
  - Feldsalat enthält Baldrianöl, das den Schlaf fördert und beruhigend auf den Magen wirkt. Allerdings sind die Salate am Abend schwer verdaulich und sollten daher nicht in größeren Mengen gegessen werden.

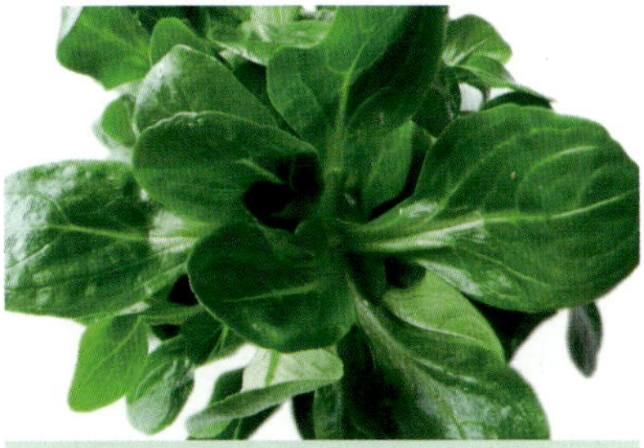
Feldsalat enthält beruhigendes Baldrianöl

  - Piment beruhigt bei stressbedingter Nervosität.

6.12 Diabetes mellitus

Weltweit leiden immer mehr Menschen an Diabetes mellitus (Zuckerkrankheit). Mit zunehmendem Alter steigt hierzulande das Risiko, daran zu erkranken. Diabetes mellitus ist eine chronische Störung des Zuckerstoffwechsels. (=> 2.3) Alle Kohlenhydrate werden so lange um- und abgebaut, bis schließlich Traubenzucker (Glukose) entstanden ist. Das ist der Treibstoff, aus dem die Zellen ihre Energie gewinnen. Damit er in die Zellen hineingelangen kann, ist Insulin nötig, ein Hormon, das von der Bauchspeicheldrüse erzeugt wird.

Es gibt zwei Diabetes-Typen:

- **Diabetes Typ 1**: Hier werden die Insulin produzierenden B-Zellen der Bauchspeicheldrüse zerstört. Dadurch gelangt zu wenig Insulin ins Blut und zu den Zellen. Etwa 10 Prozent der Betroffenen werden dieser Form zugeordnet. Sie sind darauf angewiesen, Insulin zu spritzen. Meistens beginnt diese Form des Diabetes im Kindes-, Jugend- oder jungen Erwachsenenalter.
- **Diabetes Typ 2**: Hier produziert die Bauchspeicheldrüse ausreichend Insulin, es kreist sogar zu viel Insulin im Blut, aber die Körperzellen reagieren nicht genügend darauf. 90 Prozent der Diabetiker leiden an dieser Form.

Das Ergebnis ist bei beiden Arten dasselbe: Der Blutzuckerspiegel ist erhöht, während die Zellen an Zuckermangel leiden. Sie können deshalb nur ungenügend Energie erzeugen und ihre Aufgaben nur eingeschränkt erfüllen. Die Folgen sind sehr einschneidend. Deshalb ist die Vorbeugung so besonders wichtig.

Spätfolgen des Diabetes

Durch die Zuckerkrankheit werden vor allem die Gefäße geschädigt und die Durchblutung gestört. Das hat weitreichende Auswirkungen: Das Risiko für Herzinfarkt und Schlaganfall steigt. Die Veränderungen an den feinen Gefäßen der Netzhaut können zu Sehbeeinträchtigungen führen. Durch die Schädigung der Blutgefäße wird die Filterfunktion der Nieren eingeschränkt. Die Nerven der Arme und Beine werden ebenfalls nicht mehr ausreichend mit Sauerstoff versorgt und damit geschädigt. Missempfindungen an Händen und Füßen wie Kribbeln, Pelzigkeit, Taubheitsgefühl und Schmerzen an Füßen und/oder Beinen während der Nacht sind erste Anzeichen für die Polyneuropathie, wie dieser Zustand in der medizinischen Fachsprache genannt wird. Ohne Behandlung sterben die Nervenfasern schließlich ab. Der Kranke kann keine Schmerzen mehr empfinden und verletzt sich manchmal, ohne es zu merken. Zudem heilen Wunden bei Diabetes nur sehr schwer. Der Diabetische Fuß ist eine sehr gefürchtete Komplikation. Hier bilden sich Geschwüre, die sich ausdehnen und im schlimmsten Fall eine Amputation notwendig machen.

Ursachen

Diabetes Typ 1: Vermutlich handelt es sich um eine Autoimmunerkrankung, bei der das Abwehrsystem des Körpers eigenes Gewebe so angreift, als handle es sich um einen körperfremden Eindringling. Allerdings ist diese Annahme noch nicht zweifelsfrei bewiesen.

Diabetes Typ 2: Diese Form der Zuckerkrankheit gehört eindeutig zu den Wohlstandskrankheiten, die durch eine entsprechende Lebensweise verursacht werden. Die gängige Erklärung dafür lautet: Die Menschen essen zu viele Kohlenhydrate, vor allem zu viele, die schnell abgebaut werden (Zucker, Weißmehl). Dadurch schießt der Traubenzucker ins Blut und die Bauchspeicheldrüse produziert entsprechend viel Insulin. Und weil sich die Menschen außerdem noch zu wenig bewegen, wird zu wenig Energie, sprich Traubenzucker, verbraucht. Um sich gegen diese Überflutung zu schützen, bauen die Körperzellen die Zahl ihrer Andockstellen für Insulin (Insulinrezeptoren) ab. Daraufhin produziert die Bauchspeicheldrüse immer mehr Insulin, bis ihre Fähigkeiten irgendwann erschöpft sind.

Die Erklärung von Prof. Dr. Lothar Wendt, dass Diabetes Typ 2 durch die **Überfüllung der Eiweißspeicher** ausgelöst wird, leuchtet mir sehr viel mehr ein, als den Abbau von Insulinrezeptoren dafür verantwortlich zu machen. (=> 2.1) Für mich ist es sehr viel logischer, dass durch die verkleisterten Kapillarwände und das überfüllte Bindegewebe zu wenig Insulin zu den Andockstellen gelangt und dadurch zu wenig Traubenzucker in die Zellen hineingeschleust werden kann. Die **Übersäuerung des Körpers** spielt ebenfalls eine wesentliche Rolle. Deshalb lohnt es sich, hier gegenzusteuern. (=> 4)

In Studien zeigte sich, dass man das Diabetes-Risiko senken kann, wenn man die **Fettaufnahme verringert** und **mehr Ballaststoffe** zu sich nimmt. Durch eine Verringerung der Fette in der Nahrung wird indirekt auch der Blutzuckerspiegel beeinflusst. Weniger Fett bedeutet bessere Insulinwirkung. Abgesehen von der Ernährung hilft es sehr, Diabetes vorzubeugen, wenn Sie sich **regelmäßig bewegen**, am besten täglich wenigstens eine halbe Stunde.

Damit Insulin überhaupt wirksam werden kann, ist der sog. Glukosetoleranzfaktor absolut notwendig. Das ist eine chromhaltige Substanz im Blut, die ähnlich wirkt wie ein Vitamin. Wir brauchen nur ganz winzige Mengen davon, ca. 0,1 Milligramm pro Tag. **Chrommangel** kann ein Faktor sein, der zur Entstehung von Diabetes beiträgt. Die wichtigsten Quellen für Chrom sind Bierhefe, schwarze Zuckerrohr-Melasse und Vollrohrzucker. Als ich diesen Zusammenhang kennenlernte, war ich wieder einmal fasziniert von der Weisheit der Natur. Sie liefert uns im Zuckerrohr den Stoff mit, den unser Körper braucht, damit die Zellen den Zucker überhaupt verwerten können. Und wir Menschen „verfeinern" dieses wunderbare Naturprodukt und berauben uns damit genau dieses wichtigen Begleitstoffes! Könnte es nicht sein, dass der raffinierte Zucker gar nicht deshalb Diabetes begünstigt, weil er Zucker ist, sondern weil ihm Chrom fehlt? Ich möchte Ihnen die Schwarze Melasse sehr ans Herz legen. Im Kapitel 2.3 finden Sie noch mehr Informationen dazu. Außerdem sind Fleisch, Schalentiere, Fisch, Eier, Vollkorn, Nüsse, Tomaten, Pilze und Brokkoli gute Chromlieferanten.

Zuckerkranke Menschen sind besonders auf eine gute Versorgung mit **Zink** angewiesen. Denn bei Diabetes wird dieses lebensnotwendige Spurenelement vermehrt über den Urin ausgeschieden. Das ist besonders tragisch, weil Zink aus mehreren Gründen für Zuckerkranke besonders wichtig ist. Zum einen ist dieses Spurenelement an der Insulinspeicherung beteiligt. Zum anderen schützt Zink die Blutgefäße durch seine antioxidativen Eigenschaften. Zink kann zudem helfen, bei Diabetes evtl. auftretende Geschmacksstörungen zu beseitigen. Aus diesen Gründen ist es für Zuckerkranke wichtig, sich gut mit Zink zu versorgen. Gute Zinklieferanten sind z. B. Haferflocken, Rindfleisch, Lammfleisch, Schweineleber, Camembert, Nüsse, Hühnerfleisch und Vollkornbrot. Eiweiß und Vitamin C verbessern die Verwertbarkeit von Zink. Eine solche Kombination ist z. B. Vollkornbrot mit magerem Schinken oder Käse, dazu Paprika. Sie können Ihre Zinkreserven in Absprache mit Ihrem Arzt oder Ihrer Ärztin mit einem Zinkpräparat aufbessern. Beachten Sie bitte dabei, dass Ihr Körper organische Verbindungen wie z. B. Zink-Histidin, Zinkgluconat, Zinkorotat und Zinkcitrat besser verwerten kann als anorganische wie z. B. Zink-Sulfat. Tägliche Dosis: 20 – 100 mg reines Zink.

Magnesium ist für Diabetiker sehr wichtig. Je mehr Magnesium der Körper zur Verfügung hat, desto empfindlicher reagieren die Zellen auf Insulin und desto besser wirkt dieses Hormon. Bei Diabetikern sind die Magnesiumwerte häufig sehr niedrig. Das könnte zu Komplikationen beitragen. Magnesiumreiche Lebensmittel sind Weizenkleie, Weizenkeime, Weizen- und Roggenvollkorn, Kürbiskerne, Sonnenblumenkerne, Naturreis und Hülsenfrüchte. Wenn Sie Magnesium als Nahrungsergänzung einnehmen wollen, achten Sie auf organische Verbindungen, wie z. B. Magnesiumcitrat. Unser Körper kann sie besser verwerten als anorganische wie z. B. Magnesiumcarbonat. Tägliche Dosis: 300 – 600 mg reines Magnesium.

Schädigungen der Blutgefäße gehören zu den gefürchteten Spätfolgen der Zuckerkrankheit. **Omega-3-Fettsäuren** (Fischöl) können helfen, möglichen Gefäßschäden vorzubeugen. (=> 2.2) Den Blutzuckerspiegel beeinflussen sie nicht. Die empfohlene tägliche Dosis beträgt 1 bis 2 Gramm. In diesem Zusammenhang empfehle ich Ihnen noch **Vitamin E**, das vor allem in Pflanzenölen, Nüssen und Getreidekeimen enthalten ist. Es schützt ebenfalls die Gefäße und beugt so koronarer Herzkrankheit und Herzinfarkt vor. Tägliche Dosis: 200 (vorbeugend) bis mindestens 400 I.E. (zur Behandlung von Herzkrankheiten). Lesen Sie im Kapitel 6.8, was Sie sonst noch für Ihre Blutgefäße tun können.

Vitamin C ist für Diabetiker aus verschiedenen Gründen besonders wichtig und hilfreich. Es schützt die Blutgefäße und unterstützt die Wundheilung. Wenn zu viel Zucker im Blut kreist, können sich diese überschüssigen Glukosemoleküle klebrig an Eiweiße heften. Diesen Vorgang nennt man Glykolisation. Dadurch werden die Eiweißmoleküle funktionsunfähig und können ihre Aufgaben nicht mehr erfüllen. Es gibt Hinweise, dass die tägliche Einnahme von 500 bis 1.000 mg Vitamin C diesem Vorgang entgegenwirkt. Zudem entstehen durch den veränderten Stoffwechsel bei der Zuckerkrankheit mehr freie Radikale. (=> 6.1) Diese aggressiven Sauerstoffmoleküle greifen die Zellen an und sind vor allem für die Schädigung der Blutgefäße verantwortlich, die zu den gefürchteten Spätfolgen der Zuckerkrankheit führen. Deshalb müssen sich Diabetiker gut mit Antioxidantien versorgen. Vitamin C ist ein sehr kraftvoller Radikalenfänger, ebenso wie Vitamin E, Beta-Carotin, Selen und Alpha-Liponsäure.

Die **Alpha-Liponsäure** (=> 6.1) ist für Zuckerkranke ein ganz besonders wichtiger Stoff, nicht nur ein Radikalenfänger. Sie wird zur Vorbeugung und Behandlung der Polyneuropathie eingesetzt, jener gefürchteten Nervenschädigung, die zu den Spätfolgen des Diabetes gehört. Mit Alpha-Liponsäure wird die Empfindlichkeit der Zellen für Insulin erhöht. D. h., der Zucker kann leichter in die Zellen geschleust und dort verwertet werden. Der Blutzuckerspiegel sinkt. Deshalb müssen Sie die Behandlung mit Alpha-Liponsäure mit Ihrem Arzt abstimmen. Denn vermutlich benötigen Sie weniger blutzuckersenkende Medikamente bzw. weniger Insulin.

Die **B-Vitamine** sind ebenfalls für Zuckerkranke sehr wichtig. Zum einen werden sie bei Diabetes mehr verbraucht, zum anderen schützen die B-Vitamine die Nerven und beugen so der Nervenschädigung und den dadurch ausgelösten Empfindungsstörungen vor.

Neuere Erkenntnisse weisen darauf hin, dass der regelmäßige Verzehr von **Zimt** den Zuckerstoffwechsel günstig beeinflussen kann. Bestimmte Inhaltsstoffe verbessern die Empfindlichkeit der Körperzellen für Insulin. Dadurch gelangt mehr Glukose in die Zellen hinein und der Blutzuckerspiegel sinkt. In einer Studie mit Typ-2-Diabetikern zeigte es sich, dass schon eine geringe Menge Zimt (1 – 6 Gramm täglich) über eine Einnahmezeit von 40 Tagen die Stoffwechsellage deutlich verbesserte. Außerdem beeinflusst Zimt den Fettstoffwechsel positiv. Zimt kam vor ein paar Jahren ins Gerede, weil er Cumarin enthält. Dieser Stoff ist in größeren Mengen gesundheitsgefährdend.

Deshalb ist es ratsam, Zimt als Nahrungsergänzungsmittel in Kapselform einzunehmen. Auf diese Weise können Sie die eingenommene Dosis gut kontrollieren. Zudem überprüfen verantwortungsbewusste Hersteller von Zimtkapseln den Cumaringehalt ihres Zimtextraktes, um Grenzwerte nicht zu überschreiten.
Für **Aloe vera** und **Grapefruitsaft** (=> 6.1) ist die blutzuckersenkende Wirkung ebenfalls in Studien belegt.

Kennen Sie **Topinambur** (Helianthus tuberosus)? Diese Pflanze ist mit unserer Sonnenblume verwandt und sieht ihr sehr ähnlich. Sie stammt ursprünglich aus Nordamerika. Ihre essbaren Wurzelknollen wurden von den Indianern sehr geschätzt. Bis Mitte des 18. Jahrhunderts gehörte Topinambur bei uns zu den Grundnahrungsmitteln. Dann wurde sie von der Kartoffel verdrängt. Heute wird sie vor allem von Biobauern angeboten. Die wohlschmeckende Knolle enthält viele wichtige Vitamine, Mineralstoffe und Spurenelemente, z. B. mehr Kalium als Bananen. Topinambur kann roh und gekocht gegessen werden. Roh schmeckt sie ein wenig nussig, gekocht leicht süßlich, ähnlich wie Schwarzwurzeln oder Artischocken. Topinambur ist ideal für Diabetiker, denn sie ist kalorienarm (100 g haben 30 kcal) und enthält den Vielfachzucker Inulin. (Bitte nicht mit Insulin verwechseln!) Dieses Kohlenhydrat wird im Dünndarm nicht aufgenommen, weil unserem Körper das abbauende Enzym fehlt. Der Blutzuckerspiegel bleibt unverändert. Inulin wirkt als Ballaststoff, der im Darm aufquillt, den Stuhlgang und das Sättigungsgefühl fördert. Deshalb ist Topinambur auch bei Menschen beliebt, die abnehmen wollen.

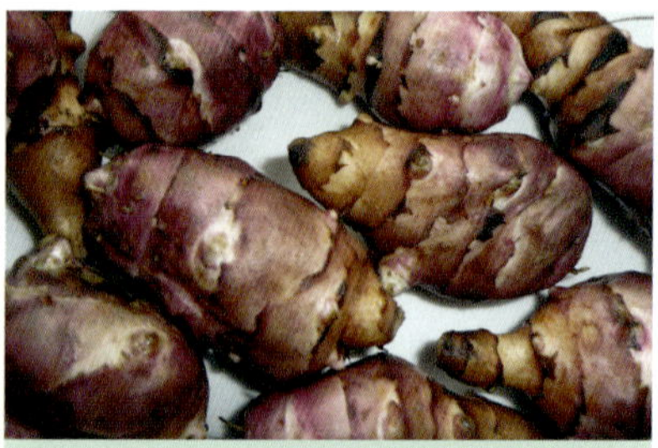
Topinambur – die Kartoffel der Diabetiker

Inulin dient unseren kleinen Helfern, den nützlichen Darmbakterien, als Futter. (=> 3) Durch ihren Stoffwechsel entsteht im Dickdarm ein saures Milieu, in dem die entbehrlichen Bakterien nicht gut leben können. So hält die tolle Knolle unseren Darm gesund und stärkt unser Abwehrsystem. Einziger möglicher Nachteil: Durch den Stoffwechsel der Darmbakterien entstehen Gase, die bei empfindlichen Menschen zu Blähungen führen können. Topinambur hat noch einen weiteren Vorteil: Die Knolle enthält das für Diabetiker so wichtige Zink.
Wenn Sie einen Garten haben und etwas Platz darin, setzen Sie ein paar Knollen in die Erde. Sie gedeihen problemlos in fast jedem Boden. Die gelb blühenden Stängel werden schnell bis zu zwei Meter hoch und können als Raumteiler, Sichtschutz und Schattenspender dienen. Und im Herbst ernten Sie die leckeren Knollen.

So können Sie Diabetes Typ 2 vorbeugen bzw. Ihren Blutzuckerspiegel verringern:

- **Leeren Sie die überladenen Eiweißspeicher!** Geben Sie Ihrem Körper dafür wenigstens einen bis drei Monate. Verzichten Sie während dieser Zeit auf tierisches Eiweiß und Hülsenfrüchte. Ernähren Sie sich vor allem von frischem Gemüse, roh oder gedünstet, etwas frischem Obst, Kartoffeln und Vollkornprodukten. Halten Sie sich anschließend an die Regel von Prof. Wendt: Jeden Tag eine Mahlzeit, einen Tag in der Woche und einen Monat im Jahr ohne tierisches Eiweiß.
- **Essen Sie viel Gemüse!** Am besten Bio-Gemüse der Jahreszeit entsprechend und aus der Region.
- Probieren Sie **Topinambur** aus!
- Ernähren Sie sich **ballaststoffreich!** (=> 2.4)
- Essen Sie **Schwarze Melasse** und **Bierhefe** (wegen des Chromgehaltes und anderer hervorragender Inhaltsstoffe).

- Versorgen Sie Ihren Körper gut mit **Zink, Magnesium, B-Vitaminen, Vitamin C und E, Alpha-Liponsäure** und anderen **Antioxidantien**.
- Achten Sie auf **naturbelassene Fette**, besonders auf **Omega-3-Fettsäuren** und meiden Sie gehärtete Fette. (=> 2.2)
- Ergänzen Sie Ihre abwechslungsreiche und vollwertige Ernährung mit **Zimtkapseln, Aloe vera** und **Grapefruitsaft**.
- Übergewicht gilt allgemein als Risikofaktor. Durch die beschriebene Ernährungsumstellung werden Sie mit großer Wahrscheinlichkeit evtl. vorhandenes **Übergewicht reduzieren**.
- **Bewegung** ist besonders wichtig. Nützen Sie jede Gelegenheit in Ihrem Alltag, um sich zu bewegen! Regelmäßig fünf Minuten sind besser als nichts. Es wäre hervorragend, wenn Sie an mindestens fünf Tagen in der Woche jeweils 30 Minuten lang sich so kräftig bewegen, dass Sie ins Schwitzen kommen. Am besten durch zügige Spaziergänge, Walking oder Nordic Walking. Zählen Sie Ihre Schritte! Mindestens 5.000 Schritte sollten es täglich sein, 10.000 wären noch besser.

6.13 Dem Krebs den Nährboden entziehen

Krebs – schon allein dieses Wort löst Schrecken aus. Es wird gleichgesetzt mit Schmerzen, Leiden, Tod. Unvorstellbar, dass eine solche Krankheit über die Ernährung beeinflusst werden könnte. Und doch ist es so! Gewiss, Krebs ist eine sehr ernste Krankheit. Wir wissen noch nicht sehr viel über sie. Wir kennen nur verschiedene Mosaiksteine, nicht das ganze Bild. Dennoch: Das, was wir schon wissen, legt den Schluss nahe, dass die Ernährung eine wesentliche Rolle bei der Vorbeugung und bei der Heilung spielt. Das fängt schon mit der einfachen Erkenntnis an, dass eine Zelle nur dann gut arbeiten kann, wenn sie die notwendigen Stoffe zur Verfügung hat. Die Statistik belegt, dass 30 bis 40 Prozent aller Krebserkrankungen auf eine falsche Ernährung zurückzuführen sind.

So hängen Ernährung und die Entstehung von Krebs zusammen:

- Krebszellen entstehen ständig in unserem Körper. Das ist nichts Ungewöhnliches. Ein optimal arbeitendes Abwehrsystem zieht sie aus dem Verkehr, bevor sie Schaden anrichten können. Dafür braucht es bestimmte Nährstoffe.
- Freie Radikale, aggressive Sauerstoffmoleküle, die ständig in unserem Körper entstehen und die Zellen schädigen können, werden durch die sog. Antioxidantien unschädlich gemacht. Dazu gehören z. B. die Vitamine C und E, Beta-Carotin und andere sekundäre Pflanzenstoffe und das Spurenelement Selen. Diese Stoffe finden Sie reichlich in Obst und Gemüse.
- Bestimmte Stoffe können die Zellen so schädigen, dass sie entarten. Wir sprechen dann von krebsauslösenden Stoffen (Kanzerogene). Hier ist ebenfalls unser Abwehrsystem gefragt und die Leber als unser wichtigstes Entgiftungsorgan. Beide können in dem Maß gut arbeiten, in dem wir sie mit allen notwendigen Stoffen versorgen.
- Krebs kann nur entstehen, wachsen und sich ausbreiten, wenn bestimmte Faktoren ihm das ermöglichen. Ein Beispiel: Eine Krebsgeschwulst ist sehr von ihrer Energieversorgung abhängig. Sie braucht viel Sauerstoff und Nährstoffe. Deshalb veranlasst sie durch chemische Signale die Entstehung neuer Blutgefäße, die sie noch besser versorgen. Bestimmte Moleküle können das Wachsen neuer Blutgefäße verhindern oder diese wieder zerstören. Obst, Gemüse und Grüner Tee enthalten manche dieser Moleküle in großen Mengen.
- Krebswachstum wird durch Entzündungsfaktoren gefördert. Wenn diese fehlen, kann er sich nicht ausbreiten. Solche entzündungs-

fördernde Faktoren sind Insulin, Wachstumshormone und Omega-6-Fettsäuren. Gegenspieler, also Entzündungsbremser, sind sekundäre Pflanzenstoffe (=> 2.5) und Omega-3-Fettsäuren (=> 2.2).

- Wir wissen inzwischen, dass Gene durch Umwelteinflüsse an- und abgeschaltet werden können. Zu diesen Umwelteinflüssen gehört auch die Ernährung.

Bekommen Sie Lust, Ihren Freund, den Körper, mit allem Notwendigen gut auszustatten? Dann will ich gerne mein Wissen mit Ihnen teilen.

Wichtige Bausteine einer krebsvorbeugenden Ernährung:

- Essen Sie Bio-Produkte!
- Bereiten Sie Ihr Essen möglichst selbst frisch zu und meiden Sie industriell hergestellte Lebensmittel! Sie sind vitalstoffarm, dafür reich an chemischen Zusatzstoffen.
- Reduzieren Sie Weißmehlprodukte und raffinierten Zucker! Beide treiben den Blutzuckerspiegel in die Höhe und führen dazu, dass die Bauchspeicheldrüse viel Insulin ausschüttet. Ein ständig hoher Insulinspiegel fördert das Tumorwachstum. Essen Sie Vollkornbrot, Vollkornnudeln, Naturreis, Hirse, Amaranth, Quinoa u. ä. Gehen Sie auch mit naturbelassenen Süßmitteln sparsam um. (=> 2.3)
- Stärken Sie Ihr Immunsystem! Obst und Gemüse sind voll von sekundären Pflanzenstoffen, Vitaminen, Mineralstoffen und Spurenelementen, die für ein kraftvolles Abwehrsystem nötig sind. Mit 800 Gramm täglich sind Sie gut dabei! (=> 6.1)
- Unterstützen Sie Ihr Abwehrsystem zusätzlich mit der antioxidativen Kraft von EM-fermentierten Getränken und Nahrungsergänzungsmitteln. (=> 3)
- Wann immer möglich, halten Sie sich wenigstens 20 Minuten pro Tag im Freien auf. Das kurbelt die Vitamin-D-Produktion an. (=> 6.1)

- Essen Sie zweimal in der Woche fette Kaltwasserfische! Ihre Omega-3-Fettsäuren wirken entzündungshemmend. Reduzieren Sie Omega-6-Fettsäuren (Sonnenblumen-, Maiskeim-, Soja- und Distelöl). Meiden Sie gehärtete Fette. (=> 2.2)
- Erhöhen Sie den Verzehr der besonders starken Helfer. (siehe unten)
- Ernähren Sie sich basenüberschüssig! (=> 4)
- Unterstützen Sie Ihren Körper ein- bis zweimal im Jahr mit einer Entgiftungskur! (=> 5)
- Falls nötig, specken Sie ab! Denn Fettzellen produzieren Hormone, die das Tumorwachstum begünstigen.
- Trinken Sie täglich mindestens 1 ½ bis 2 Liter reines Wasser. (=> 2.7)

Besonders starke Helfer

Knoblauch, Zwiebeln und Lauch gehören zu den wirksamsten Lebensmitteln, die die Entwicklung von Krebs hemmen. Sie schützen vor krebserzeugenden Stoffen und hindern die Krebszellen am Wachsen. Die Moleküle, die dafür verantwortlich sind, werden durch das Zerdrücken, Schneiden oder Kauen freigesetzt. Frisch zerdrückter Knoblauch ist die reichste Quelle für diese Inhaltsstoffe und Nahrungsergänzungsmitteln weit überlegen.

Kohl: Sämtliche Kohlarten enthalten eine große Menge krebshemmender Inhaltsstoffe. Besonders Rosenkohl und Brokkoli sind ähnlich kraftvolle Helfer wie Knoblauch, Zwiebeln und Lauch. Essen Sie mehrere Male in der Woche davon. Die Auswahl ist ja reichlich:

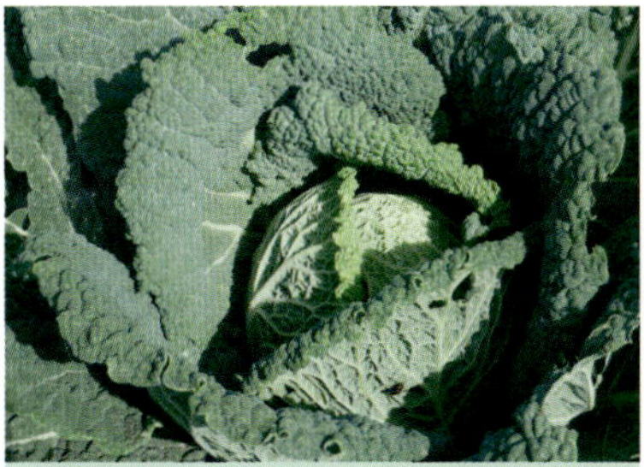

Krebszellen verabscheuen Kohl

Neben den beiden Genannten gehören in diese Familie Weißkohl (auch als Sauerkraut), Spitzkohl, Rotkohl, Wirsing, Grünkohl, Blumenkohl, Chinakohl, Pak-Choi (Chinesischer Senfkohl) und Kohlrabi. Ihre wertvollen Inhaltsstoffe werden durch das Kauen erst aktiviert und leider durch langes Kochen zerstört. Kochen Sie diese Gemüse deshalb so kurz wie möglich in wenig Wasser. Dämpfen oder Braten im Wok sind die wirksamsten Methoden, um die Helfer zu schützen. Tiefkühlgemüse wird beim Blanchieren sehr hohen Temperaturen ausgesetzt. Es ist deshalb nicht so reich an krebshemmenden Wirkstoffen wie frisches Gemüse. Und denken Sie daran: Kauen Sie gut!

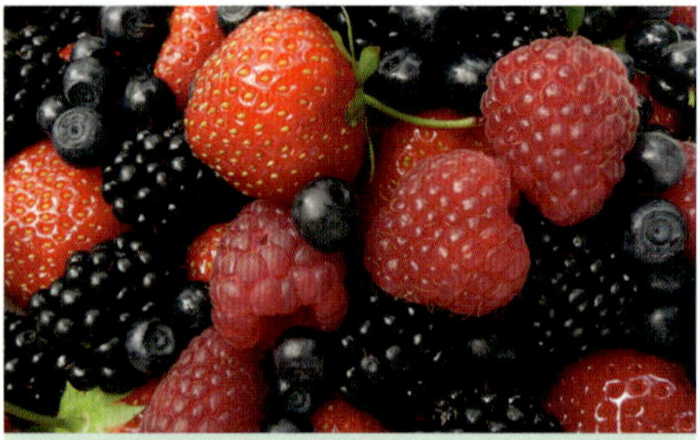
Beeren enthalten krebshemmende Polyphenole

Beeren wie Himbeeren, Brombeeren, Erdbeeren, Heidelbeeren, sind reich an Polyphenolen, die krebshemmend wirken. Nützen Sie die Beerensaison! Während der anderen Zeiten des Jahres greifen Sie ruhig auf Tiefkühlbeeren zurück. Getrocknete Cranberrys bekommen Sie im Reformhaus oder Naturkostladen. In dieser Form sind sie wirksamer als in Cranberrysaft.

Tomaten enthalten das krebshemmende Lycopin. Es entfaltet seine Wirkung dann am besten, wenn es zusammen mit Fett gekocht wird, also in Suppen und Soßen.

Zitrusfrüchte wie Zitronen, Orangen, Mandarinen, Grapefruit, enthalten nicht nur viel Vitamin C, sondern auch sekundäre Pflanzenstoffe, die direkt auf die Krebszellen einwirken und außerdem die Wirkung anderer sekundärer Pflanzenstoffe verstärken.

Omega-3-Fettsäuren sind ebenfalls gute Helfer bei der Krebsvorbeugung. Essen Sie zweimal in der Woche fetten Fisch, um sich gut damit zu versorgen. Und verwenden Sie Perilla-, Lein-, Walnuss-, Hanf- und Rapsöl. (=> 2.2)

Kurkuma ist ein Gewürz, das in einer beträchtlichen Menge im Curry enthalten ist. Curcumin, der Hauptwirkstoff, hat krebshemmende Eigenschaften. Dieser wird vom Körper besser verwertet, wenn er gleichzeitig schwarzen Pfeffer zur Verfügung hat. Am besten geben Sie täglich einen Teelöffel Kurkuma an Suppen, Salatsoßen, Nudel- und Reisgerichte.

Grüner Tee, besonders der aus Japan, enthält eine große Menge Catechine, die eine Vielzahl krebshemmender Eigenschaften besitzen. Bereiten Sie ihn nicht mit kochendem, sondern ca. 80 °C heißem Wasser. Dann schmeckt er nicht bitter. Trinken Sie über den Tag verteilt drei Tassen davon, immer frisch aufgebrüht.

Rotwein enthält eine Vielzahl sekundärer Pflanzenstoffe, die gesundheitsfördernd sind. In diesem Zusammenhang ist das Resveratrol am wichtigsten, weil es der Entstehung bestimmter Krebsarten vorbeugt. Allerdings sollte, wegen des Alkohols, nicht mehr als ein Glas Rotwein täglich getrunken werden.

Schokolade mit einem Kakaoanteil von mindestens 70 % enthält große Mengen an Polyphenolen, die nicht nur positive Wirkung auf Herz und Blutgefäße haben, sondern ebenfalls Krebs vorbeugen können. Ein kleines Stück dunkler Schokolade kann also durchaus als Medizin angesehen werden.

Pilze wie Shiitake, Maitake, Champignon, Austernseitling und Kräuterseitling steigern die Aktivität der Abwehrzellen und bremsen das Tumorwachstum. In Versuchen mit Zellkulturen stoppten die Seitlinge das Zellwachstum fast vollständig.

6.14 Wenn die Blase schwächelt

Blasenschwäche ist weiter verbreitet, als viele denken. Etwa 6 bis 8 Millionen Frauen und Männer leiden unter unwillkürlichem Harnabgang. Je älter die Menschen sind, desto häufiger tritt diese Beschwerde auf. Medizinisch spricht man von einer Harninkontinenz, wenn der Abgang des Urins nicht kontrolliert werden kann. Bei leichten Formen geht z. B. beim Husten, Niesen oder Lachen ein wenig Urin ab oder es kommt zum Nachtröpfeln nach dem Wasserlassen. Bei schweren Formen geht der Urin völlig unkontrolliert ab. Die Ursachen sind vielfältig. Ich will mich hier auf die Ursachen beschränken, die mit der Ernährung bzw. Verdauung zusammenhängen und über die Sie kaum irgendwo Informationen finden: Durch die Übersäuerung des Körpers verlieren die Muskeln ihre Elastizität. Wenn die Schließmuskeln der Blase und/oder der Beckenboden erschlaffen, kann es passieren, dass der Urin zur Unzeit abgeht. Wenn der Darm nicht optimal arbeitet, es darin fault und gärt, der Kot zu lange im Darm hocken bleibt und Giftstoffe die Darmwand schädigen, erschlafft schließlich der Darm und sinkt, der Schwerkraft folgend, nach unten. Dort drückt er dann auf die Blase und behindert die Funktion der Blasenschließmuskeln.

Fazit

- Stellen Sie Ihre Ernährung um auf **basenüberschüssige Kost** und bauen Sie die Ansammlung der sauren Schlacken konsequent ab! (=> 4)

- Unterstützen Sie Ihren Darm in seiner Arbeit! Sorgen Sie für eine **gute Verdauung und täglichen Stuhlgang**. Anregungen dazu finden Sie im Kapitel 6.3.
- **Trainieren Sie Ihren Beckenboden** durch geeignete Übungen! Bitten Sie Ihren Arzt oder Heilpraktiker um Anleitung. Es gibt reichlich Literatur zu diesem Thema, Anregungen im Internet und in vielen Orten auch Kurse.
- **Kürbiskerne** stärken die Blase. Machen Sie zwei- bis dreimal im Jahr eine Kur über acht Wochen. Essen Sie jeden Tag zwei- bis dreimal einen Esslöffel der grünschaligen Kerne. Bitte gründlich kauen! Sie können die Kerne auch mit einem Mixer zerkleinern. Tun Sie das bitte immer direkt vor dem Verzehr, denn das enthaltene Öl wird durch Sauerstoff und Licht schnell geschädigt. Es gibt daneben Kürbiskernpräparate in Kapselform.
- Immer wiederkehrende Blasenentzündungen können ebenfalls eine Harninkontinenz begünstigen. Die **Preiselbeere** und die in Nordamerika beheimateten **Cranberry** enthalten Gerbstoffe, die verhindern, dass sich eingedrungene Bakterien an der Blasenwand anheften können. Die Preiselbeere enthält außerdem Arbutin. Dieser Stoff lässt die Bakterien absterben. Beide Früchte sind altbewährte Hausmittel gegen Blasenentzündung. Es ist sinnvoll, sie schon vorbeugend kurmäßig anzuwenden. Von beiden gibt es Säfte und Fertigpräparate. Getrocknete Cranberries können Sie wie Rosinen zwischendurch knabbern, ins Müsli tun, in Kuchen usw.

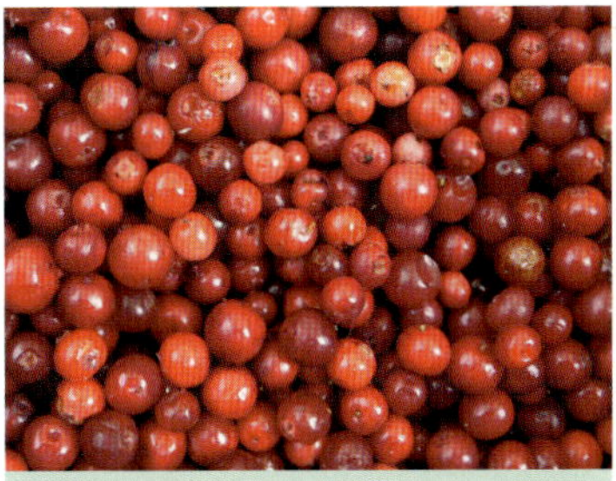
Starke Helfer – nicht nur für die Blase

- Trinken Sie außerdem täglich zwei Liter Wasser! Kräutertee können Sie in diese Trinkmenge einrechnen.

Literaturnachweis: Bücher und Zeitschriftenartikel

- Batmanghelidj, Fereidoon: Wasser – die gesunde Lösung – Freiburg im Breisgau (VAK Verlag, 1996)
- Béliveau, Richard / Gingras, Denis: Krebszellen mögen keine Himbeeren – München (Kösel-Verlag, 2007)
- Burgerstein, Lothar: Heilwirkung von Nährstoffen – Heidelberg (Karl F. Haug Verlag, 1988)
- Burgerstein, Lothar: Burgersteins Handbuch Nährstoffe, 10. Auflage, vollständig neu bearbeitet und erweitert von Dr. med. Michael Zimmermann, Hugo Schurgast, Uli P. Burgerstein – Stuttgart (Haug Verlag, 2002)
- Cabot, Sandra: Das Leber-Reinigungs-Programm – München (Wilhelm Goldmann Verlag, 1999)
- Carstensen, Hartwig: Vorsicht Glukosesirup! Das Glykoproteinsyndrom – Ursache vieler Krankheiten? in: Naturarzt 04/2003
- Elfmada, I. / Aign, W. / Muskat, E. / Fritsche, D.: Die große GU Nährwert-Kalorien-Tabelle – München (Gräfe und Unzer Verlag GmbH, 1999)
- Fleischhauer, Steffen Guido / Guthmann, Jürgen / Spiegelberger, Roland: Essbare Wildpflanzen – Baden und München (AT Verlag, 2007)
- Fisseler, Eckhard K.: Arthrose – Der Weg zur Selbstheilung – Freiburg (Hans-Nietsch-Verlag, 2009)
- Fricke, Ulrich (Hrsg.): Heilen mit Vitalstoffen – Bonn (FID-Verlag GmbH, 2007)
- Gienger, Michael / Glaser, Gisela: Salz – Nahrungsmittel, Heilmittel oder Gift? – Saarbrücken (Neue Erde Verlag, 2003)
- Glaesel, Karl O.: Heilung ohne Wunder und Nebenwirkungen – Konstanz (Labor-Glaesel-Verlag, 2. Auflage 1989)
- Grimm, Hans-Ulrich: Echt künstlich – Stuttgart-Bad Cannstatt (Dr. Watson Books, 2007)
- Grimm, Hans-Ulrich: Die Ernährungslüge – München (Knaur Taschenbuch, 2003)
- Hammes, Ernst / van den Höövel, Gisela: EM-Lösungen Haus und Garten – Neroth (Verlag Eifelkrone Musik & Buch, 2007)
- Hammes, Ernst / van den Höövel, Gisela: Verdauung leicht gemacht – Neroth (Verlag Eifelkrone Musik & Buch, 2008)
- Hartenbach, Walter: Die Cholesterin-Lüge – München (F. A. Herbig Verlagsbuchhandlung, 2002)
- Higa, Teruo / Chinen, Ryûichi: EM-Salz – München (Goldmann Verlag, 2004)
- Hüther, Harald: Spezialratgeber Ernährung, Vitalstoffe & Gesundheit, 2008
- Liebke, Frank: Omega-3-Fettsäuren: Gesundheit aus dem Meer – Niedernhausen/Ts. (Falken Verlag, 2001)
- Pahlow, Mannfried: Das große Buch der Heilpflanzen – München (Gräfe und Unzer Verlag, 1985)
- Pahlow, Mannfried: Heilpflanzen – München (Gräfe und Unzer Verlag, 1992)
- Scott, Cyrill: Das schwarze Wunder, 14. Auflage – Dulliken / Schweiz (Vita Reform-Verlag, 1992)
- Servan-Schreiber, David: Die neue Medizin der Emotionen – München (Verlag Antje Kunstmann, 2004)
- Servan-Schreiber, David: Das Antikrebs-Buch – München (Verlag Antje Kunstmann, 2008)
- Sharamon, Shalila / Baginski, Bodo J: Das Wunder im Kern der Grapefruit – Aitrang (Windpferd Verlagsgesellschaft, 1996)
- Simonsohn, Barbara: Stevia sündhaft süß und urgesund – Aitrang (Windpferd Verlag, 1999)

- Simonsohn, Barbara: Palmfrucht – Vitalisierendes Öl aus den Tropen; in: Natur & Heilen 8/2009
- Spiller, Wolfgang: Dein Darm – Wurzel der Lebenskraft – Ritterhude (Waldthausen Verlag, 1994)
- Worlitschek, Michael: Der Säure-Basen-Haushalt – Heidelberg (Karl F. Haug Verlag, 1994)
- Wroblewski, Doris: Teilfasten – ein Gesundheitsschlager – Königstein (Ariane Verlag, 4. stark überarb. Auflage 1995)
- Zimmermann, Michael: Burgersteins Mikronährstoffe in der Medizin, 2. überarbeitete Auflage – Heidelberg (Haug Verlag, 2001)

Literaturnachweis: Internet

- Eiweißspeicherkrankheit: http://www.warum-krank.de
- Fette und Herz-Kreislauf-Erkrankungen:
  http://www.westonaprice.org/The-Skinny-on-Fats-German-Translation.html
  http://www.ernaehrgesund.de/html/news_fettecvdmeta09.html
- Effektive Mikroorganismen: www.emev.info

Bildnachweis

Seite 10: © Andreas Jungbauer

www.FOTOLIA.com: Umschlag: Bild Gemüse © Okea / Bild Paar © Yuri Arcurs • S. 18 © Tomo Jesenicnik • S. 24 © Alex Staroseltsev • S.26 © MarcoGusella.it • S.46 © Henne-Design • S.48 © wen mingming • S. 53 © Johannes Lüthi • S.62 © Michael Hieber • S.67 © Tomo Jesenicnik • S.68 © eyewave • S.71 © carmeta • S.78 © Doris Grussmann • S.83 © rainer golch • S.87 © mdb • S.90 © Udo Kroener • S.96 © ExQuisine • S.112 © Claudio Baldini • S.150 © silencefoto • S.169 © robynmac • S.172 © Andre • S.176 © LianeM • S.179 © absolut • S.212 © Philipp Paul • S.218 © amridesign • S.225 © Christian Jung • S.236 © eyewave • S.240 © Quade • S.242 © steve-photo • S.245 © Monika Adamczyk

WIKIPEDIA: S.98 Lactobacillus © Janice Carr • S.159 Cistus incanus © André Karwat

Zeichnungen: S. 178 und S. 190 © Carolin Caprano

Seite 29, 37, 39, 49, 126, 132, 134, 138, 147, 154, 156, 183, 189, 195, 198, 202, 214, 226, 247, 254, 259, 260, 263: © Gisela Glaser

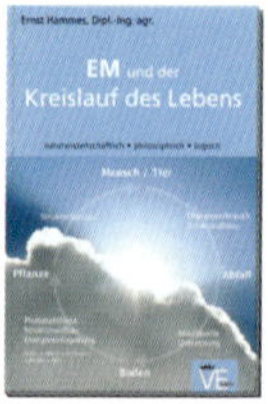

EM und der Kreislauf des Lebens

Ernst Hammes · **3. Auflage**
Klappenbroschur · 21x14,8 cm, 80 Seiten
ISBN: 978-3-937640-69-3 · 7.50 Euro

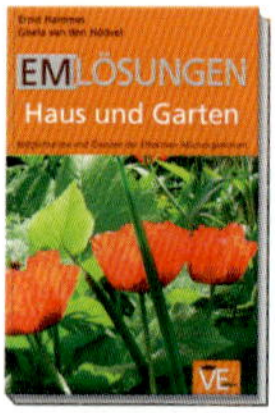

EM-Lösungen Haus und Garten

Ernst Hammes, Gisela van den Höövel
Klappenbroschur, 256 Seiten
ISBN 978-3-937640-31-0 · 14.95 Euro
Der Bestseller - bereits in 5. Auflage!

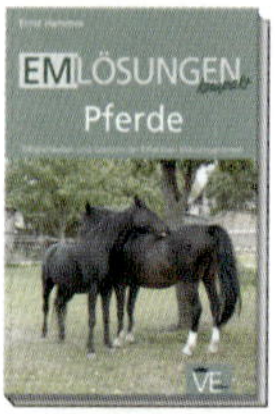

EM-Lösungen - Pferde

Ernst Hammes · **2. Auflage**
Klappenbroschur, 128 Seiten
ISBN 978-3-937640-34-1 · 12.95 Euro

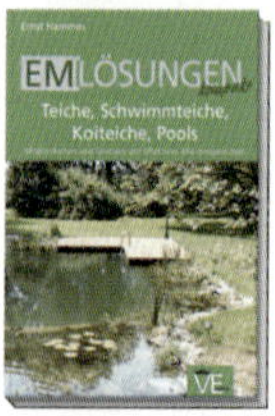

Teiche, Schwimmteiche, Koiteiche, Pools

Ernst Hammes · **3. Auflage**
Klappenbroschur, 136 Seiten
ISBN 978-3-937640-33-4 · 12.95 Euro

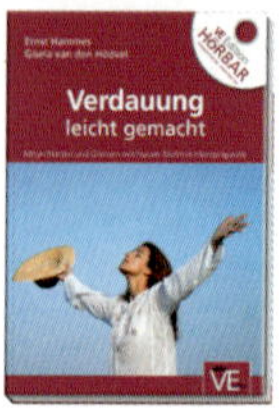

Verdauuung leicht gemacht

Ernst Hammes · **3. Auflage**
Klappenbroschur, 112 Seiten mit CD, 70 Minuten
ISBN 978-3-937640-61-7 · 18.95 Euro

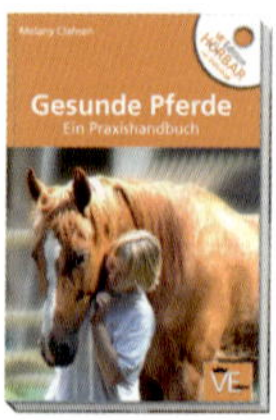

Gesunde Pferde - Ein Praxishandbuch

Melany Clahsen
Klappenbroschur, 21x14,8 cm · 200 Seiten, mit DVD
ISBN 978-3-937640-72-3 · 19.95 Euro

Weitere Infos und Leseproben gibt's unter www.eifelkrone-musik.de